ਸਿੱਖ ਮਾਫ਼ੀ

Sikh Forgiveness

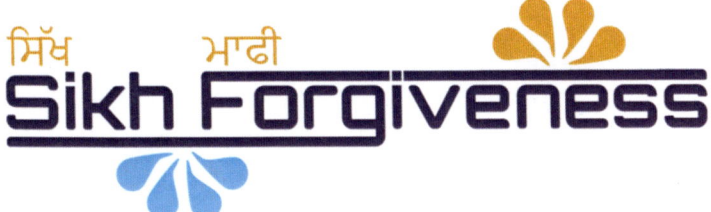

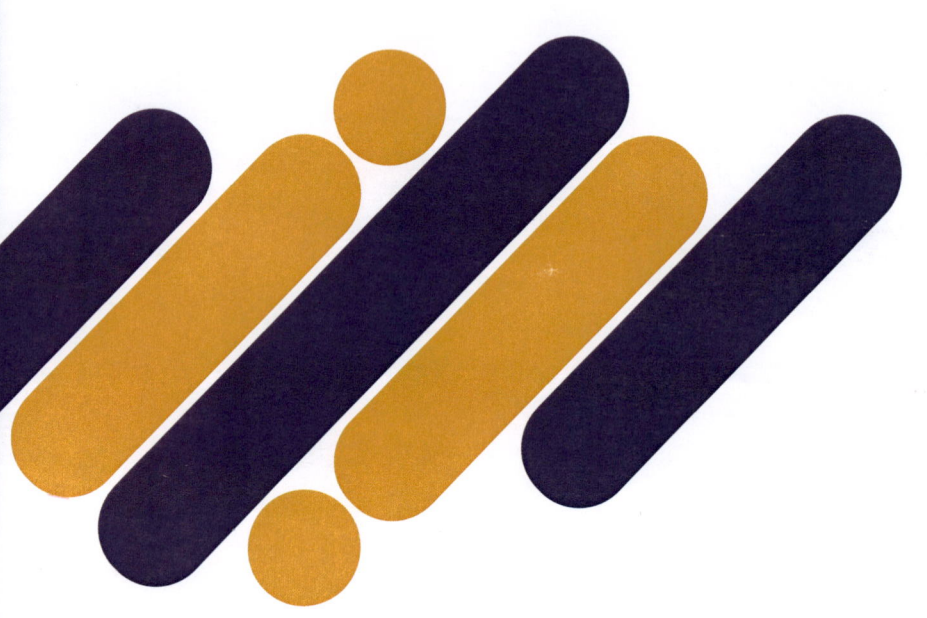

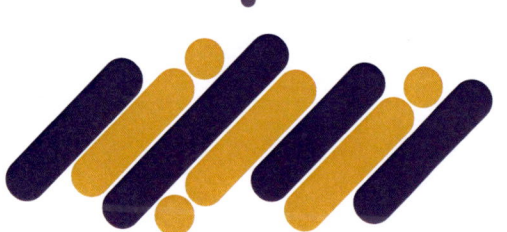

Contents

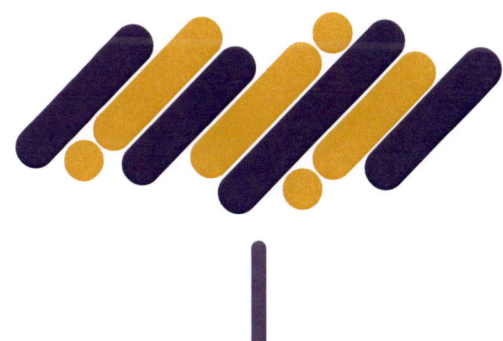

Who is Sikh Forgiveness?

Sikh Forgiveness is a mental health and well-being organisation, providing a seva (self service) to the Sikh and wider community.

We aim to support you and your mental health. Breaking down the language barriers and normalising the conversation of mental health. Through education, relatability and hope, we are here for you.

To find out more about Sikh Forgiveness head over to www.sikhforgiveness.com

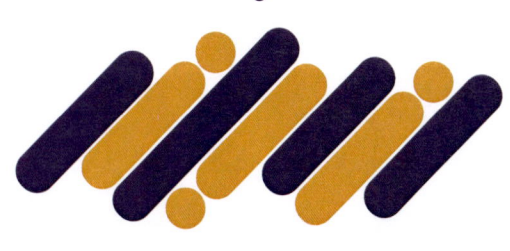

ਸਿੱਖ ਮਾਫ਼ੀ ਕੀ ਹੈ?

Who is Sikh Forgiveness?

Sikh Forgiveness ਇੱਕ ਮਾਨਸਿਕ ਸਿਹਤ ਅਤੇ ਸਹਿਤ ਭਲਾਈ ਸੰਸਥਾ ਹੈ ਜੋ ਸਿੱਖ ਅਤੇ ਹੋਰ ਭਾਈਚਾਰਿਆਂ ਦੀ ਸੇਵਾ ਕਰਦੀ ਹੈ।

ਸਾਡੀ ਕੋਸ਼ਿਸ਼ ਹੈ ਕਿ ਅਸੀਂ ਤੁਹਾਡੀ ਅਤੇ ਤੁਹਾਡੇ ਮਾਨਸਿਕ ਸਥਿਤੀ ਦੀ ਦੇਖ ਭਾਲ ਕਰੀਏ। ਅਸੀਂ ਤੁਹਾਡੀ ਭਾਸ਼ਾ ਵਿੱਚ ਹੀ ਤੁਹਾਡੀ ਸਹਾਇਤਾ ਕਰਾਂਗੇ। ਪੜ੍ਹਾਈ, ਨਾਤਾ ਅਤੇ ਆਸ਼ਾ ਦੁਆਰਾ ਅਸੀਂ ਤੁਹਾਡੇ ਲਈ ਹਾਜ਼ਰ ਹਾਂ।

Sikh Forgiveness ਬਾਰੇ ਹੋਰ ਜਾਣਕਾਰੀ ਪ੍ਰਾਪਤ ਕਰਨ ਲਈ ਤੇ ਜਾਓ।
www.sikhforgiveness.com

Acknowledgements

As the founder and director of Sikh Forgiveness, I want to start by thanking my family for supporting me through this journey, for uplifting me and carrying me through to this day. Sikh Forgiveness has only just begun.

A book like this is always a collaborative effort with researchers, editors, friends, and colleagues, so I would like to take a moment to thank them all for the energy they have put into making this happen. I am also incredibly grateful to a vast amount of people who have spent incalculable time curating the chapters in this book to ensure you, the readers, have as clear an understanding as possible. Without these dedicated volunteers, this project would not have been possible.

This book is to support a community who have struggled to express and understand the meaning of Mental health.

Mental Health is a secretive topic which is under-reported within the Sikh community. Through the basic understanding and translations, we can break down the language barrier surrounding mental health

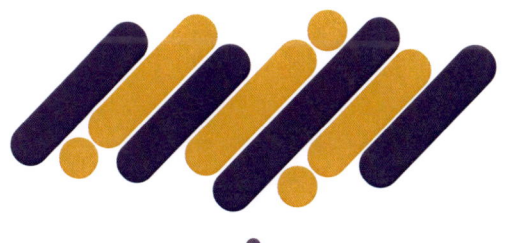

for the Sikh community. We decided to develop this book to try and support people who have been unable to communicate and understand mental health.

Thank you to our creator of the divine, without whom all hope and strength would have been lost. With an abundance of gratitude, I wish to acknowledge every person who has supported this vision. To you, Simran Bamrah, Paul Gastardo, Rosie Guru, Joyti Kaur, Pardeep Kaur, Sohni Kaur, Dina Mistry, Sharan Padda, Lorna Philips, Beverly Saward, Sukhie Shergill and Dr Jaspreet Tehara, I am grateful for all the support and guidance in completing this book. For all who we have missed, I am forever grateful for your input.

Sabh meh jot jot hai soi ||
Amongst all is the Light–You are that Light.
Tis dhai chaanan sabh meh chaanan hoi ||
By this Illumination, that Light is radiant within all.
Sri Guru Granth Sahib Ji – Ang 13
Guru Nanak Dev Ji – Sohila

Waheguru Ji Ka Khalsa Waheguru Ji Ki Fateh.
Love and blessings
Sundeep Kaur
Founder of Sikh Forgiveness

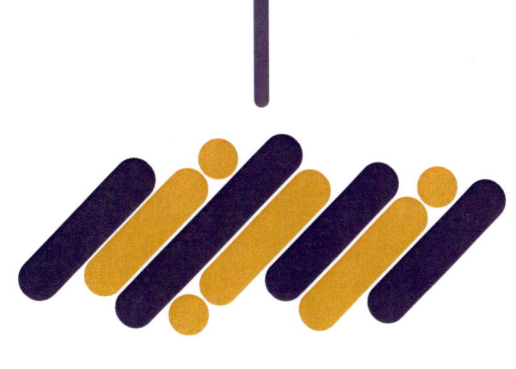

ਆਭਾਰ

Acknowledgements

Sikh Forgiveness ਦੀ ਸੰਸਥਾਪਕ ਅਤੇ ਨਿਰਦੇਸ਼ਕ ਹੋਣ ਦੇ ਨਾਤੇ, ਇਸ ਯਾਤਰਾ ਦੌਰਾਨ ਮੇਰਾ ਸਮਰਥਨ ਕਰਨ, ਮੈਨੂੰ ਉਤਸ਼ਾਹਿਤ ਕਰਨ ਅਤੇ ਅੱਜ ਦੇ ਦਿਨ ਤੱਕ ਮੈਨੂੰ ਸਹਾਰਾ ਦੇਣ ਲਈ ਆਪਣੇ ਪਰਿਵਾਰ ਦਾ ਧੰਨਵਾਦ ਕਰਦੇ ਹੋਏ ਅਰੰਭ ਕਰਨਾ ਚਾਹੁੰਦੀ ਹਾਂ। Sikh Forgiveness ਦੀ ਹਾਲੇ ਸਿਰਫ ਸ਼ੁਰੂਆਤ ਹੋਈ ਹੈ।

ਇਸ ਤਰਾਂ ਦੀ ਕਿਤਾਬ ਹਮੇਸ਼ਾਂ ਖੋਜਕਰਤਾਵਾਂ, ਸੰਪਾਦਕਾਂ, ਮਿੱਤਰਾਂ ਅਤੇ ਸਹਿਕਰਮੀਆਂ ਦਾ ਸਹਿਯੋਗੀ ਯਤਨ ਹੁੰਦੀ ਹੈ, ਇਸ ਲਈ ਮੈਂ ਇੱਕ ਪਲ ਲੈ ਕੇ ਉਹਨਾਂ ਸਾਰਿਆਂ ਦਾ ਉਸ ਊਰਜਾ ਲਈ ਧੰਨਵਾਦ ਕਰਨਾ ਚਾਹਾਂਗੀ ਜੋ ਉਹਨਾਂ ਨੇ ਇਸ ਨੂੰ ਪੂਰਾ ਕਰਨ ਵਿੱਚ ਲਗਾਈ ਹੈ। ਮੈਂ ਉਹਨਾਂ ਬਹੁਤ ਸਾਰੇ ਲੋਕਾਂ ਦੀ ਵੀ ਅਥਾਹ ਸ਼ੁਕਰਗੁਜ਼ਾਰ ਹਾਂ ਜਿਨ੍ਹਾਂ ਨੇ ਇਸ ਪੁਸਤਕ ਦੇ ਚੈਪਟਰਾਂ ਨੂੰ ਸਹੀ ਆਕਾਰ ਦੇਣ ਵਿੱਚ ਅਣਗਿਣਤ ਸਮਾਂ ਬਤੀਤ ਕੀਤਾ ਹੈ ਤਾਂ ਜੋ ਇਹ ਪੱਕਾ ਕੀਤਾ ਜਾ ਸਕੇ ਕਿ ਤੁਹਾਨੂੰ, ਪਾਠਕਾਂ ਨੂੰ, ਜਿੰਨਾ ਸੰਭਵ ਹੋ ਸਕੇ ਇੱਕ ਸਪੱਸ਼ਟ ਸਮਝ ਪ੍ਰਾਪਤ ਹੋਵੇ। ਇਨ੍ਹਾਂ ਸਮਰਪਿਤ ਵਲੰਟੀਅਰਾਂ ਦੇ ਬਗੈਰ ਇਹ ਪ੍ਰੋਜੈਕਟ ਸੰਭਵ ਨਹੀਂ ਹੋਣਾ ਸੀ।

ਇਹ ਪੁਸਤਕ ਇੱਕ ਅਜਿਹੇ ਭਾਈਚਾਰੇ ਦਾ ਸਮਰਥਨ ਕਰਨ ਲਈ ਹੈ ਜਿਸ ਨੇ ਮਾਨਸਿਕ ਸਿਹਤ ਦੇ ਅਰਥਾਂ ਨੂੰ ਜ਼ਾਹਰ ਕਰਨ ਅਤੇ ਸਮਝਣ ਲਈ ਸੰਘਰਸ਼ ਕੀਤਾ ਹੈ।

ਮਾਨਸਿਕ ਸਿਹਤ ਇੱਕ ਗੁਪਤ ਵਿਸ਼ਾ ਹੈ ਜਿਸ ਬਾਰੇ ਸਿੱਖ ਭਾਈਚਾਰੇ ਅੰਦਰ ਸਹੀ

ਰਿਪੋਰਟ ਨਹੀਂ ਕੀਤੀ ਜਾਂਦੀ ਹੈ। ਮੁਢਲੀ ਸਮਝ ਅਤੇ ਅਨੁਵਾਦਾਂ ਦੁਆਰਾ, ਅਸੀਂ ਸਿੱਖ ਭਾਈਚਾਰੇ ਲਈ ਮਾਨਸਿਕ ਸਿਹਤ ਸੰਬੰਧੀ ਭਾਸ਼ਾ ਦੇ ਅੜਿੱਕੇ ਨੂੰ ਖਤਮ ਕਰ ਸਕਦੇ ਹਾਂ। ਅਸੀਂ ਇਹ ਕਿਤਾਬ ਉਹਨਾਂ ਲੋਕਾਂ ਦੀ ਸਹਾਇਤਾ ਕਰਨ ਦੀ ਕੋਸ਼ਿਸ਼ ਕਰਨ ਲਈ ਤਿਆਰ ਕੀਤੀ ਹੈ ਜੋ ਮਾਨਸਿਕ ਸਿਹਤ ਬਾਰੇ ਦੱਸਣ ਅਤੇ ਉਸ ਨੂੰ ਸਮਝਣ ਵਿੱਚ ਅਸਮਰਥ ਰਹੇ ਹਨ।

ਸਾਡੀ ਇਲਾਹੀ ਸ਼ਕਤੀ ਦੇ ਸਿਰਜਣਹਾਰ ਦਾ ਧੰਨਵਾਦ, ਜਿਸ ਦੇ ਬਗੈਰ ਸਾਰੀਆਂ ਉਮੀਦਾਂ ਅਤੇ ਸ਼ਕਤੀ ਗੁਆਚ ਜਾਣੀ ਸੀ। ਧੰਨਵਾਦੀ ਹੋਣ ਦੇ ਨਾਲ-ਨਾਲ, ਮੈਂ ਹਰ ਉਸ ਵਿਅਕਤੀ ਬਾਰੇ ਦੱਸਣਾ ਚਾਹੁੰਦੀ ਹਾਂ ਜਿਸ ਨੇ ਇਸ ਕਲਪਨਾ ਦਾ ਸਮਰਥਨ ਕੀਤਾ ਹੈ। ਤੁਸੀਂ, ਸਿਮਰਨ ਬਮਰਾਹ, ਪੌਲ ਗੈਸਟਾਰਡੋ, ਰੋਜ਼ੀ ਗੁਰੂ, ਜੋਤੀ ਕੌਰ, ਪਰਦੀਪ ਕੌਰ, ਸੋਹਨੀ ਕੌਰ, ਦੀਨਾ ਮਿਸਤਰੀ, ਸ਼ਰਨ ਪੱਡਾ, ਲੋਰਨਾ ਫਿਲਿਪਸ, ਬੈਵਰਲੀ ਸਾਵਰਡ, ਸੁੱਖੀ ਸ਼ੇਰਗਿੱਲ ਅਤੇ ਡਾ. ਜਸਪ੍ਰੀਤ ਤਿਹਾਰਾ, ਇਸ ਕਿਤਾਬ ਨੂੰ ਪੂਰਾ ਕਰਨ ਵਿੱਚ ਸਾਰੇ ਸਹਿਯੋਗ ਅਤੇ ਮਾਰਗ-ਦਰਸ਼ਨ ਲਈ ਮੈਂ ਤੁਹਾਡੀ ਧੰਨਵਾਦੀ ਹਾਂ। ਉਹ ਸਾਰੇ ਜਿਨ੍ਹਾਂ ਬਾਰੇ ਅਸੀਂ ਭੁੱਲ ਗਏ ਹਾਂ, ਮੈਂ ਤੁਹਾਡੇ ਯੋਗਦਾਨ ਲਈ ਹਮੇਸ਼ਾਂ ਧੰਨਵਾਦੀ ਰਹਾਂਗੀ।

Sabh meh jot jot hai soi ||
Amongst all is the Light–You are that Light.
Tis dhai chaanan sabh meh chaanan hoi ||
By this Illumination, that Light is radiant within all.
Sri Guru Granth Sahib Ji – Ang 13
Guru Nanak Dev Ji – Sohila

Waheguru Ji Ka Khalsa Waheguru Ji Ki Fateh.
ਪਿਆਰ ਅਤੇ ਆਸ਼ੀਰਵਾਦ
ਸੰਦੀਪ ਕੌਰ
ਸੰਸਥਾਪਕ ਦੀ Sikh Forgiveness

Funded by National Lottery Community Fund

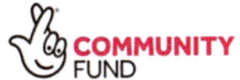

Created by Sundeep Kaur

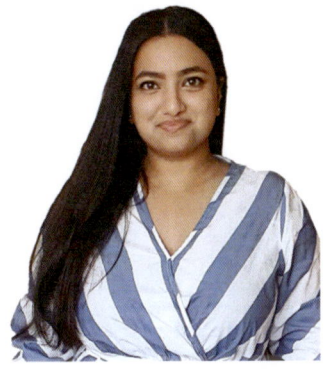

All Illustrations provided by:

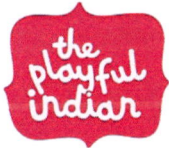

You can find The Playful Indian on Etsy

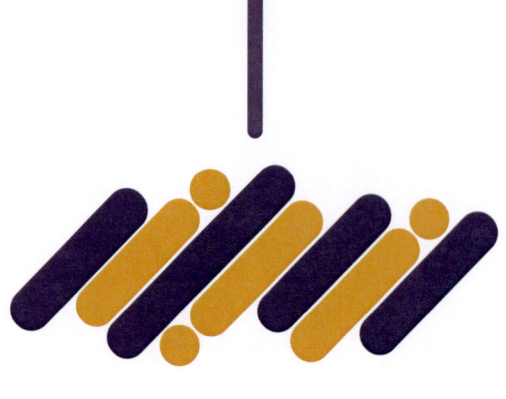

Preface

Mental Health Ki Hundi Hai?

What is Mental Health?

That is a serious question and one that we do not have the space to discuss fully in this book. We can say, briefly, that mental health is a state of wellbeing that indicates psychological wellness and absence of mental illness. Through this very brief definition, we can understand that someone's mental state can change from states of wellness to states of illness. These fluctuations are not meant to be permanent. They are often short-term, with proper support and guidance. However, some of these fluctuations become permanent fixtures, but again, with the correct help and guidance, there is no reason that people cannot live full and fulfilling lives. The scope of this book is to help Sikh and Punjabi speaking communities to try and understand what some of these various changes in states of being are, and to give people the tools to seek appropriate services for better mental wellbeing.

The beginnings of this project came about through discussion following countless hours of groundwork that had been completed, before discussion around any form of the book.

Time and again, our volunteers found issues when discussing mental health inside Sikh and Punjabi communities. As a not for profit organisation, we were receiving high volumes of people seeking support who were unable to explain their thoughts, emotions, and feelings to professionals. Repeatedly, they were finding that signs of poor mental health were being misunderstood by professional systems and networks that were designed to help people with mental health issues. Even more so, these systems were unable to perform their function appropriately when language and cultural barriers presented themselves.

Stigma, shame, and suffering all come because of not having the ability to discuss issues of mental health appropriately. Many times, we have found that people could not express how they were feeling or what was happening for them in a way that others could understand. As a result, we heard stories of families hiding people away, people facing shame for expressions of their mental wellbeing, and in some cases, stories of abuse and mistreatment.

When people have no voice, they are left to live in silence, and this silence can be traumatic.

One of the main aims of this book is to help give a voice to those in our community who have not been able to speak for fear of being misunderstood and mistreated.

We hope that with this book we can begin to bridge the gap between individuals, their families, and professionals, to create and build upon existing supportive networks that help those facing mental health stigmas in Sikh and Punjabi communities.

Mental health is a global crisis hidden in the seams of our bodies. The vision for Sikh Forgiveness has always been to break the barriers surrounding mental health in Sikh and BAME communities. This book is one for all family members. This could be grandparents, parents, uncles, and aunties who have never experienced or been taught about a part of health and wellbeing we have all been born with.

We hope this will be the first steppingstone to create more translations for communities and individuals around the world.

Disclaimer

This book is not in place of professional mental health guidance. It is intended as an accompaniment, and as an educational document to help people understand various mental health issues and conditions, types of services that are available to help and to signpost people to appropriate services.

The book has predominantly been created for an audience in the United Kingdom and will signpost mainly to U.K. mental health organisations, charities, and services.

We have included some international support services in an index, as we are aware, we could have an international audience. However, these services are by no means the only ones available in different countries. Please feel free to find services locally that suit your needs.

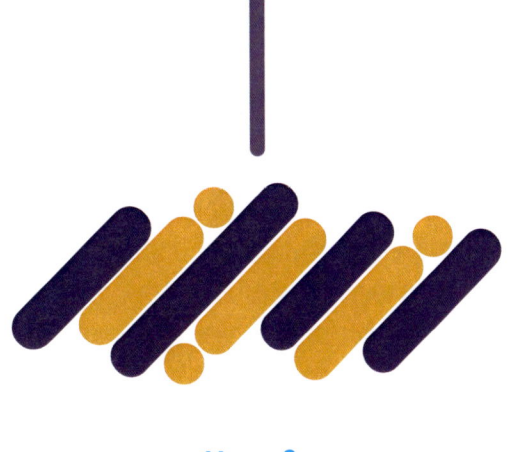

ਮੁੱਖਬੰਧ
Preface

"ਮਾਨਸਿਕ ਸਿਹਤ ਕੀ ਹੁੰਦੀ ਹੈ?"
What is Mental Health?

ਇਹ ਇੱਕ ਗੰਭੀਰ ਸਵਾਲ ਹੈ, ਅਤੇ ਇੱਕ ਅਜਿਹਾ ਜਿਸ ਬਾਰੇ ਚਰਚਾ ਕਰਨ ਲਈ ਸਾਡੇ ਕੋਲ ਇਸ ਕਿਤਾਬ ਵਿੱਚ ਲੋੜੀਂਦੀ ਥਾਂ ਨਹੀਂ ਹੈ। ਅਸੀਂ ਸੰਖੇਪ ਵਿੱਚ ਕਹਿ ਸਕਦੇ ਹਾਂ ਕਿ ਮਾਨਸਿਕ ਸਿਹਤ ਤੰਦਰੁਸਤੀ ਦੀ ਇੱਕ ਅਵਸਥਾ ਹੈ ਜੋ ਮਨੋਵਿਗਿਆਨਕ ਤੰਦਰੁਸਤੀ ਦੀ ਮੌਜੂਦਗੀ ਅਤੇ ਮਾਨਸਿਕ ਬਿਮਾਰੀ ਦੀ ਗੈਰ-ਮੌਜੂਦਗੀ ਦਰਸਾਉਂਦੀ ਹੈ। ਇਸ ਬਹੁਤ ਹੀ ਸੰਖੇਪ ਪਰਿਭਾਸ਼ਾ ਦੁਆਰਾ, ਅਸੀਂ ਸਮਝ ਸਕਦੇ ਹਾਂ ਕਿ ਕਿਸੇ ਦੀ ਮਾਨਸਿਕ ਅਵਸਥਾ ਤੰਦਰੁਸਤੀ ਦੀ ਅਵਸਥਾ ਤੋਂ ਬਿਮਾਰੀ ਦੀਆਂ ਅਵਸਥਾਵਾਂ ਵਿੱਚ ਬਦਲ ਸਕਦੀ ਹੈ। ਇਹ ਉਤਰਾਅ-ਚੜ੍ਹਾਅ ਸਥਾਈ ਨਹੀਂ ਹੁੰਦੇ ਹਨ। ਸਹੀ ਸਹਾਇਤਾ ਅਤੇ ਅਗਵਾਈ ਦੇ ਨਾਲ ਇਹ ਅਕਸਰ ਥੋੜ੍ਹੇ ਸਮੇਂ ਲਈ ਹੁੰਦੇ ਹਨ। ਹਾਲਾਂਕਿ, ਇਹਨਾਂ ਵਿੱਚੋਂ ਕੁਝ ਉਤਰਾਅ-ਚੜ੍ਹਾਅ ਸਥਾਈ ਬਣ ਜਾਂਦੇ ਹਨ, ਪਰ ਫਿਰ, ਸਹੀ ਮਦਦ ਅਤੇ ਮਾਰਗਦਰਸ਼ਨ ਦੇ ਨਾਲ, ਅਜਿਹਾ ਕੋਈ ਕਾਰਨ ਨਹੀਂ ਹੈ ਕਿ ਲੋਕ ਪੂਰੀ ਅਤੇ ਸੰਪੂਰਨ ਜ਼ਿੰਦਗੀ ਨਾ ਜੀ ਸਕਣ। ਇਸ ਪੁਸਤਕ ਦਾ ਮਕਸਦ ਹੈ ਸਿੱਖ ਅਤੇ ਪੰਜਾਬੀ ਬੋਲਣ ਵਾਲੇ ਭਾਈਚਾਰਿਆਂ ਦੀ ਇਹ ਸਮਝਣ ਵਿੱਚ ਸਹਾਇਤਾ ਕਰਨੀ ਕਿ ਇਹਨਾਂ ਵੱਖ-ਵੱਖ

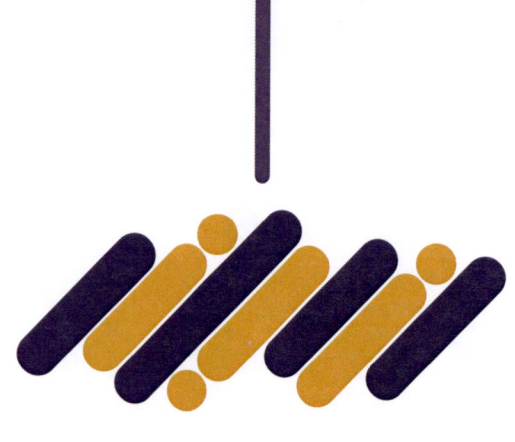

What is Mental Health?

Mental Health is an overall term that looks to capture our emotional, psychological, and social well-being. It affects how we think, feel and act.

Mental health is important at every stage of life, from childhood and adolescence through adulthood. It also helps determine how we handle stress, relate to others and make choices in our day-to-day lives.

Mental health can generally be seen as either healthy, which means that your mental wellbeing is generally seen as positive; or unhealthy which means that your mental wellbeing is seen as negative.[1]

Sometimes, negative issues can come into your life and affect you for a short period, or they can come into your life and affect you for a long or sustained period.[2]

Many factors contribute to mental health issues, including:

- Biological factors, such as genes or brain chemistry
- Life experiences, such as trauma or abuse
- Family history of mental health problems
- Social/living environment, such as work/home life.

Mental health issues are common, but help is available.[34]

There are charities and organisations that work directly with our communities and offer help specifically for Black, Asian and Minority Ethnic communities. You may find some links below, but please look online to find your local services.[567]

Many people with mental health problems can get better and many recover completely.

People that find their issues are ongoing and require additional support can continue to be supported by mental health services for as long as these issues remain.

Early Warning Signs

Not sure if you or someone you know is living with mental health problems? Experiencing one or more of the following feelings or behaviours can be an early warning sign of a problem:

- Eating or sleeping too much or too little
- Pulling away from people and usual activities
- Having low or no energy
- Feeling numb or like nothing matters

- Having unexplained aches and pains
- Feeling helpless or hopeless
- Smoking, drinking or using drugs more than usual
- Feeling unusually confused, forgetful, on edge, angry, upset, worried or scared
- Yelling or fighting with family and friends
- Experiencing severe mood swings that cause problems in relationships
- Having persistent thoughts and memories you can't get out of your head
- Hearing voices or believing things that are not true
- Thinking of harming yourself or others
- Inability to perform daily tasks like taking care of your kids or getting to work or school.

Mental Health and Wellbeing

Positive mental health allows people to:

- Realise their full potential
- Cope with the stresses of life
- Work productively
- Make meaningful contributions to their communities.

Ways to maintain positive mental health include:

- Getting professional help if you need it
- Connecting with others
- Staying positive

- Getting physically active
- Helping others
- Getting enough sleep
- Developing coping skill.

ਮਾਨਸਿਕ ਸਿਹਤ ਕੀ ਹੁੰਦੀ ਹੈ?

What is Mental Health?

ਮਾਨਸਿਕ ਸਿਹਤ ਇੱਕ ਸਮੁੱਚਾ ਸ਼ਬਦ ਹੈ ਜੋ ਸਾਡੀ ਭਾਵਨਾਤਮਕ, ਮਨੋਵਿਗਿਆਨਕ ਅਤੇ ਸਮਾਜਕ ਤੰਦਰੁਸਤੀ ਨੂੰ ਦਰਸਾਉਂਦਾ ਹੈ। ਇਹ ਇਸ ਗੱਲ ਨੂੰ ਪ੍ਰਭਾਵਿਤ ਕਰਦਾ ਹੈ ਕਿ ਅਸੀਂ ਕਿਵੇਂ ਸੋਚਦੇ, ਮਹਿਸੂਸ ਕਰਦੇ ਅਤੇ ਕੰਮ ਕਰਦੇ ਹਾਂ।

ਬਚਪਨ ਤੋਂ ਜਵਾਨੀ ਅਤੇ ਬਾਲਗਪੁਣੇ ਤੱਕ ਜ਼ਿੰਦਗੀ ਦੇ ਹਰ ਪੜਾਅ 'ਤੇ ਮਾਨਸਿਕ ਸਿਹਤ ਮਹੱਤਵਪੂਰਨ ਹੁੰਦੀ ਹੈ। ਇਹ ਇਸ ਗੱਲ ਨੂੰ ਨਿਰਧਾਰਤ ਕਰਨ ਵਿੱਚ ਵੀ ਸਹਾਇਤਾ ਕਰਦੀ ਹੈ ਕਿ ਅਸੀਂ ਤਣਾਉ ਨਾਲ ਕਿਵੇਂ ਨਿਪਟਦੇ ਹਾਂ, ਦੂਜਿਆਂ ਨਾਲ ਕਿਵੇਂ ਸੰਬੰਧ ਬਣਾਉਂਦੇ ਹਾਂ ਅਤੇ ਆਪਣੀ ਰੋਜ਼ਮਰ੍ਹਾ ਦੀ ਜ਼ਿੰਦਗੀ ਵਿੱਚ ਚੋਣਾਂ ਕਿਵੇਂ ਕਰਦੇ ਹਾਂ।

ਮਾਨਸਿਕ ਸਿਹਤ ਨੂੰ ਆਮ ਤੌਰ 'ਤੇ ਜਾਂ ਤਾਂ ਸਿਹਤਮੰਦ ਵਜੋਂ ਦੇਖਿਆ ਜਾ ਸਕਦਾ ਹੈ, ਜਿਸਦਾ ਅਰਥ ਹੈ ਕਿ ਤੁਹਾਡੀ ਮਾਨਸਿਕ ਤੰਦਰੁਸਤੀ ਆਮ ਤੌਰ 'ਤੇ ਸਕਾਰਾਤਮਕ ਵਜੋਂ ਦੇਖੀ ਜਾਂਦੀ ਹੈ; ਜਾਂ ਗੈਰ-ਸਿਹਤਮੰਦ ਜਿਸਦਾ ਅਰਥ ਹੈ ਕਿ ਤੁਹਾਡੀ ਮਾਨਸਿਕ ਤੰਦਰੁਸਤੀ ਨੂੰ ਨਕਾਰਾਤਮਕ ਵਜੋਂ ਦੇਖਿਆ ਜਾਂਦਾ ਹੈ।[1]

ਕਈ ਵਾਰ, ਤੁਹਾਡੀ ਜ਼ਿੰਦਗੀ ਵਿੱਚ ਨਕਾਰਾਤਮਕ ਮੁੱਦੇ ਆ ਸਕਦੇ ਹਨ ਅਤੇ ਥੋੜ੍ਹੇ ਸਮੇਂ ਲਈ ਤੁਹਾਨੂੰ ਪ੍ਰਭਾਵਿਤ ਕਰ ਸਕਦੇ ਹਨ, ਜਾਂ ਉਹ ਤੁਹਾਡੀ ਜ਼ਿੰਦਗੀ ਵਿੱਚ ਆ ਸਕਦੇ ਹਨ ਅਤੇ ਇੱਕ ਲੰਬੇ ਜਾਂ ਨਿਰੰਤਰ ਸਮੇਂ ਲਈ ਤੁਹਾਨੂੰ ਪ੍ਰਭਾਵਿਤ ਕਰ ਸਕਦੇ ਹਨ।[2]

ਮਾਨਸਿਕ ਸਿਹਤ ਦੇ ਮੁੱਦਿਆਂ ਵਿੱਚ ਬਹੁਤ ਸਾਰੇ ਕਾਰਕ ਯੋਗਦਾਨ ਪਾਉਂਦੇ ਹਨ, ਜਿਨ੍ਹਾਂ ਵਿੱਚ ਸ਼ਾਮਲ ਹਨ:

- ਜੀਵ-ਵਿਗਿਆਨ ਦੇ ਕਾਰਕ, ਜਿਵੇਂ ਕਿ ਜੀਨ ਜਾਂ ਦਿਮਾਗ ਦੇ ਰਸਾਇਣ
- ਜ਼ਿੰਦਗੀ ਦੇ ਤਜਰਬੇ, ਜਿਵੇਂ ਸਦਮਾ ਜਾਂ ਦੁਰਵਿਵਹਾਰ
- ਮਾਨਸਿਕ ਸਿਹਤ ਸਮੱਸਿਆਵਾਂ ਦਾ ਪਰਿਵਾਰਕ ਇਤਿਹਾਸ
- ਸਮਾਜਕ/ਰਹਿਣ ਦਾ ਵਾਤਾਵਰਣ, ਜਿਵੇਂ ਕਿ ਕੰਮ/ਘਰੇਲੂ ਜੀਵਨ

ਮਾਨਸਕਿ ਸਹਿਤ ਦੇ ਮੁੱਦੇ ਆਮ ਹਨ, ਪਰ ਸਹਾਇਤਾ ਉਪਲਬਧ ਹੈ।[34]

ਚੈਰਿਟੀਆਂ ਅਤੇ ਸੰਗਠਨ ਹਨ ਜੋ ਸਾਡੇ ਭਾਈਚਾਰੇ ਦੇ ਨਾਲ ਸਿੱਧੇ ਕੰਮ ਕਰਦੇ ਹਨ ਅਤੇ ਵਿਸ਼ੇਸ਼ ਤੌਰ ‘ਤੇ ਕਾਲੇ, ਏਸ਼ੀਆਈ ਅਤੇ ਘੱਟ ਗਿਣਤੀ ਨਸਲੀ ਭਾਈਚਾਰਿਆਂ ਲਈ ਸਹਾਇਤਾ ਪੇਸ਼ ਕਰਦੇ ਹਨ। ਤੁਹਾਨੂੰ ਹੇਠਾਂ ਕੁਝ ਲਿੰਕ ਮਿਲ ਸਕਦੇ ਹਨ, ਪਰ ਆਪਣੀਆਂ ਸਥਾਨਕ ਸੇਵਾਵਾਂ ਲੱਭਣ ਲਈ ਕਿਰਪਾ ਕਰਕੇ ਆਨਲਾਈਨ ਦੇਖੋ।[567]

ਮਾਨਸਿਕ ਸਿਹਤ ਸਮੱਸਿਆਵਾਂ ਵਾਲੇ ਬਹੁਤ ਸਾਰੇ ਲੋਕ ਬਿਹਤਰ ਹੋ ਸਕਦੇ ਹਨ ਅਤੇ ਬਹੁਤ ਸਾਰੇ ਪੂਰੀ ਤਰ੍ਹਾਂ ਠੀਕ ਹੋ ਸਕਦੇ ਹਨ।.

ਜੋ ਲੋਕ ਦੇਖਦੇ ਹਨ ਕਿ ਉਹਨਾਂ ਦੇ ਮੁੱਦੇ ਨਿਰੰਤਰ ਹਨ ਅਤੇ ਵਾਧੂ ਸਹਾਇਤਾ ਦੀ ਜ਼ਰੂਰਤ ਹੈ, ਉਹਨਾਂ ਨੂੰ ਉਦੋਂ ਤੱਕ ਮਾਨਸਿਕ ਸਿਹਤ ਸੇਵਾਵਾਂ ਦੀ ਸਹਾਇਤਾ ਮਿਲ ਸਕਦੀ ਹੈ ਜਦੋਂ ਤੱਕ ਇਹ ਮੁੱਦੇ ਬਣੇ ਰਹਿੰਦੇ ਹਨ।

ਸ਼ੁਰੂਆਤੀ ਚਿਤਾਵਨੀ ਦੇ ਸੰਕੇਤ

Early Warning Signs

ਨਿਸ਼ਚਿਤ ਨਹੀਂ ਹੋ ਕਿ ਕੀ ਤੁਸੀਂ ਜਾਂ ਤੁਹਾਡੀ ਜਾਣ-ਪਛਾਣ ਦਾ ਕੋਈ ਵਿਅਕਤੀ ਮਾਨਸਿਕ ਸਿਹਤ ਦੀਆਂ ਸਮੱਸਿਆਵਾਂ ਨਾਲ ਜੀ ਰਿਹਾ ਹੈ? ਹੇਠ ਲਿਖਿਆਂ ਵਿੱਚੋਂ ਇੱਕ ਜਾਂ ਵਧੇਰੇ ਭਾਵਨਾਵਾਂ ਜਾਂ ਵਿਵਹਾਰਾਂ ਦਾ ਅਨੁਭਵ ਕਰਨਾ ਕਿਸੇ ਸਮੱਸਿਆ ਦਾ ਸ਼ੁਰੂਆਤੀ ਚਿਤਾਵਨੀ ਸੰਕੇਤ ਹੋ ਸਕਦਾ ਹੈ:

- ਬਹੁਤ ਜ਼ਿਆਦਾ ਜਾਂ ਬਹੁਤ ਘੱਟ ਖਾਣਾ ਜਾਂ ਸੌਣਾ
- ਲੋਕਾਂ ਅਤੇ ਆਮ ਕੰਮਾਂ ਤੋਂ ਦੂਰ ਹੋਣਾ

- ਘੱਟ ਜਾਂ ਕੋਈ ਊਰਜਾ ਨਹੀਂ
- ਸੁੰਨ ਜਾਂ ਇਸ ਤਰ੍ਹਾਂ ਮਹਿਸੂਸ ਕਰਨਾ ਕਿ ਕੁਝ ਵੀ ਮਹੱਤਵਪੂਰਨ ਨਹੀਂ ਹੈ
- ਬਿਨਾਂ ਕਾਰਨ ਦੇ ਦਰਦਾਂ ਅਤੇ ਪੀੜ ਹੋਣਾ
- ਬੇਵੱਸ ਜਾਂ ਨਿਰਾਸ਼ ਮਹਿਸੂਸ ਕਰਨਾ
- ਆਮ ਨਾਲੋਂ ਜ਼ਿਆਦਾ ਸਿਗਰਟ ਜਾਂ ਸ਼ਰਾਬ ਪੀਣੀ ਜਾਂ ਨਸ਼ਿਆਂ ਦੀ ਵਰਤੋਂ ਕਰਨੀ
- ਅਸਧਾਰਨ ਤੌਰ 'ਤੇ ਉਲਝਣ ਵਿੱਚ, ਭੁਲੱਕੜ, ਚਿੜਚਿੜਾ, ਗੁੱਸੇ ਵਿੱਚ, ਪਰੇਸ਼ਾਨ, ਚਿੰਤਤ ਜਾਂ ਡਰੇ ਹੋਏ ਮਹਿਸੂਸ ਕਰਨਾ
- ਚੀਕਣਾ ਜਾਂ ਪਰਿਵਾਰ ਅਤੇ ਦੋਸਤਾਂ ਨਾਲ ਲੜਨਾ
- ਮਿਜ਼ਾਜ ਵਿੱਚ ਗੰਭੀਰ ਤਬਦੀਲੀਆਂ ਦਾ ਅਨੁਭਵ ਕਰਨਾ ਜੋ ਰਿਸ਼ਤਿਆਂ ਵਿੱਚ ਮੁਸ਼ਕਲਾਂ ਪੈਦਾ ਕਰਦੀਆਂ ਹਨ
- ਨਿਰੰਤਰ ਵਿਚਾਰ ਅਤੇ ਯਾਦਾਂ ਆਉਣੀਆਂ ਜਿਨ੍ਹਾਂ ਨੂੰ ਤੁਸੀਂ ਆਪਣੇ ਦਿਮਾਗ ਵਿੱਚੋਂ ਬਾਹਰ ਨਹੀਂ ਕੱਢ ਸਕਦੇ
- ਅਵਾਜ਼ਾਂ ਸੁਣਨੀਆਂ ਜਾਂ ਉਹ ਗੱਲਾਂ ਮੰਨਣੀਆਂ ਜੋ ਸੱਚ ਨਹੀਂ ਹਨ
- ਆਪਣੇ ਆਪ ਨੂੰ ਜਾਂ ਦੂਜਿਆਂ ਨੂੰ ਨੁਕਸਾਨ ਪਹੁੰਚਾਉਣ ਬਾਰੇ ਸੋਚਣਾ
- ਰੋਜ਼ਾਨਾ ਦੇ ਕੰਮ ਕਰਨ ਵਿੱਚ ਅਸਮਰਥਤਾ ਜਿਵੇਂ ਤੁਹਾਡੇ ਬੱਚਿਆਂ ਦੀ ਦੇਖਭਾਲ ਕਰਨਾ ਜਾਂ ਕੰਮ 'ਤੇ ਜਾਂ ਸਕੂਲ ਜਾਣਾ

ਮਾਨਸਿਕ ਸਿਹਤ ਅਤੇ ਤੰਦਰੁਸਤੀ

Mental Health and Wellness

ਸਕਾਰਾਤਮਕ ਮਾਨਸਿਕ ਸਿਹਤ ਲੋਕਾਂ ਨੂੰ ਇਹ ਕਰਨ ਦੀ ਆਗਿਆ ਦਿੰਦੀ ਹੈ:

- ਆਪਣੀ ਪੂਰੀ ਸਮਰੱਥਾ ਦਾ ਅਹਿਸਾਸ ਹੋਣਾ
- ਜ਼ਿੰਦਗੀ ਦੇ ਤਣਾਉ ਦਾ ਸਾਹਮਣਾ ਕਰਨਾ
- ਉਤਪਾਦਕ ਕੰਮ ਕਰਨੇ
- ਆਪਣੇ ਭਾਈਚਾਰਿਆਂ ਵਿੱਚ ਸਾਰਥਕ ਯੋਗਦਾਨ ਪਾਉਣਾ

ਸਕਾਰਾਤਮਕ ਮਾਨਸਿਕ ਸਿਹਤ ਬਣਾਏ ਰੱਖਣ ਦੇ ਤਰੀਕਿਆਂ ਵਿੱਚ ਸ਼ਾਮਲ ਹਨ:

- ਜੇ ਤੁਹਾਨੂੰ ਲੋੜ ਹੋਵੇ ਤਾਂ ਪੇਸ਼ੇਵਰ ਸਹਾਇਤਾ ਪ੍ਰਾਪਤ ਕਰਨੀ
- ਦੂਜਿਆਂ ਨਾਲ ਜੁੜਨਾ
- ਸਕਾਰਾਤਮਕ ਰਹਿਣਾ
- ਸਰੀਰਕ ਤੌਰ 'ਤੇ ਕਿਰਿਆਸ਼ੀਲ ਹੋਣਾ
- ਦੂਜਿਆਂ ਦੀ ਮਦਦ ਕਰਨਾ
- ਕਾਫ਼ੀ ਨੀਂਦ ਆਉਣੀ
- ਮੁਕਾਬਲਾ ਕਰਨ ਦੇ ਹੁਨਰ ਵਿਕਸਿਤ ਕਰਨੇ

References

1. Vaillant, G. E. (2012). Positive mental health: is there a cross-cultural definition? World Psychiatry, 11(2), 93–99.

2. Parabiaghi, A., Bonetto, C., Ruggeri, M., Lasalvia, A., & Leese, M. (2006). Severe and persistent mental illness: a useful definition for prioritizing community-based mental health service interventions. Social psychiatry and psychiatric epidemiology, 41(6), 457–463

3. Mind, 2020, *Guides to support and services*, Mind, 16 September 2020 www.mind.org.uk/information-support/ guides-to-support-and-services/?gclid=Cj0KCQjw8svsBR DqARIsAHKVyqHTjoa8d9LQQ4fPKx2f6DnexVkK-QJHGVD-4Jmzwal9TIYLqVo0WdkaAsONEALw_wcB

4. SANE, 2010, *Links*, 16 September 2020, www.sane.org.uk/ resources/links

5. Rethink Mental Illness, 2020, *Rethink Sahayak Asian Mental Health Helpline*, Rethink Mental Illness, 16 September 2020 www.rethink.org/help-in-your-area/services/advice-and-helplines/rethink-sahayak-asian-mental-health-helpline

6. Rethink Mental Illness, 2020, *Bristol BME Service (part of Bristol Community Support services,* Rethink Mental Illness, 16 September 2020 www.rethink.org/help-in-your-area/ services/community-support/bristol-bme-service-part-of-bristol-community-support-services

7. The Black African and Asian Therapy Network, 2020, *Find a Therapist*, BAATN, 16 September 2020 www.baatn.org.uk/ find-a-therapist

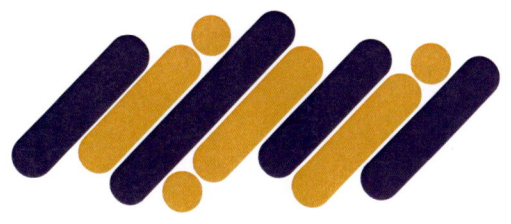

WHAT IS STRESS?

ਤਣਾਉ ਕੀ ਹੁੰਦਾ ਹੈ?

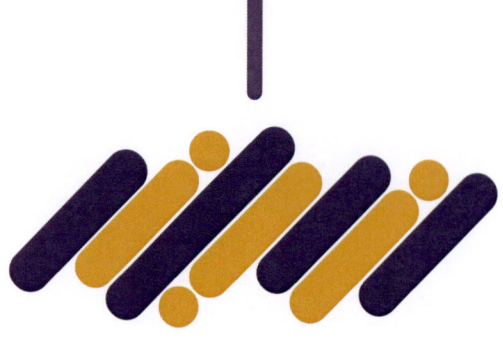

What is Stress?

At its most simple, stress is your body's physical response to mental or emotional pressure.[8]

Being under mental or emotional pressure can be a normal part of life. However, stress begins to be a problem if it is sustained over a long period of time.

Our jobs, relationships, family life or money, can all add to our levels of stress, and this could be normal, but it could also begin to change the way we behave and think if it continues for too long.

When you're stressed, your body believes it's under attack and switches to what's known as 'fight or flight' mode. As a result, a mix of hormones and chemicals are released into your body so that you prepare for physical action. Blood might also be diverted to muscles, causing you to lose concentration or become less able to digest food.

When the threat passes, your body usually returns to normal, but if you're continually under pressure, this might not be the case.

To understand how stress is affecting you, we can look at two things: what's causing your stress and how you react to it.

Causes and Reactions to Stress

What's causing you Stress?

Stressors are those things in your environment that cause you to become stressed. For example, these could be pressure at work, problems with your health or worries about money.

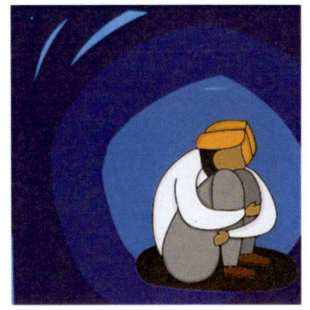

Some stressors are limited to a period of time, such as the time around a bereavement or a relationship breakdown.

Others, like work pressure, can continue over time.

How might you react to Stress?

Everyone reacts differently to sources of potential stress. You might be able to cope well with difficult situations, or you might find that even minor issues affect you.

You might be able to cope well with one type of problem, like feeling insecure in your job, but be badly affected by another, like having trouble making ends meet. If you're facing more than one issue that's causing you stress, you're more likely to affect.

Recognising the Symptoms of Stress

Stress can affect how you feel, think, behave and how your body works, but we all experience it differently. Sometimes you might feel like you can't see beyond the thick fog of stress, but other times, you might not even recognise you're stressed.

Early signs of stress can include sweating, headaches and losing your appetite or your ability to concentrate. Spotting these signs early and taking appropriate action will help prevent your stress from getting worse.

Be aware of things like:

- Drinking or smoking too much
- Overeating
- Sleeping poorly
- Racing heart
- Shaking, chills or hot flushes
- A tingling sensation in your arms or legs
- Butterflies in your stomach.

You may also experience:

- Headaches
- Muscle tension or pain
- Dizziness
- High blood pressure
- Indigestion or heartburn
- Constipation or diarrhoea
- Shallow breathing or hyperventilating.

Why You Should Act on Stress

Reducing stress in your everyday life helps maintain your health. Lowering your stress can improve your mood, boost your immune system and allow you to be more productive.

Stress and the effects to your body: stress isn't an illness itself, but when it gets the better of you, it increases your risk of developing other illnesses, from a head cold to heart disease or diabetes, as well as the experiences listed above.

Stress and the effects to your mind: in certain situations, stress can cause other mental health conditions, or make them worse. For example, if you aren't managing your stress, you're more likely to experience anxiety or depression. Mental health conditions can cause stress. Coping with the day-to-day symptoms of any mental health issue, as well as managing appointments or treatments, can introduce additional sources of stress.

Stress and the effects to your sleep: when you're affected by stress, you might find it hard to get to or stay asleep, or you may find your sleep is poor. If you're missing out on sleep, this can contribute to your stress, creating a never-ending cycle.

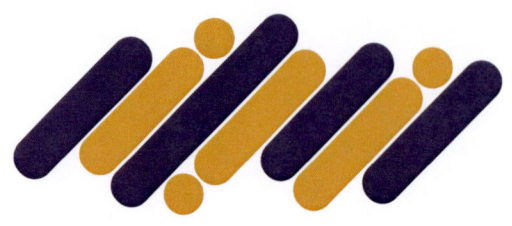

ਤਣਾਉ ਕੀ ਹੁੰਦਾ ਹੈ?

What is Stress?

ਆਪਣੇ ਸਭ ਤੋਂ ਸਰਲ ਰੂਪ ਵਿੱਚ, ਤਣਾਉ ਤੁਹਾਡੇ ਸਰੀਰ ਦੀ ਮਾਨਸਿਕ ਜਾਂ ਭਾਵਨਾਤਮਕ ਦਬਾਅ ਪ੍ਰਤੀ ਸਰੀਰਕ ਪ੍ਰਤਿਕਿਰਿਆ ਹੈ।[8]

ਮਾਨਸਿਕ ਜਾਂ ਭਾਵਨਾਤਮਕ ਦਬਾਅ ਹੇਠਾਂ ਰਹਿਣਾ ਜ਼ਿੰਦਗੀ ਦਾ ਆਮ ਹਿੱਸਾ ਹੋ ਸਕਦਾ ਹੈ, ਪਰ, ਜੇ ਇਹ ਲੰਬੇ ਸਮੇਂ ਲਈ ਕਾਇਮ ਰਹੇ ਤਾਂ ਤਣਾਉ ਇੱਕ ਸਮੱਸਿਆ ਹੋਣ ਲੱਗਦੀ ਹੈ।

ਸਾਡੀਆਂ ਨੌਕਰੀਆਂ, ਰਿਸ਼ਤੇ, ਪਰਿਵਾਰਕ ਜੀਵਨ ਜਾਂ ਪੈਸਾ ਸਭ ਸਾਡੇ ਤਣਾਉ ਦੇ ਪੱਧਰਾਂ ਨੂੰ ਵਧਾ ਸਕਦੇ ਹਨ, ਅਤੇ ਇਹ ਆਮ ਹੋ ਸਕਦਾ ਹੈ, ਪਰ ਜੇ ਇਹ ਬਹੁਤ ਲੰਬੇ ਸਮੇਂ ਲਈ ਜਾਰੀ ਰਹੇ ਤਾਂ ਇਹ ਸਾਡੇ ਵਿਹਾਰ ਅਤੇ ਸੋਚਣ ਦੇ ਤਰੀਕੇ ਨੂੰ ਬਦਲਣ ਦੀ ਸ਼ੁਰੂਆਤ ਵੀ ਕਰ ਸਕਦਾ ਹੈ।

ਜਦੋਂ ਤੁਸੀਂ ਤਣਾਉ ਵਿੱਚ ਹੁੰਦੇ ਹੋ, ਤਾਂ ਤੁਹਾਡਾ ਸਰੀਰ ਵਿਸ਼ਵਾਸ ਕਰਦਾ ਹੈ ਕਿ ਇਹ ਹਮਲੇ ਦੇ ਅਧੀਨ ਹੈ ਅਤੇ ਉਸ ਰੂਪ ਵਿੱਚ ਆ ਜਾਂਦਾ ਹੈ ਜਿਸ ਨੂੰ 'ਲੜੋ ਜਾਂ ਭੱਜੋ' ਕਿਹਾ ਜਾਂਦਾ ਹੈ। ਨਤੀਜੇ ਵਜੋਂ, ਹਾਰਮੋਨ ਅਤੇ ਰਸਾਇਣਾਂ ਦਾ ਮਿਸ਼ਰਣ ਤੁਹਾਡੇ ਸਰੀਰ ਵਿੱਚ ਛੱਡਿਆ ਜਾਂਦਾ ਹੈ ਤਾਂ ਜੋ ਤੁਸੀਂ ਸਰੀਰਕ ਕਿਰਿਆ ਲਈ ਤਿਆਰ ਹੋ ਜਾਓ। ਸ਼ਾਇਦ ਲਹੂ ਮਾਸਪੇਸ਼ੀਆਂ ਵੱਲ ਵੀ ਮੁੜ ਸਕਦਾ ਹੈ, ਜਿਸ ਨਾਲ ਤੁਸੀਂ ਇਕਾਗਰਤਾ ਗੁਆ ਸਕਦੇ ਹੋ ਜਾਂ ਤੁਹਾਡੀ ਭੋਜਨ ਨੂੰ ਹਜ਼ਮ ਕਰਨ ਦੀ ਸਮਰੱਥਾ ਘੱਟ ਸਕਦੀ ਹੈ।

ਜਦੋਂ ਖ਼ਤਰਾ ਲੰਘ ਜਾਂਦਾ ਹੈ, ਤਾਂ ਤੁਹਾਡਾ ਸਰੀਰ ਆਮ ਸਥਿਤੀ ਵਿੱਚ ਵਾਪਸ ਆ ਜਾਂਦਾ ਹੈ, ਪਰ ਜੇ ਤੁਸੀਂ ਲਗਾਤਾਰ ਦਬਾਅ ਹੇਠ ਹੁੰਦੇ ਹੋ ਤਾਂ ਸ਼ਾਇਦ ਇਹ ਨਾ ਹੋਵੇ।

ਇਹ ਸਮਝਣ ਲਈ ਕਿ ਤਣਾਉ ਤੁਹਾਡੇ 'ਤੇ ਕੀ ਅਸਰ ਪਾ ਰਿਹਾ ਹੈ ਅਸੀਂ ਦੋ ਚੀਜ਼ਾਂ ਵੱਲ ਦੇਖ ਸਕਦੇ ਹਾਂ: ਤੁਹਾਡੇ ਤਣਾਉ ਦਾ ਕੀ ਕਾਰਨ ਹੈ ਅਤੇ ਤੁਸੀਂ ਇਸ ਪ੍ਰਤੀ ਕਿਵੇਂ ਪ੍ਰਤਿਕਿਰਿਆ ਕਰਦੇ ਹੋ।

ਤਣਾਉ ਦੇ ਕਾਰਨ ਅਤੇ ਇਸ 'ਤੇ ਪ੍ਰਤਿਕਿਰਿਆ

Causes and Reactions to Stress

ਤੁਹਾਨੂੰ ਕਿਸ ਕਾਰਨ ਤਣਾਉ ਹੋ ਰਿਹਾ ਹੈ?

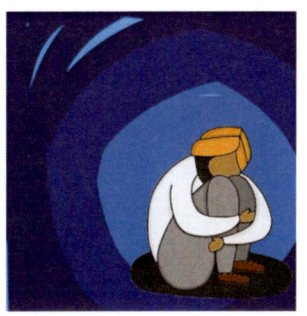

ਤਣਾਉ ਦੇ ਕਾਰਕ ਤੁਹਾਡੇ ਵਾਤਾਵਰਣ ਦੀਆਂ ਉਹ ਚੀਜ਼ਾਂ ਹਨ ਜਿਹੜੀਆਂ ਤੁਹਾਡੇ ਤਣਾਉ ਦਾ ਕਾਰਨ ਬਣਦੀਆਂ ਹਨ। ਉਦਾਹਰਨ ਲਈ, ਇਹ ਕੰਮ ਵਿਖੇ ਦਬਾਅ, ਤੁਹਾਡੀ ਸਿਹਤ ਨਾਲ ਸਮੱਸਿਆਵਾਂ ਜਾਂ ਪੈਸਿਆਂ ਬਾਰੇ ਚਿੰਤਾਵਾਂ ਹੋ ਸਕਦੀਆਂ ਹਨ।

ਕੁਝ ਤਣਾਉ ਦੇ ਕਾਰਕ ਸਮੇਂ ਦੀ ਇੱਕ ਮਿਆਦ ਤੱਕ ਸੀਮਿਤ ਹੁੰਦੇ ਹਨ, ਜਿਵੇਂ ਸੋਗ ਜਾਂ ਸੰਬੰਧ ਟੁੱਟਣ ਦਾ ਸਮਾਂ। ਕੰਮ ਦੇ ਦਬਾਅ ਵਾਂਗ, ਦੂਸਰੇ, ਸਮੇਂ ਦੇ ਨਾਲ ਜਾਰੀ ਰਹਿ ਸਕਦੇ ਹਨ।

ਤੁਸੀਂ ਤਣਾਉ 'ਤੇ ਕਿਵੇਂ ਪ੍ਰਤਿਕਿਰਿਆ ਕਰ ਸਕਦੇ ਹੋ?

How might react to Stress?

ਸੰਭਾਵੀ ਤਣਾਉ ਦੇ ਸਰੋਤਾਂ ਪ੍ਰਤੀ ਹਰ ਕੋਈ ਵੱਖਰੀ ਪ੍ਰਤਿਕਿਰਿਆ ਕਰਦਾ ਹੈ। ਤੁਸੀਂ ਮੁਸ਼ਕਲ ਹਾਲਾਤਾਂ ਦਾ ਚੰਗੀ ਤਰ੍ਹਾਂ ਮੁਕਾਬਲਾ ਕਰਨ ਦੇ ਯੋਗ ਹੋ ਸਕਦੇ ਹੋ ਜਾਂ ਤੁਹਾਨੂੰ ਇਹ ਪਤਾ ਲੱਗ ਸਕਦਾ ਹੈ ਕਿ ਮਾਮੂਲੀ ਮੁੱਦੇ ਵੀ ਤੁਹਾਨੂੰ ਪ੍ਰਭਾਵਿਤ ਕਰਦੇ ਹਨ।

ਤੁਸੀਂ ਸ਼ਾਇਦ ਇੱਕ ਕਿਸਮ ਦੀ ਸਮੱਸਿਆ ਦਾ ਚੰਗੀ ਤਰ੍ਹਾਂ ਮੁਕਾਬਲਾ ਕਰਨ ਦੇ ਯੋਗ ਹੋ ਸਕਦੇ ਹੋ, ਜਿਵੇਂ ਕਿ ਆਪਣੀ ਨੌਕਰੀ ਵਿੱਚ ਅਸੁਰੱਖਿਅਤ ਮਹਿਸੂਸ ਕਰਨਾ, ਪਰ ਕਿਸੇ ਹੋਰ ਕਿਸਮ ਦੀ ਸਮੱਸਿਆ ਤੋਂ ਬੁਰੀ ਤਰ੍ਹਾਂ ਪ੍ਰਭਾਵਿਤ ਹੋ ਸਕਦੇ ਹੋ, ਜਿਵੇਂ ਕਿ ਗੁਜ਼ਾਰਾ ਚਲਾਉਣ ਵਿੱਚ ਮੁਸ਼ਕਲ ਆਉਣੀ। ਜੇ ਤੁਸੀਂ ਇੱਕ ਤੋਂ ਵੱਧ ਮੁੱਦਿਆਂ ਦਾ

ਸਾਹਮਣਾ ਕਰ ਰਹੇ ਹੋ ਜੋ ਤੁਹਾਡੇ ਤਣਾਉ ਦਾ ਕਾਰਨ ਬਣ ਰਿਹਾ ਹੈ, ਤਾਂ ਤੁਹਾਡੇ ਪ੍ਰਭਾਵਿਤ ਹੋਣ ਦੀ ਸੰਭਾਵਨਾ ਵਧੇਰੇ ਹੁੰਦੀ ਹੈ।

ਤਣਾਉ ਦੇ ਲੱਛਣਾਂ ਨੂੰ ਪਛਾਣਨਾ
Identifying the Symptoms of Stress

ਤਣਾਉ ਇਸ ਗੱਲ ਨੂੰ ਪ੍ਰਭਾਵਿਤ ਕਰ ਸਕਦਾ ਹੈ ਕਿ ਤੁਸੀਂ ਕਿਵੇਂ ਮਹਿਸੂਸ ਕਰਦੇ ਹੋ, ਸੋਚਦੇ ਹੋ, ਵਿਹਾਰ ਕਰਦੇ ਹੋ ਅਤੇ ਤੁਹਾਡਾ ਸਰੀਰ ਕਿਵੇਂ ਕੰਮ ਕਰਦਾ ਹੈ, ਪਰ ਅਸੀਂ ਸਾਰੇ ਇਸਦਾ ਅਨੁਭਵ ਵੱਖਰੇ ਢੰਗ ਨਾਲ ਕਰਦੇ ਹਾਂ। ਕਈ ਵਾਰ ਤੁਸੀਂ ਸ਼ਾਇਦ ਮਹਿਸੂਸ ਕਰੋ ਕਿ ਤੁਸੀਂ ਤਣਾਉ ਦੀ ਸੰਘਣੀ ਧੁੰਦ ਤੋਂ ਬਾਹਰ ਨਹੀਂ ਦੇਖ ਸਕਦੇ, ਪਰ ਦੂਸਰੇ ਸਮੇਂ, ਸ਼ਾਇਦ ਤੁਸੀਂ ਪਛਾਣ ਵੀ ਨਾ ਸਕੋ ਕਿ ਤੁਸੀਂ ਤਣਾਉ ਹੇਠ ਹੋ।

ਤਣਾਉ ਦੇ ਮੁਢਲੇ ਲੱਛਣਾਂ ਵਿੱਚ ਪਸੀਨਾ ਆਉਣਾ, ਸਿਰਦਰਦ ਹੋਣਾ ਅਤੇ ਆਪਣੀ ਭੁੱਖ ਜਾਂ ਇਕਾਗਰ ਕਰਨ ਦੀ ਯੋਗਤਾ ਨੂੰ ਗੁਆਉਣਾ ਸ਼ਾਮਲ ਹੋ ਸਕਦਾ ਹੈ। ਇਹਨਾਂ ਸੰਕੇਤਾਂ ਨੂੰ ਜਲਦੀ ਪਛਾਣਨ ਅਤੇ ਢੁਕਵੀਂ ਕਾਰਵਾਈ ਕਰਨ ਨਾਲ ਤੁਹਾਡੇ ਤਣਾਉ ਨੂੰ ਹੋਰ ਵਿਗੜਨ ਤੋਂ ਰੋਕਣ ਵਿੱਚ ਮਦਦ ਮਿਲੇਗੀ।

ਇਹਨਾਂ ਚੀਜ਼ਾਂ ਬਾਰੇ ਸੁਚੇਤ ਰਹੋ:

- ਬਹੁਤ ਜ਼ਿਆਦਾ ਸ਼ਰਾਬ ਪੀਣੀ ਜਾਂ ਤਮਾਕੂਨੋਸ਼ੀ ਕਰਨਾ
- ਲੋੜ ਤੋਂ ਵੱਧ ਖਾਣਾ
- ਮਾੜੀ ਨੀਂਦ
- ਦਿਲ ਦੀ ਤੇਜ਼ ਧੜਕਨ
- ਹਿੱਲਣਾ, ਕੰਬਣੀ ਜਾਂ ਗਰਮੀ ਨਾਲ ਲਾਲ ਹੋ ਜਾਣਾ
- ਤੁਹਾਡੀਆਂ ਬਾਂਹਾਂ ਜਾਂ ਲੱਤਾਂ ਵਿੱਚ ਝਰਨਾਹਟ ਦੀ ਸੰਵੇਦਨਾ
- ਤੁਹਾਡੇ ਪੇਟ ਵਿੱਚ ਤਿਤਲੀਆਂ

ਤੁਸੀਂ ਇਹਨਾਂ ਦਾ ਵੀ ਅਨੁਭਵ ਕਰ ਸਕਦੇ ਹੋ:

- ਸਿਰਦਰਦ
- ਮਾਸਪੇਸ਼ੀਆਂ ਵਿੱਚ ਤਣਾਉ ਜਾਂ ਦਰਦ

- ਚੱਕਰ ਆਉਣੇ
- ਉੱਚ ਬਲੱਡ ਪ੍ਰੈਸ਼ਰ
- ਬਦਹਜ਼ਮੀ ਜਾਂ ਸੀਨੇ ਵਿੱਚ ਜਲਣ
- ਕਬਜ਼ ਜਾਂ ਦਸਤ
- ਘੱਟ ਗਹਿਰੇ ਸਾਹ ਜਾਂ ਤੇਜ਼ੀ ਨਾਲ ਸਾਹ ਲੈਣਾ

ਤੁਹਾਨੂੰ ਤਣਾਉ 'ਤੇ ਕਿਉਂ ਕਾਰਵਾਈ ਕਰਨੀ ਚਾਹੀਦੀ ਹੈ

Why you should take Action on Stress

ਆਪਣੀ ਰੋਜ਼ਾਨਾ ਜ਼ਿੰਦਗੀ ਵਿੱਚ ਤਣਾਉ ਨੂੰ ਘਟਾਉਣਾ ਤੁਹਾਡੀ ਸਿਹਤ ਨੂੰ ਬਣਾਏ ਰੱਖਣ ਵਿੱਚ ਸਹਾਇਤਾ ਕਰਦਾ ਹੈ। ਤਣਾਉ ਨੂੰ ਘੱਟ ਕਰਨਾ ਤੁਹਾਡੇ ਮਿਜ਼ਾਜ ਨੂੰ ਸੁਧਾਰ ਸਕਦਾ ਹੈ, ਤੁਹਾਡੀ ਰੋਗ ਪ੍ਰਤਿਰੱਖਿਆ ਪ੍ਰਣਾਲੀ ਨੂੰ ਉਤਸ਼ਾਹਿਤ ਕਰ ਸਕਦਾ ਹੈ ਅਤੇ ਤੁਹਾਨੂੰ ਵਧੇਰੇ ਉਤਪਾਦਕ ਬਣਨ ਦਾ ਮੌਕਾ ਦੇ ਸਕਦਾ ਹੈ।

ਤਣਾਉ ਅਤੇ ਤੁਹਾਡੇ ਸਰੀਰ 'ਤੇ ਪ੍ਰਭਾਵ: ਤਣਾਉ ਆਪਣੇ-ਆਪ ਵਿੱਚ ਕੋਈ ਬੀਮਾਰੀ ਨਹੀਂ ਹੈ, ਪਰ ਜਦੋਂ ਇਹ ਤੁਹਾਡੇ 'ਤੇ ਹਾਵੀ ਹੋ ਜਾਂਦਾ ਹੈ, ਤਾਂ ਇਹ ਜ਼ੁਕਾਮ ਤੋਂ ਲੈ ਕੇ ਦਿਲ ਦੀ ਬਿਮਾਰੀ ਜਾਂ ਡਾਇਬਿਟੀਜ਼ (ਸ਼ੂਗਰ), ਅਤੇ ਨਾਲ ਹੀ ਉਪਰ ਦਿੱਤੇ ਤਜਰਬਿਆਂ ਦੇ ਨਾਲ-ਨਾਲ ਹੋਰ ਬਿਮਾਰੀਆਂ ਹੋਣ ਦੇ ਜੋਖਮ ਨੂੰ ਵਧਾਉਂਦਾ ਹੈ।

ਤਣਾਉ ਅਤੇ ਤੁਹਾਡੇ ਦਿਮਾਗ 'ਤੇ ਪ੍ਰਭਾਵ: ਕੁਝ ਸਥਿਤੀਆਂ ਵਿੱਚ, ਤਣਾਉ ਮਾਨਸਿਕ ਸਿਹਤ ਦੀਆਂ ਹੋਰ ਸਥਿਤੀਆਂ ਦਾ ਕਾਰਨ ਬਣ ਸਕਦਾ ਹੈ, ਜਾਂ ਉਹਨਾਂ ਨੂੰ ਵਿਗਾੜ ਸਕਦਾ ਹੈ। ਉਦਾਹਰਨ ਲਈ, ਜੇ ਤੁਸੀਂ ਆਪਣੇ ਤਣਾਉ ਦਾ ਪ੍ਰਬੰਧਨ ਨਹੀਂ ਕਰ ਰਹੇ ਹੋ, ਤਾਂ ਤੁਹਾਨੂੰ ਵਿਆਕੁਲਤਾ ਜਾਂ ਤਣਾਉ ਦੀ ਸੰਭਾਵਨਾ ਵਧੇਰੇ ਹੁੰਦੀ ਹੈ। ਮਾਨਸਿਕ ਸਿਹਤ ਦੀਆਂ ਸਮੱਸਿਆਵਾਂ ਖੁਦ ਤਣਾਉ ਦਾ ਕਾਰਨ ਬਣ ਸਕਦੀਆਂ ਹਨ। ਕਿਸੇ ਵੀ ਮਾਨਸਿਕ ਸਿਹਤ ਦੇ ਮੁੱਦੇ ਦੇ ਰੋਜ਼ਾਨਾ ਲੱਛਣਾਂ ਦਾ ਸਾਹਮਣਾ ਕਰਨ ਦੇ ਨਾਲ-ਨਾਲ ਅਪਾਇੰਟਮੈਂਟਾਂ ਜਾਂ ਉਪਚਾਰਾਂ ਦਾ ਪ੍ਰਬੰਧਨ, ਤਣਾਉ ਦੇ ਵਾਧੂ ਸਰੋਤ ਪੇਸ਼ ਕਰ ਸਕਦਾ ਹੈ।

ਤਣਾਉ ਅਤੇ ਤੁਹਾਡੀ ਨੀਂਦ 'ਤੇ ਪ੍ਰਭਾਵ: ਜਦੋਂ ਤੁਸੀਂ ਤਣਾਉ ਤੋਂ ਪ੍ਰਭਾਵਿਤ ਹੁੰਦੇ ਹੋ ਤਾਂ ਸ਼ਾਇਦ ਤੁਹਾਨੂੰ ਸੌਣਾ ਜਾਂ ਸੁੱਤੇ ਰਹਿਣਾ ਮੁਸ਼ਕਲ ਲੱਗ ਸਕਦਾ ਹੈ ਜਾਂ ਤੁਹਾਨੂੰ ਲੱਗੇ ਕਿ ਤੁਹਾਡੀ ਨੀਂਦ ਮਾੜੀ ਹੈ। ਜੇ ਤੁਸੀਂ ਨੀਂਦ ਖੁੰਝਾ ਰਹੇ ਹੋ, ਤਾਂ ਇਹ ਤੁਹਾਡੇ ਤਣਾਉ ਵਿੱਚ ਯੋਗਦਾਨ ਪਾ ਸਕਦੀ ਹੈ, ਜੋ ਕਿ ਕਦੇ ਨਾ ਖ਼ਤਮ ਹੋਣ ਵਾਲਾ ਚੱਕਰ ਬਣ ਜਾਂਦਾ ਹੈ।

References

8. Bank Workers Charity, 2020, *Stress*, BWC, 16 September 2020, www.bwcharity.org.uk/guides/mind/ stress#:~:text=There%27s%20no%20universally%20agreed%20 medical,to%20our%20levels%20of%20stress

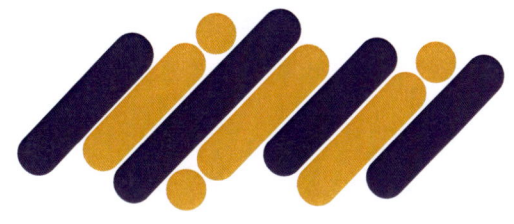

WHAT IS ANXIETY?

ਵਿਆਕੁਲਤਾ ਕੀ ਹੁੰਦੀ ਹੈ?

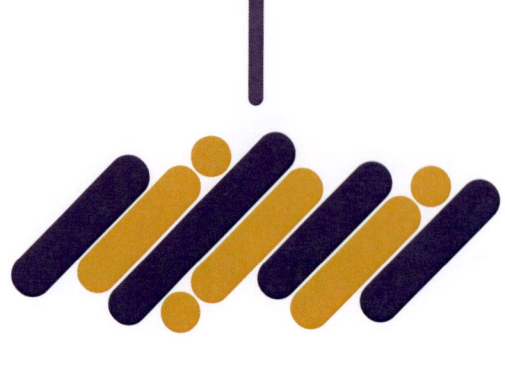

What is Anxiety?

Anxiety is a feeling of unease, such as worry or fear, that can be felt as mild, moderate or severe depending on the person and their circumstances.[9]

Everyone can experience anxiety at some point in their life. For example, you may feel worried and anxious about sitting an exam or having a medical test or a job interview. During these periods of time, feeling anxious can be perfectly normal.

Some people find it hard to control their worries. Their feelings of anxiety are more constant and can often affect their daily lives.

Anxiety is the main symptom of several conditions, including:

- Panic disorder
- Phobias, such as agoraphobia or claustrophobia
- Post-traumatic stress disorder (PTSD)
- Social anxiety disorder (social phobia).

Triggers

If you're anxious because of a specific phobia or because of panic disorder, you'll usually know what the cause is. For example, if you have claustrophobia (fear of confined spaces), you know that being confined in a small space will trigger your anxiety.

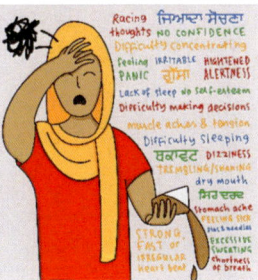

But it may not always be clear what you're feeling anxious about. Not knowing what triggers your anxiety can intensify it, and you may start to worry that there's no solution.

Generalised Anxiety Disorder (GAD)

GAD is a long-term condition that causes you to feel anxious about a wide range of situations and issues, rather than one specific event.

GAD can affect you both physically and mentally.

Symptoms

Symptoms vary from person to person. Some people have only one or two symptoms, while others have many more.[10]

You should see a GP/Medical Profession if anxiety is affecting your daily life or is causing you distress.

Psychological Symptoms of GAD

GAD can cause a change in your behaviour and the way you think and feel about things, resulting in symptoms such as:

- Racing thoughts
- Uncontrollable overthinking

- Difficulties concentrating

- Feelings of dread, panic or 'impending doom'

- Feeling irritable

- Heightened alertness

- Problems with sleep

- Changes in appetite

- Anger

- Lack of self-esteem

- Lack of confidence

- Difficulty making decisions.[11]

Your symptoms may cause you to withdraw from social contact (seeing your family and friends) to avoid feelings of worry and dread.

You may also find going to work difficult and stressful and may take time off sick. These actions can make you worry even more about yourself and increase your lack of self-esteem.

Physical Symptoms for GAD

GAD can also have several physical symptoms, including:

- Dizziness

- Tiredness

- A noticeably strong, fast or irregular heartbeat (palpitations)

- Muscle aches and tension

- Trembling or shaking

- Dry mouth

- Excessive sweating

- Shortness of breath

- Stomach-ache

- Feeling sick

- Headache

- Pins and needles

- Difficulty falling or staying asleep (insomnia).[12]

GAD Diagnosis

Generalised anxiety disorder (GAD) can be difficult to diagnose. In some cases, it can also be difficult to distinguish from other mental health conditions, such as depression.

You may have GAD if:

- Your worrying significantly affects your daily life, including your job and social life

- Your worries are extremely stressful and upsetting

- You worry about all sorts of things and tend to think the worst

- Your worrying is uncontrollable

- You have felt worried nearly every day for at least six months.

It's important that your GP understands your symptoms and circumstances so the correct diagnosis can be made.

You're most likely to be diagnosed with GAD if you have had symptoms for six months or more. Finding it difficult to manage your feelings of anxiety is also an indication that you may have the condition.

To help with the diagnosis, your GP may carry out a physical examination or blood tests to rule out other conditions that may be causing your symptoms, such as:

- Anaemia (a deficiency in iron or vitamin B12 and folate)
- An overactive thyroid gland (hyperthyroidism)

Phobias

A phobia is a type of anxiety disorder.[13] It is an extreme form of fear or anxiety triggered by a particular situation (such as going outside) or object (such as spiders), even when there is no danger.

For example, you may know that it is safe to be out on a balcony in a high-rise block but feel terrified to go out on it or even enjoy the view from behind the windows inside the building. Likewise, you may know that a spider isn't poisonous or that it won't bite you, but this still doesn't reduce your anxiety.

Someone with a phobia may even feel this extreme anxiety just by thinking or talking about the situation or object.

Social Anxiety Disorder

Social anxiety disorder, also called social phobia, is a long-lasting and overwhelming fear of social situations.[14]

It's a common problem that usually starts during the teenage years. For some people, it gets better as they get older, although, for many, it does not go away on its own. It can be very distressing and have a big impact on your life, but there are ways to help you deal with it.

Assessment of Social Anxiety Disorder is slightly different from the assessment of other anxiety disorders. It includes consideration of fear, avoidance, distress and functional impairment.[15] It takes into account comorbid disorders, including avoidant personality disorder, alcohol and substance misuse, mood disorders, other anxiety disorders, psychosis and autism. A detailed description of the person's current social anxiety and associated problems and circumstances is obtained, including:

- Fear of and avoiding social situations
- What they are afraid might happen in social situations (for example, looking anxious, blushing, sweating, trembling or appearing boring)
- Anxiety symptoms
- View of self
- Content of self-image
- Safety-seeking behaviours
- The focus of attention in social situations
- Anticipatory and post-event processing
- Occupational, educational, financial and social circumstances
- Family circumstances and support (for children and young people)
- Friendships and peer groups (for children and young people)
- Medication, alcohol and recreational drug use.

Treatments Available

There are various evidence-based treatments that have been found to help with anxiety problems and panic disorder, such as:

- GP and Medical treatments
- Self-help
- Talking treatments.

There is a GAD Anxiety Test Questionnaire, which is available to the public, fill out the questions and take the score to the GP, especially if seeing the GP is difficult or taking a long time.[16]

GP and Medical Treatments

Your doctor might offer to prescribe you medication to help manage some symptoms. Some people find it helpful to try talking treatments and medication at the same time, but medication shouldn't be the only thing you're offered.

- Selective Serotonin Reuptake Inhibitors (SSRIs) are a type of antidepressant used to treat anxiety disorders. Sertraline is the most common SSRI suggested for anxiety, but there are other SSRIs available.

- Benzodiazepines should only be prescribed by Doctor's if your anxiety is extreme or if you are in crisis. This is because they are addictive, and they may become less effective over time.

- Beta-blockers can help with the physical signs of anxiety. They can help to lower a fast heartbeat, shaking or blushing.

Self-Help

Sources of self-help could be delivered through:

- Workbooks and Mood diaries
- A computer-based CBT programme
- Online resources
- Breathing techniques
- Engaging with charities and third sector services
- Using apps to guide meditation
- Exercise
- Creating and sticking to daily routines.

Talking Therapies

There are three types of talking treatment recommended for anxiety and panic:

- Cognitive behavioural therapy (CBT) – this focuses on how your thoughts, beliefs and attitudes affect your feelings and behaviour and teach you coping skills for dealing with different problems.
- Applied Relaxation Therapy (ART) – this involves learning how to relax your muscles in situations where you normally experience anxiety. The technique needs to be taught by a trained therapist.
- Exposure and Response Prevention Therapy (ERP) – this is effective for a range of anxiety disorders, particularly Obsessive-Compulsive Disorder (OCD). Your therapist will encourage you to experience your obsessive thoughts and help you to manage them differently. They will build up the difficulty of each task.

Additional Support

Anxiety UK
www.anxietyuk.org.uk

MIND
www.mind.org.uk

NHS
www.nhs.uk

Some of these services have their telephone support lines and additional signposting.

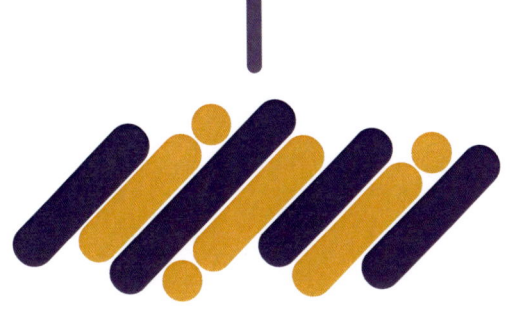

ਵਿਆਕੁਲਤਾ ਕੀ ਹੁੰਦੀ ਹੈ?

What is Anxiety?

ਵਿਆਕੁਲਤਾ[1] ਬੇਚੈਨੀ ਦੀ ਭਾਵਨਾ ਹੈ[9], ਜਿਵੇਂ ਕਿ ਚਿੰਤਾ ਜਾਂ ਡਰ, ਜੋ ਕਿ ਵਿਅਕਤੀ ਅਤੇ ਉਹਨਾਂ ਦੀਆਂ ਸਥਿਤੀਆਂ ਦੇ ਅਧਾਰ 'ਤੇ ਨਰਮ, ਦਰਮਿਆਨੀ ਜਾਂ ਗੰਭੀਰ ਵਜੋਂ ਮਹਿਸੂਸ ਕੀਤੀ ਜਾ ਸਕਦੀ ਹੈ।[9]

ਹਰ ਕੋਈ ਆਪਣੀ ਜ਼ਿੰਦਗੀ ਦੇ ਕਿਸੇ ਨਾ ਕਿਸੇ ਸਮੇਂ ਵਿਆਕੁਲਤਾ ਦਾ ਅਨੁਭਵ ਕਰ ਸਕਦਾ ਹੈ। ਉਦਾਹਰਨ ਲਈ, ਤੁਸੀਂ ਕਿਸੇ ਇਮਤਿਹਾਨ ਵਿੱਚ ਬੈਠਣ ਜਾਂ ਡਾਕਟਰੀ ਜਾਂਚ ਜਾਂ ਨੌਕਰੀ ਦੀ ਇੰਟਰਵਿਊ ਦੇਣ ਬਾਰੇ ਚਿੰਤਤ ਅਤੇ ਵਿਆਕੁਲ ਮਹਿਸੂਸ ਕਰ ਸਕਦੇ ਹੋ। ਸਮੇਂ ਦੀਆਂ ਇਹਨਾਂ ਮਿਆਦਾਂ ਦੌਰਾਨ, ਵਿਆਕੁਲ ਮਹਿਸੂਸ ਕਰਨਾ ਬਿਲਕੁਲ ਆਮ ਹੋ ਸਕਦਾ ਹੈ।

ਕੁਝ ਲੋਕਾਂ ਲਈ ਆਪਣੀਆਂ ਚਿੰਤਾਵਾਂ ਨੂੰ ਕਾਬੂ ਕਰਨਾ ਮੁਸ਼ਕਲ ਹੁੰਦਾ ਹੈ।

ਉਹਨਾਂ ਦੀਆਂ ਵਿਆਕੁਲਤਾ ਦੀਆਂ ਭਾਵਨਾਵਾਂ ਵਧੇਰੇ ਨਿਰੰਤਰ ਹੁੰਦੀਆਂ ਹਨ ਅਤੇ ਅਕਸਰ ਉਹਨਾਂ ਦੇ ਰੋਜ਼ਾਨਾ ਜੀਵਨ ਨੂੰ ਪ੍ਰਭਾਵਿਤ ਕਰ ਸਕਦੀਆਂ ਹਨ।

ਵਿਆਕੁਲਤਾ ਕਈ ਸਮੱਸਿਆਵਾਂ ਦਾ ਮੁੱਖ ਲੱਛਣ ਹੈ, ਜਿਨ੍ਹਾਂ ਵਿੱਚ ਸ਼ਾਮਲ ਹਨ:

- ਦਹਿਸ਼ਤ ਦਾ ਵਿਕਾਰ
- ਖ਼ੌਫ਼, ਜਿਵੇਂ ਕਿ ਐਗੋਰਾਫੋਬੀਆ (ਖੁੱਲ੍ਹੇ ਸਥਾਨਾਂ ਦਾ ਡਰ) ਜਾਂ ਕਲਾਸਟਰੋਫੋਬੀਆ (ਤੰਗ ਥਾਂਵਾਂ ਤੋਂ ਡਰ)

- ਸਦਮੇ ਦੇ ਬਾਅਦ ਦੇ ਤਣਾਉ ਦਾ ਵਿਕਾਰ (PTSD)
- ਸਮਾਜਿਕ ਵਿਆਕੁਲਤਾ ਵਿਕਾਰ (ਸਮਾਜਿਕ ਖ਼ੌਫ਼)

ਟ੍ਰਿਗਰ

Triggers

ਜੇ ਤੁਸੀਂ ਕਿਸੇ ਖਾਸ ਖ਼ੌਫ਼ ਕਾਰਨ ਜਾਂ ਭੈਭੀਤ ਹੋਣ ਸਬੰਧੀ ਵਿਕਾਰ ਦੇ ਕਾਰਨ ਵਿਆਕੁਲ ਹੋ, ਤਾਂ ਤੁਸੀਂ ਆਮ ਤੌਰ 'ਤੇ ਜਾਣਦੇ ਹੋਵੋਗੇ ਕਿ ਇਸਦਾ ਕਾਰਨ ਕੀ ਹੈ।[10]

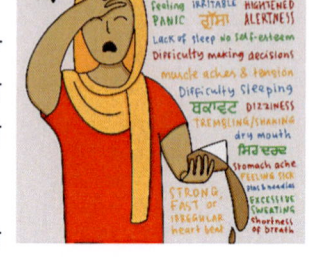

ਉਦਾਹਰਨ ਲਈ, ਜੇ ਤੁਹਾਨੂੰ ਕਲਾਸਟਰੋਫੋਬੀਆ (ਤੰਗ ਥਾਂਵਾਂ ਤੋਂ ਡਰ) ਹੈ, ਤਾਂ ਤੁਸੀਂ ਜਾਣਦੇ ਹੋ ਕਿ ਛੋਟੀ ਜਿਹੀ ਜਗ੍ਹਾ ਵਿੱਚ ਸੀਮਿਤ ਰਹਿਣਾ ਤੁਹਾਡੀ ਵਿਆਕੁਲਤਾ ਨੂੰ ਸ਼ੁਰੂ ਕਰੇਗਾ।

ਪਰ ਹੋ ਸਕਦਾ ਹੈ ਇਹ ਹਮੇਸ਼ਾਂ ਸਪੱਸ਼ਟ ਨਾ ਹੋਵੇ ਕਿ ਤੁਸੀਂ ਕਿਸ ਬਾਰੇ ਵਿਆਕੁਲ ਹੋ। ਇਹ ਨਾ ਜਾਣਨਾ ਕਿ ਕਿਹੜੀ ਚੀਜ਼ ਤੁਹਾਡੀ ਵਿਆਕੁਲਤਾ ਨੂੰ ਸ਼ੁਰੂ ਕਰਦੀ ਹੈ, ਇਸ ਨੂੰ ਵਧਾ ਸਕਦੀ ਹੈ ਅਤੇ ਤੁਸੀਂ ਇਸ ਬਾਰੇ ਚਿੰਤਾ ਕਰਨੀ ਸ਼ੁਰੂ ਕਰ ਸਕਦੇ ਹੋ ਕਿ ਇਸ ਦਾ ਕੋਈ ਹੱਲ ਨਹੀਂ ਹੈ।

ਸਧਾਰਨ ਵਿਆਕੁਲਤਾ ਵਿਕਾਰ (GAD)

Generalised Anxiety Disorder (GAD)

GAD ਇੱਕ ਲੰਬੇ ਸਮੇਂ ਦੀ ਸਿਹਤ ਸਬੰਧੀ ਸਮੱਸਿਆ ਹੈ ਜੋ ਤੁਹਾਨੂੰ ਇੱਕ ਖਾਸ ਘਟਨਾ ਦੀ ਬਜਾਏ ਕਈ ਸਥਿਤੀਆਂ ਅਤੇ ਮੁੱਦਿਆਂ ਬਾਰੇ ਵਿਆਕੁਲਤਾ ਮਹਿਸੂਸ ਕਰਾਉਂਦੀ ਹੈ।

GAD ਤੁਹਾਨੂੰ ਸਰੀਰਕ ਅਤੇ ਮਾਨਸਿਕ ਤੌਰ 'ਤੇ ਪ੍ਰਭਾਵਿਤ ਕਰ ਸਕਦੀ ਹੈ।

ਲੱਛਣ

Symptoms

ਲੱਛਣ[2] ਇੱਕ ਤੋਂ ਦੂਜੇ ਵਿਅਕਤੀ ਲਈ ਵੱਖ-ਵੱਖ ਹੁੰਦੇ ਹਨ। ਕੁਝ ਲੋਕਾਂ ਵਿੱਚ ਸਿਰਫ ਇੱਕ ਜਾਂ ਦੋ ਲੱਛਣ ਹੁੰਦੇ ਹਨ, ਜਦ ਕਿ ਦੂਜਿਆਂ ਵਿੱਚ ਬਹੁਤ ਸਾਰੇ ਹੁੰਦੇ ਹਨ।

ਜੇ ਵਿਆਕੁਲਤਾ ਤੁਹਾਡੇ ਰੋਜ਼ਾਨਾ ਜੀਵਨ ਨੂੰ ਪ੍ਰਭਾਵਿਤ ਕਰ ਰਹੀ ਹੈ ਜਾਂ ਤੁਹਾਡੇ ਲਈ ਪਰੇਸ਼ਾਨੀ ਦਾ ਕਾਰਨ ਬਣ ਰਹੀ ਹੈ ਤਾਂ ਤੁਹਾਨੂੰ ਜੀਪੀ/ਮੈਡੀਕਲ ਪੇਸ਼ੇਵਰ ਨੂੰ ਮਿਲਣਾ ਚਾਹੀਦਾ ਹੈ।

GAD ਦੇ ਮਨੋਵਿਗਿਆਨਕ ਲੱਛਣ

Psychological Symptoms of GAD

GAD ਤੁਹਾਡੇ ਵਿਵਹਾਰ ਅਤੇ ਚੀਜ਼ਾਂ ਬਾਰੇ ਸੋਚਣ ਅਤੇ ਮਹਿਸੂਸ ਕਰਨ ਦੇ ਤਰੀਕੇ ਬਦਲ ਸਕਦੀ ਹੈ, ਜਿਸ ਦੇ ਨਤੀਜੇ ਵਜੋਂ ਹੇਠਾਂ ਦਿੱਤੇ ਵਰਗੇ ਲੱਛਣ ਪੈਦਾ ਹੁੰਦੇ ਹਨ:

- ਦੌੜਦੇ ਹੋਏ ਵਿਚਾਰ
- ਸੋਚ 'ਤੇ ਕਾਬੂ ਨਾ ਰਹਿਣਾ
- ਧਿਆਨ ਇਕਾਗਰ ਕਰਨ ਵਿੱਚ ਮੁਸ਼ਕਿਲ
- ਡਰ, ਦਹਿਸ਼ਤ ਜਾਂ 'ਆਉਣ ਵਾਲੀ ਕਿਆਮਤ' ਦੀਆਂ ਭਾਵਨਾਵਾਂ
- ਚਿੜਚਿੜਾ ਮਹਿਸੂਸ ਕਰਨਾ
- ਵਧੇਰੇ ਜਾਗਰੂਕਤਾ
- ਨੀਂਦ ਸੰਬੰਧੀ ਸਮੱਸਿਆਵਾਂ
- ਭੁੱਖ ਵਿੱਚ ਤਬਦੀਲੀ
- ਗੁੱਸਾ
- ਸਵੈ-ਮਾਣ ਦੀ ਘਾਟ
- ਆਤਮ-ਵਿਸ਼ਵਾਸ ਦੀ ਘਾਟ
- ਫੈਸਲੇ ਲੈਣ ਵਿੱਚ ਮੁਸ਼ਕਲ[11]

ਤੁਹਾਡੇ ਲੱਛਣ ਚਿੰਤਾ ਅਤੇ ਡਰ ਦੀਆਂ ਭਾਵਨਾਵਾਂ ਤੋਂ ਬਚਣ ਲਈ ਤੁਹਾਨੂੰ ਸਮਾਜਕ ਸੰਪਰਕ (ਆਪਣੇ ਪਰਿਵਾਰ ਅਤੇ ਦੋਸਤਾਂ ਨੂੰ ਮਿਲਣਾ) ਤੋਂ ਪਿੱਛੇ ਹਟਣ ਦਾ ਕਾਰਨ ਬਣ ਸਕਦੇ ਹਨ।

ਤੁਹਾਨੂੰ ਕੰਮ 'ਤੇ ਜਾਣਾ ਮੁਸ਼ਕਲ ਅਤੇ ਤਣਾਉ ਭਰਪੂਰ ਲੱਗ ਸਕਦਾ ਹੈ ਅਤੇ ਬਿਮਾਰੀ ਦੀ ਛੁੱਟੀ ਲੈਣੀ ਪੈ ਸਕਦੀ ਹੈ। ਇਹ ਕਾਰਜ ਤੁਹਾਨੂੰ ਆਪਣੇ ਬਾਰੇ ਹੋਰ ਵੀ ਚਿੰਤਾ ਕਰਨ ਅਤੇ ਤੁਹਾਡੀ ਸਵੈ-ਮਾਣ ਦੀ ਕਮੀ ਨੂੰ ਵਧਾ ਸਕਦੇ ਹਨ।

GAD ਲਈ ਸਰੀਰਕ ਲੱਛਣ
Physical Symptoms of GAD

GAD ਦੇ ਕਈ ਸਰੀਰਕ ਲੱਛਣ ਵੀ ਹੋ ਸਕਦੇ[12] ਹਨ, ਜਿਨ੍ਹਾਂ ਵਿੱਚ ਸ਼ਾਮਲ ਹਨ:

- ਚੱਕਰ ਆਉਣੇ
- ਥਕਾਵਟ
- ਦਿਲ ਦੀ ਧਿਆਨ ਦੇਣ ਯੋਗ ਮਜ਼ਬੂਤ, ਤੇਜ਼ ਜਾਂ ਅਨਿਯਮਿਤ ਧੜਕਣ (ਧੱਕ-ਧੱਕ)
- ਮਾਸਪੇਸ਼ੀ ਵਿੱਚ ਦਰਦ ਅਤੇ ਤਣਾਉ
- ਕੰਬਣਾ ਜਾਂ ਥਰਥਰਾਉਣਾ
- ਖੁਸ਼ਕ ਮੂੰਹ
- ਬਹੁਤ ਜ਼ਿਆਦਾ ਪਸੀਨਾ ਆਉਣਾ
- ਸਾਹ ਚੜ੍ਹਨਾ
- ਪੇਟ ਦਰਦ
- ਬਿਮਾਰ ਮਹਿਸੂਸ ਕਰਨਾ
- ਸਿਰਦਰਦ
- ਪਿੰਨਾਂ ਅਤੇ ਸੂਈਆਂ
- ਸੌਣ ਜਾਂ ਸੁੱਤੇ ਰਹਿਣ ਵਿੱਚ ਮੁਸ਼ਕਲ[12]

GAD ਨਿਦਾਨ

GAD Diagnosis

ਸਧਾਰਨ ਵਿਆਕੁਲਤਾ ਵਿਕਾਰ (GAD) ਦਾ ਨਿਦਾਨ ਕਰਨਾ ਮੁਸ਼ਕਲ ਹੋ ਸਕਦਾ ਹੈ। ਕੁਝ ਮਾਮਲਿਆਂ ਵਿੱਚ, ਮਾਨਸਿਕ ਸਿਹਤ ਦੀਆਂ ਹੋਰ ਸਮੱਸਿਆਵਾਂ, ਜਿਵੇਂ ਕਿ ਉਦਾਸੀਨਤਾ ਨਾਲੋਂ ਫਰਕ ਕਰਨਾ ਵੀ ਮੁਸ਼ਕਲ ਹੋ ਸਕਦਾ ਹੈ।

ਤੁਹਾਨੂੰ GAD ਹੋ ਸਕਦੀ ਹੈ ਜੇ:

- ਤੁਹਾਡੀ ਚਿੰਤਾ, ਤੁਹਾਡੀ ਨੌਕਰੀ ਅਤੇ ਸਮਾਜਕ ਜੀਵਨ ਸਮੇਤ, ਤੁਹਾਡੇ ਰੋਜ਼ਮਰ੍ਹਾ ਦੇ ਜੀਵਨ ਨੂੰ ਮਹੱਤਵਪੂਰਨ ਤੌਰ 'ਤੇ ਪ੍ਰਭਾਵਿਤ ਕਰਦੀ ਹੈ
- ਤੁਹਾਡੀਆਂ ਚਿੰਤਾਵਾਂ ਬਹੁਤ ਤਣਾਉਪੂਰਨ ਅਤੇ ਪਰੇਸ਼ਾਨ ਕਰਨ ਵਾਲੀਆਂ ਹਨ
- ਤੁਸੀਂ ਹਰ ਤਰ੍ਹਾਂ ਦੀਆਂ ਚੀਜ਼ਾਂ ਬਾਰੇ ਚਿੰਤਤ ਹੋ ਅਤੇ ਸਭ ਤੋਂ ਬੁਰਾ ਸੋਚਣ ਲੱਗਦੇ ਹੋ
- ਤੁਹਾਡੀ ਚਿੰਤਾ ਬੇਕਾਬੂ ਹੈ
- ਤੁਸੀਂ ਘੱਟੋ-ਘੱਟ 6 ਮਹੀਨਿਆਂ ਤੋਂ ਲਗਭਗ ਹਰ ਦਿਨ ਚਿੰਤਤ ਮਹਿਸੂਸ ਕੀਤਾ ਹੈ

ਇਹ ਮਹੱਤਵਪੂਰਨ ਹੈ ਕਿ ਤੁਹਾਡਾ ਜੀਪੀ ਤੁਹਾਡੇ ਲੱਛਣਾਂ ਅਤੇ ਹਾਲਾਤ ਨੂੰ ਸਮਝੇ ਤਾਂ ਜੋ ਸਹੀ ਨਿਦਾਨ ਕੀਤਾ ਜਾ ਸਕੇ।

ਜੇ ਤੁਹਾਨੂੰ 6 ਮਹੀਨਿਆਂ ਜਾਂ ਇਸ ਤੋਂ ਵੱਧ ਸਮੇਂ ਲਈ ਲੱਛਣ ਆਉਂਦੇ ਹਨ ਤਾਂ ਤੁਹਾਨੂੰ GAD ਹੋ ਸਕਦੀ ਹੈ।

ਆਪਣੀਆਂ ਵਿਆਕੁਲਤਾ ਦੀਆਂ ਭਾਵਨਾਵਾਂ ਦਾ ਪ੍ਰਬੰਧਨ ਕਰਨਾ ਮੁਸ਼ਕਲ ਹੋਣਾ ਵੀ ਸੰਕੇਤ ਹੈ ਕਿ ਤੁਹਾਨੂੰ ਇਹ ਸਮੱਸਿਆ ਹੋ ਸਕਦੀ ਹੈ।

ਤਸ਼ਖ਼ੀਸ਼ ਵਿੱਚ ਸਹਾਇਤਾ ਲਈ, ਤੁਹਾਡਾ ਜੀਪੀ ਸਰੀਰਕ ਮੁਆਇਨਾ ਜਾਂ ਖ਼ੂਨ ਦੀ ਜਾਂਚ ਕਰ ਸਕਦਾ ਹੈ ਤਾਂ ਜੋ ਦੂਜੀਆਂ ਸਮੱਸਿਆਵਾਂ ਨੂੰ ਬਾਹਰ ਕੀਤਾ ਜਾ ਸਕੇ ਜੋ

ਤੁਹਾਡੇ ਲੱਛਣਾਂ ਦਾ ਕਾਰਨ ਹੋ ਸਕਦੀਆਂ ਹਨ, ਜਿਵੇਂ ਕਿ:

- ਅਨੀਮੀਆ (ਆਇਰਨ ਜਾਂ ਵਿਟਾਮਿਨ B12 ਅਤੇ ਫੋਲੇਟ ਦੀ ਕਮੀ)
- ਅਤਿ-ਸਰਗਰਮ ਥਾਇਰੋਇਡ ਗ੍ਰੰਥੀ (ਹਾਈਪਰਥਾਈਰੋਡਿਜ਼ਮ)

ਖ਼ੌਫ਼

Phobias

ਖ਼ੌਫ਼[5] ਵਿਆਕੁਲਤਾ ਦੇ ਵਿਕਾਰ ਦੀ ਇੱਕ ਕਿਸਮ ਹੁੰਦੀ ਹੈ। ਇਹ ਡਰ ਜਾਂ ਵਿਆਕੁਲਤਾ ਦਾ ਇੱਕ ਅਤਿਅੰਤ ਰੂਪ ਹੈ ਜੋ ਕਿਸੇ ਖ਼ਾਸ ਸਥਿਤੀ (ਜਿਵੇਂ ਕਿ ਬਾਹਰ ਜਾਣਾ) ਜਾਂ ਵਸਤਾਂ (ਜਿਵੇਂ ਕਿ ਮਕੜੀਆਂ) ਦੁਆਰਾ ਪੈਦਾ ਹੁੰਦਾ ਹੈ, ਭਾਵੇਂ ਕੋਈ ਖ਼ਤਰਾ ਨਾ ਹੋਵੇ।[13]

ਉਦਾਹਰਨ ਲਈ, ਤੁਸੀਂ ਪਤਾ ਹੋ ਸਕਦਾ ਹੈ ਕਿ ਉੱਚੀ ਇਮਾਰਤ ਦੀ ਬਾਲਕੋਨੀ ਵਿੱਚ ਬਾਹਰ ਰਹਿਣਾ ਸੁਰੱਖਿਅਤ ਹੈ ਪਰ ਇਸ ‘ਤੇ ਬਾਹਰ ਜਾ ਕੇ ਜਾਂ ਇਮਾਰਤ ਦੇ ਅੰਦਰ ਦੀਆਂ ਖਿੜਕੀਆਂ ਦੇ ਪਿੱਛੇ ਤੋਂ ਨਜ਼ਾਰੇ ਦਾ ਅਨੰਦ ਲੈਣ ਵਿੱਚ ਡਰ ਮਹਿਸੂਸ ਕਰਦੇ ਹੋ। ਇਸੇ ਤਰ੍ਹਾਂ, ਤੁਸੀਂ ਸ਼ਾਇਦ ਜਾਣਦੇ ਹੋਵੋਗੇ ਕਿ ਮਕੜੀ ਜ਼ਹਿਰੀਲੀ ਨਹੀਂ ਹੈ ਜਾਂ ਇਹ ਤੁਹਾਨੂੰ ਕੱਟੇਗੀ ਨਹੀਂ, ਪਰ ਇਹ ਗੱਲ ਫਿਰ ਵੀ ਤੁਹਾਡੀ ਵਿਆਕੁਲਤਾ ਨੂੰ ਘਟਾਉਂਦੀ ਨਹੀਂ ਹੈ।

ਖ਼ੌਫ਼ ਵਾਲਾ ਕੋਈ ਵਿਅਕਤੀ ਸਥਿਤੀ ਜਾਂ ਵਸਤੂ ਬਾਰੇ ਸੋਚਣ ਜਾਂ ਗੱਲਾਂ ਕਰਨ ਦੁਆਰਾ ਵੀ ਇਸ ਗੰਭੀਰ ਵਿਆਕੁਲਤਾ ਨੂੰ ਮਹਿਸੂਸ ਕਰ ਸਕਦਾ ਹੈ।

ਸਮਾਜਿਕ ਵਿਆਕੁਲਤਾ ਦਾ ਵਿਕਾਰ

Social Anxiety Disorder

ਸਮਾਜਿਕ ਵਿਆਕੁਲਤਾ ਦਾ ਵਿਕਾਰ, ਜਿਸ ਨੂੰ ਸਮਾਜਿਕ ਖ਼ੌਫ਼ ਵੀ ਕਿਹਾ ਜਾਂਦਾ ਹੈ, ਸਮਾਜਕ ਸਥਿਤੀਆਂ ਦਾ ਇੱਕ ਚਿਰ ਸਥਾਈ ਅਤੇ ਬਹੁਤ ਜ਼ਿਆਦਾ ਡਰ ਹੈ।[14]

ਇਹ ਇੱਕ ਆਮ ਸਮੱਸਿਆ ਹੈ ਜੋ ਆਮ ਤੌਰ ‘ਤੇ ਕਿਸ਼ੋਰ ਅਵਸਥਾ ਦੇ ਸਾਲਾਂ ਵਿੱਚ ਸ਼ੁਰੂ ਹੁੰਦੀ ਹੈ। ਕੁਝ ਲੋਕਾਂ ਲਈ ਇਹ ਬੁੱਢੇ ਹੋਣ ‘ਤੇ ਬਿਹਤਰ ਹੁੰਦੀ ਜਾਂਦੀ ਹੈ, ਹਾਲਾਂਕਿ ਬਹੁਤ ਸਾਰੇ ਲੋਕਾਂ ਲਈ, ਇਹ ਆਪਣੇ-ਆਪ ਨਹੀਂ ਜਾਂਦੀ। ਇਹ ਬਹੁਤ ਪਰੇਸ਼ਾਨ ਕਰਨ ਵਾਲੀ ਹੋ ਸਕਦੀ ਹੈ ਅਤੇ ਤੁਹਾਡੀ ਜ਼ਿੰਦਗੀ ਉੱਤੇ ਇਸਦਾ ਵੱਡਾ ਪ੍ਰਭਾਵ ਪੈ

ਸਕਦਾ ਹੈ, ਪਰ ਇਸ ਨਾਲ ਨਜਿੱਠਣ ਵਿੱਚ ਤੁਹਾਡੀ ਮਦਦ ਕਰਨ ਦੇ ਤਰੀਕੇ ਹਨ।[15]

ਸਮਾਜਿਕ ਵਿਆਕੁਲਤਾ ਦੇ ਵਿਕਾਰ ਦਾ ਮੁਲਾਂਕਣ[7] ਵਿਆਕੁਲਤਾ ਦੇ ਹੋਰ ਵਿਕਾਰਾਂ ਦੇ ਮੁਲਾਂਕਣ ਤੋਂ ਥੋੜ੍ਹਾ ਵੱਖਰਾ ਹੈ। ਇਸ ਵਿੱਚ ਡਰ, ਟਾਲ-ਮਟੋਲ, ਪਰੇਸ਼ਾਨੀ ਅਤੇ ਕਾਰਜਾਤਮਕ ਕਮਜ਼ੋਰੀ ਬਾਰੇ ਵਿਚਾਰ ਸ਼ਾਮਲ ਹੈ।

ਇਹ ਗ੍ਰਹਿਣਸ਼ੀਲ ਵਿਕਾਰਾਂ ਨੂੰ ਧਿਆਨ ਵਿੱਚ ਰੱਖਦਾ ਹੈ, ਜਿਸ ਵਿੱਚ ਪਰਹੇਜ਼ ਸਖਸ਼ਿਅਤ ਦਾ ਵਿਕਾਰ, ਸ਼ਰਾਬ ਅਤੇ ਪਦਾਰਥਾਂ ਦੀ ਦੁਰਵਰਤੋਂ, ਮਿਜ਼ਾਜ ਸੰਬੰਧੀ ਵਿਕਾਰ, ਵਿਆਕੁਲਤਾ ਦੇ ਹੋਰ ਵਿਕਾਰ, ਮਨੋਰੋਗ ਅਤੇ ਆਟਿਜ਼ਮ ਸ਼ਾਮਲ ਹਨ।

ਵਿਅਕਤੀ ਦੀ ਵਰਤਮਾਨ ਸਮਾਜਿਕ ਵਿਆਕੁਲਤਾ ਅਤੇ ਸੰਬੰਧਿਤ ਸਮੱਸਿਆਵਾਂ ਅਤੇ ਹਾਲਾਤ ਦਾ ਵਿਸਤਾਰਪੂਰਨ ਵੇਰਵਾ ਪ੍ਰਾਪਤ ਕੀਤਾ ਜਾਂਦਾ ਹੈ, ਜਿਸ ਵਿੱਚ ਸ਼ਾਮਲ ਹੈ:

- ਸਮਾਜਕ ਸਥਿਤੀਆਂ ਜਿਨ੍ਹਾਂ ਤੋਂ ਡਰਿਆ ਅਤੇ ਬਚਿਆ ਜਾਂਦਾ ਹੈ
- ਉਹ ਜਿਸ ਚੀਜ਼ ਤੋਂ ਡਰਦੇ ਹਨ ਉਹ ਸ਼ਾਇਦ ਸਮਾਜਿਕ ਸਥਿਤੀਆਂ ਵਿੱਚ ਹੋ ਸਕਦੀ ਹੈ (ਉਦਾਹਰਨ ਲਈ, ਵਿਆਕੁਲ ਨਜ਼ਰ ਆਉਣਾ, ਸ਼ਰਮਾਉਣਾ, ਪਸੀਨਾ ਆਉਣਾ, ਕੰਬਣਾ ਜਾਂ ਬੋਰਿੰਗ ਦਿਖਾਈ ਦੇਣਾ)
- ਵਿਆਕੁਲਤਾ ਦੇ ਲੱਛਣ
- ਆਪਣੇ-ਆਪ ਦਾ ਦ੍ਰਿਸ਼
- ਸਵੈ-ਚਿੱਤਰ ਤੋਂ ਸੰਤੁਸ਼ਟੀ
- ਸੁਰੱਖਿਆ-ਭਾਲਣ ਵਾਲੇ ਵਿਵਹਾਰ
- ਸਮਾਜਿਕ ਸਥਿਤੀਆਂ ਵਿੱਚ ਧਿਆਨ ਦਾ ਕੇਂਦਰ
- ਉਮੀਦ ਕੀਤੀ ਅਤੇ ਘਟਨਾ ਤੋਂ ਬਾਅਦ ਦੀ ਪ੍ਰਕਿਰਿਆ
- ਕਿੱਤਾਮੁਖੀ, ਵਿਦਿਅਕ, ਵਿੱਤੀ ਅਤੇ ਸਮਾਜਕ ਹਾਲਾਤ
- ਪਰਿਵਾਰਕ ਹਾਲਾਤ ਅਤੇ ਸਹਾਇਤਾ (ਬੱਚਿਆਂ ਅਤੇ ਨੌਜਵਾਨਾਂ ਲਈ)
- ਦੋਸਤੀ ਅਤੇ ਸਾਥੀ ਸਮੂਹ (ਬੱਚਿਆਂ ਅਤੇ ਨੌਜਵਾਨਾਂ ਲਈ)
- ਦਵਾਈ, ਸ਼ਰਾਬ ਅਤੇ ਮਨੋਰੰਜਨ ਵਾਲੀਆਂ ਦਵਾਈਆਂ ਦੀ ਵਰਤੋਂ।

ਉਪਲਬਧ ਉਪਚਾਰ

Treatments Available

ਬਹੁਤ ਸਾਰੇ ਸਬੂਤ-ਅਧਾਰਤ ਉਪਚਾਰ ਹਨ[8] ਜੋ ਵਿਆਕੁਲਤਾ ਦੀਆਂ ਸਮੱਸਿਆਵਾਂ ਅਤੇ ਦਹਿਸ਼ਤ ਵਿਕਾਰ ਵਿੱਚ ਸਹਾਇਤਾ ਕਰਦੇ ਦੇਖੇ ਗਏ ਹਨ, ਜਿਵੇਂ ਕਿ:

- ਜੀਪੀ ਅਤੇ ਡਾਕਟਰੀ ਉਪਚਾਰ
- ਸਵੈ-ਮਦਦ
- ਗੱਲਬਾਤ ਨਾਲ ਉਪਚਾਰ

ਇੱਕ GAD ਵਿਆਕੁਲਤਾ ਜਾਂਚ ਪ੍ਰਸ਼ਨਾਵਲੀ ਹੈ, ਜੋ ਕਿ ਜਨਤਾ ਲਈ ਉਪਲਬਧ ਹੈ, ਪ੍ਰਸ਼ਨਾਂ ਨੂੰ ਭਰੋ ਅਤੇ ਸਕੋਰ ਨੂੰ ਜੀਪੀ ਕੋਲ ਲੈ ਜਾਓ, ਖ਼ਾਸ ਕਰਕੇ ਜੇ ਜੀਪੀ ਨੂੰ ਮਿਲਣਾ ਮੁਸ਼ਕਲ ਹੈ ਜਾਂ ਲੰਮਾ ਸਮਾਂ ਲੱਗ ਰਿਹਾ ਹੈ।[16]

ਜੀਪੀ ਅਤੇ ਡਾਕਟਰੀ ਉਪਚਾਰ

GP and Medical Treatments

ਤੁਹਾਡਾ ਡਾਕਟਰ ਸ਼ਾਇਦ ਕੁਝ ਲੱਛਣਾਂ ਦੇ ਪ੍ਰਬੰਧਨ ਲਈ ਤੁਹਾਨੂੰ ਦਵਾਈ ਤਜਵੀਜ਼ ਕਰਨ ਦੀ ਪੇਸ਼ਕਸ਼ ਕਰੇ।

ਕੁਝ ਲੋਕਾਂ ਨੂੰ ਇਕੋ ਸਮੇਂ ਗੱਲਬਾਤ ਵਾਲੇ ਉਪਚਾਰਾਂ ਅਤੇ ਦਵਾਈ ਨਾਲ ਸਹਾਇਤਾ ਮਿਲਦੀ ਹੈ, ਪਰ ਦਵਾਈ ਤੁਹਾਨੂੰ ਪੇਸ਼ ਕੀਤੀ ਜਾਣ ਵਾਲੀ ਇੱਕੋ-ਇੱਕ ਚੀਜ਼ ਨਹੀਂ ਹੋਣੀ ਚਾਹੀਦੀ।

- ਸਿਲੈਕਟਿਵ ਸੇਰੋਟੋਨੀਨ ਰੀਉਪਟੈਕ ਇਨ੍ਹਿਬੀਟਰਜ਼ (**SSRI**) ਵਿਆਕੁਲਤਾ ਦੇ ਵਿਕਾਰਾਂ ਦੇ ਉਪਚਾਰ ਲਈ ਵਰਤੀਆਂ ਜਾਣ ਵਾਲੀਆਂ ਇੱਕ ਕਿਸਮ ਦੀਆਂ ਉਦਾਸੀਨਤਾ-ਵਿਰੋਧੀ ਦਵਾਈਆਂ ਹਨ। ਸੇਰਟੇਰਾਲਾਈਨ ਵਿਆਕੁਲਤਾ ਲਈ ਸੁਝਾਇਆ ਜਾਣ ਵਾਲਾ ਸਭ ਤੋਂ ਆਮ SSRI ਹੈ, ਪਰ ਹੋਰ SSRI ਵੀ ਉਪਲਬਧ ਹਨ।
- ਜੇ ਤੁਹਾਡੀ ਵਿਆਕੁਲਤਾ ਬਹੁਤ ਜ਼ਿਆਦਾ ਹੈ ਜਾਂ ਜੇ ਤੁਸੀਂ ਕਿਸੇ ਸੰਕਟ ਵਿੱਚ ਹੋ ਤਾਂ ਬੈਂਜੋਡਿਆਜ਼ੇਪਾਈਨ ਸਿਰਫ ਡਾਕਟਰ ਦੁਆਰਾ ਤਜਵੀਜ਼

ਕੀਤੀਆਂ ਜਾਣੀਆਂ ਚਾਹੀਦੀਆਂ ਹਨ। ਇਹ ਇਸ ਲਈ ਹੈ ਕਿਉਂਕਿ ਉਹ ਲੱਤ ਲਗਾਉਣ ਵਾਲੀਆਂ ਦਵਾਈਆਂ ਹਨ, ਅਤੇ ਉਹ ਸਮੇਂ ਦੇ ਨਾਲ ਘੱਟ ਪ੍ਰਭਾਵੀ ਹੋ ਸਕਦੀਆਂ ਹਨ।

- ਬੀਟਾ-ਬਲੌਕਰ ਵਿਆਕੁਲਤਾ ਦੇ ਸਰੀਰਕ ਸੰਕੇਤਾਂ ਵਿੱਚ ਸਹਾਇਤਾ ਕਰ ਸਕਦੇ ਹਨ। ਉਹ ਤੇਜ਼ ਧੜਕਣ, ਕੰਬਣੀ ਜਾਂ ਸ਼ਰਮਾਹਟ ਨੂੰ ਘਟਾਉਣ ਵਿੱਚ ਸਹਾਇਤਾ ਕਰ ਸਕਦੇ ਹਨ।

ਸਵੈ-ਮਦਦ

Self Help

ਸਵੈ-ਮਦਦ ਦੇ ਸਰੋਤ ਹੇਠਾਂ ਦਿੱਤਿਆਂ ਦੁਆਰਾ ਮੁਹੱਈਆ ਕੀਤੇ ਜਾ ਸਕਦੇ ਹਨ:

- ਵਰਕਬੁੱਕ ਅਤੇ ਮਿਜ਼ਾਜ ਬਾਰੇ ਡਾਇਰੀਆਂ
- ਇੱਕ ਕੰਪਿਊਟਰ ਅਧਾਰਤ CBT ਪ੍ਰੋਗਰਾਮ
- ਆਨਲਾਈਨ ਸਰੋਤ
- ਸਾਹ ਲੈਣ ਦੀਆਂ ਤਕਨੀਕਾਂ
- ਚੈਰਿਟੀਆਂ ਅਤੇ ਤੀਸਰੇ ਸੈਕਟਰ ਦੀਆਂ ਸੇਵਾਵਾਂ ਨਾਲ ਜੁੜਨਾ
- ਚਿੰਤਨ ਕਰਨ ਵਿੱਚ ਮਾਰਗ ਦਰਸ਼ਨ ਕਰਨ ਲਈ ਐਪਾਂ ਦੀ ਵਰਤੋਂ ਕਰਨਾ
- ਕਸਰਤ
- ਰੋਜ਼ਮਰ੍ਹਾ ਦੇ ਰੁਟੀਨ ਬਣਾਉਣੇ ਅਤੇ ਉਹਨਾਂ 'ਤੇ ਬਣੇ ਰਹਿਣਾ

ਗੱਲਕਰਨਾ ਥੈਰੇਪੀਆਂ

Talking Therapies

ਵਿਆਕੁਲਤਾ ਅਤੇ ਦਹਿਸ਼ਤ ਲਈ ਤਿੰਨ ਕਿਸਮਾਂ ਦੇ ਗੱਲਬਾਤ ਨਾਲ ਉਪਚਾਰਾਂ ਦੀ ਸਿਫਾਰਸ਼ ਕੀਤੀ ਜਾਂਦੀ ਹੈ:

- ਬੋਧਿਕ ਵਿਹਾਰ ਸਬੰਧੀ ਥੈਰੇਪੀ **(CBT)** – ਇਹ ਇਸ ਗੱਲ 'ਤੇ ਕੇਂਦ੍ਰਿਤ ਹੁੰਦਾ ਹੈ ਕਿ ਤੁਹਾਡੇ ਵਿਚਾਰ, ਵਿਸ਼ਵਾਸ ਅਤੇ ਰਵੱਈਏ ਤੁਹਾਡੀਆਂ ਭਾਵਨਾਵਾਂ ਅਤੇ

ਵਿਵਹਾਰ ਨੂੰ ਕਿਵੇਂ ਪ੍ਰਭਾਵਿਤ ਕਰਦੇ ਹਨ ਅਤੇ ਤੁਹਾਨੂੰ ਵੱਖ-ਵੱਖ ਮੁਸ਼ਕਲਾਂ ਨਾਲ ਨਜਿੱਠਣ ਲਈ ਸਾਹਮਣਾ ਕਰਨ ਦੇ ਹੁਨਰ ਸਿਖਾਉਂਦੇ ਹਨ।

- ਅਪਲਾਈਡ ਰੀਲੈਕਸੇਸ਼ਨ ਥੈਰੇਪੀ (ART) – ਇਸ ਵਿੱਚ ਇਹ ਸਿੱਖਣਾ ਸ਼ਾਮਲ ਹੈ ਕਿ ਉਹਨਾਂ ਸਥਿਤੀਆਂ ਵਿੱਚ ਆਪਣੀਆਂ ਮਾਸਪੇਸ਼ੀਆਂ ਨੂੰ ਕਿਵੇਂ ਆਰਾਮ ਦੇਣਾ ਹੈ ਜਿੱਥੇ ਤੁਸੀਂ ਆਮ ਤੌਰ 'ਤੇ ਵਿਆਕੁਲਤਾ ਦਾ ਸਾਹਮਣਾ ਕਰਦੇ ਹੋ। ਤਕਨੀਕ ਨੂੰ ਇੱਕ ਸਿਖਲਾਈ ਪ੍ਰਾਪਤ ਥੈਰੇਪਿਸਟ ਦੁਆਰਾ ਸਿਖਾਏ ਜਾਣ ਦੀ ਲੋੜ ਹੁੰਦੀ ਹੈ।

- ਐਕਸਪੋਜਰ ਐਂਡ ਰਿਸਪਾਂਸ ਪ੍ਰਿਵੈਨਸ਼ਨ ਥੈਰੇਪੀ (ERP) – ਇਹ ਵਿਆਕੁਲਤਾ ਦੇ ਵਿਕਾਰਾਂ ਦੀ ਇੱਕ ਸ਼੍ਰੇਣੀ ਲਈ ਪ੍ਰਭਾਵਸ਼ਾਲੀ ਹੈ, ਖਾਸ ਕਰਕੇ ਓਬਸੈਸਿਵ ਕੰਪਲਸਿਵ ਡਿਸਆਰਡਰ (OCD)। ਤੁਹਾਡਾ ਥੈਰੇਪਿਸਟ ਤੁਹਾਡੇ ਜਨੂੰਨਵਾਦੀ ਵਿਚਾਰਾਂ ਦਾ ਅਨੁਭਵ ਕਰਨ ਅਤੇ ਉਹਨਾਂ ਨੂੰ ਵੱਖਰੇ ਢੰਗ ਨਾਲ ਪ੍ਰਬੰਧਿਤ ਕਰਨ ਵਿੱਚ ਤੁਹਾਡੀ ਮਦਦ ਕਰੇਗਾ। ਉਹ ਹਰ ਕੰਮ ਦੀ ਮੁਸ਼ਕਲ ਨੂੰ ਵਧਾਉਣਗੇ।

ਵਾਧੂ ਸਹਾਇਤਾ
Additional Support

Anxiety UK
https://www.anxietyuk.org.uk/

MIND
ਵੈੱਬਸਾਈਟ: www.mind.org.uk

NHS
ਵੈੱਬਸਾਈਟ: https://www.nhs.uk

ਇਹਨਾਂ ਵਿੱਚੋਂ ਕੁਝ ਸੇਵਾਵਾਂ ਕੋਲ ਉਹਨਾਂ ਦੀਆਂ ਆਪਣੀਆਂ ਟੈਲੀਫੋਨ ਸਹਾਇਤਾ ਲਾਈਨਾਂ ਹਨ ਅਤੇ ਵਾਧੂ ਸੰਗਠਨਾਂ ਕੋਲ ਭੇਜਣ ਦੀਆਂ ਸਹੂਲਤਾਂ ਵੀ ਹਨ।

References

9. National Health Service, 2018, *Generalised Anxiety Disorder in Adults*, Crown, 16 September 2020, www.nhs.uk/ conditions/generalised-anxiety-disorder

10. Ibid., 9

11. Rethink Mental Illness, 2020, *Anxiety Disorders Factsheet*, Rethink Mental Illness, 20 August 2020 www.rethink.org/ Factsheets/7065/Anxiety-disorders-factsheet

12. Ibid., 9

13. Mind, 2017, *Phobias*, Mind, 16 September 2020 www. mind.org.uk/information-support/types-of-mental-health-problems/phobias

14. National Health Service, 2020, *Social Anxiety (Social Phobia)*, Crown, 16 September 2020 www.nhs.uk/conditions/ social-anxiety

15. National Institute for Health and Care Excellence, 2014, *Anxiety Disorders Quality Standard* QS53, NICE, 20 August 2020 www.nice.org.uk/guidance/qs53/resources/anxiety-disorders

16. Mind, 2017, *Anxiety and Panic Attacks*, Mind, 16 September 2020 www.mind.org.uk/information-support/types-of-mental-health-problems/anxiety-and-panic-attacks/anxiety-treatments

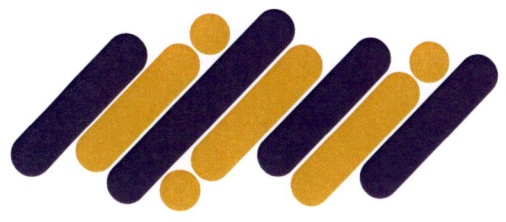

WHAT IS DEPRESSION?

ਉਦਾਸੀਨਤਾ ਕੀ ਹੁੰਦੀ ਹੈ?

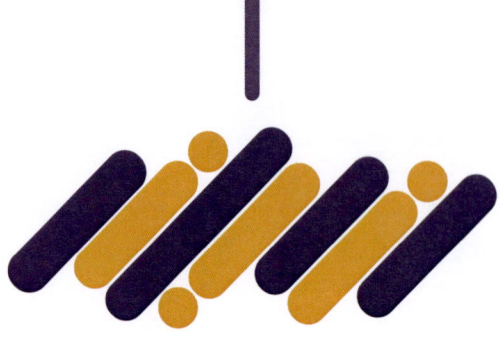

What is Depression?

Depression is a low mood that lasts for a long time and affects your everyday life. In its mildest form, depression can mean just being in low spirits. It doesn't stop you leading your normal life but makes everything harder to do and seem less worthwhile. At its most severe, depression can be life-threatening because it can make you feel suicidal.[17]

Signs of Depression

Signs of depression include:

- Lacking energy or feeling tired
- Feeling exhausted all the time
- Experiencing 'brain fog', finding it hard to think clearly
- Finding it hard to concentrate
- Feeling restless and agitated
- Feeling tearful, wanting to cry all the time

- Not wanting to talk to or be with people
- Not wanting to do things you usually enjoy
- Using alcohol or drugs to cope with feelings
- Finding it hard to cope with everyday things and tasks
- Experiencing burn out.[18]

Psychological Symptoms

The psychological symptoms of depression include:

- Continuous low mood or sadness
- Feeling hopeless and helpless
- Having low self-esteem
- Feeling tearful
- Feeling guilt-ridden
- Feeling irritable and intolerant of others
- Having no motivation or interest in things
- Finding it difficult to make decisions
- Not getting any enjoyment out of life
- Feeling overwhelmed and worried
- Having suicidal thoughts or thoughts of harming yourself.[19]

Physical Symptoms

The physical symptoms of depression include:

- Moving or speaking more slowly than usual
- Changes in appetite or weight (usually decreased, but sometimes increased)

45

- Constipation
- Unexplained aches and pains
- Lack of energy
- Low sex drive
- Changes to your menstrual cycle (changes in your period)
- Disturbed sleep – for example, finding it difficult to fall asleep at night or waking up very early in the morning.

Social Symptoms

The social symptoms of depression include:

- Not doing well at work
- Avoiding contact with friends and taking part in fewer social activities
- Neglecting your hobbies and interests
- Having difficulties in your home and family life.

Causes of Depression

The following are possible causes of depression:

- Childhood experiences
- Life events
- Other mental health problems
- Physical health problems
- Genetic inheritance
- Medication, recreational drugs and alcohol
- Sleep, diet and exercise.[20]

Severities of Depression

Depression can often come on gradually, so it can be difficult to notice something is wrong. Many people try to cope with their symptoms without realising they're unwell. It can sometimes take a friend or family member to suggest something is wrong.

Doctors describe depression by how serious it is as follows:

- Mild depression – has some impact on your daily life
- Moderate depression – has a significant impact on your daily life
- Severe depression – makes it almost impossible to get through daily life; a few people with severe depression may have psychotic symptoms (not knowing the difference from what is real and isn't real).

Grief and Depression

It can be difficult to distinguish between grief and depression. They share many of the same characteristics, but there are important differences between them. Grief is an entirely natural response to a loss, while depression is an illness.

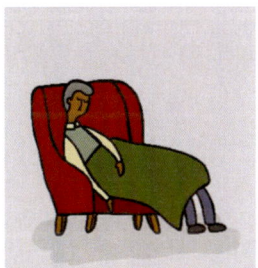

People who are grieving find their feelings of sadness and loss come and go, but they're still able to enjoy things and look forward to the future.

In contrast, people who are depressed constantly feel sad. They do not enjoy anything and find it difficult to be positive about the future.

Facing Grief

Talking and sharing your feelings with someone can help. Don't go through this alone. For some people, relying on family and friends is the best way to cope.

If you don't feel you can talk to them much, perhaps you aren't close, or maybe they're grieving too. You can contact local bereavement services through:

- Your local hospice
- The national Cruse helpline on 0808 808 1677
- Your GP.
- A bereavement counsellor can give you time and space to talk about your feelings, including the person who has died, your relationship, family, work, fears and the future.[21]

Other types of Depression

There are different types of depression and some conditions where depression maybe 1 of the symptoms. These include:

- Postnatal Depression – some women develop depression after they have a baby; this is known as postnatal depression, and it's treated in a similar way to other types of depression, with talking therapies and antidepressant medicines.
- Bipolar Disorder – also known as "manic depression", in bipolar disorder there are spells of both depression and excessively high mood (mania); the depression symptoms are similar to clinical depression, but the bouts of mania can include harmful

48

behaviour, such as gambling, going on spending sprees and having unsafe sex.

- Seasonal Affective Disorder (SAD) – also known as "winter depression", SAD is a type of depression with a seasonal pattern usually related to winter.

- Dysthymia – your doctor, might diagnose you with dysthymia if you have felt low for several years. Still, the symptoms are not severe enough, or the episodes are not long enough for a doctor to diagnose the recurrent depressive disorder.[22]

- Cyclothymia – your doctor might diagnose cyclothymia if you struggle with persistently unstable moods. You might have several periods of depression and periods of mild elation. These periods of depression or elation are not severe enough or long enough to diagnose recurrent depression or bipolar disorder. It is a common illness which affects more than 1 in 10 women within one year of having a baby. You may get symptoms that are like those in other types of depression.[23]

Treatments

Treatments can include:

- Seek support from your GP
- CBT
- Exercise
- Early intervention teams
- Antipsychotics
- Psychological treatments

- Family and Friends Interventions
- Self–Help Groups
- Electroconvulsive therapy (ECT)
- Repetitive transcranial magnetic stimulation.[24]

Electroconvulsive Therapy (ECT)

Seek Guidance from a medical professional regarding Electroconvulsive therapy (ECT).[25] ECT should only be considered a treatment option for depression in extreme circumstances.

According to NICE guidelines, this could be if you're experiencing a long and severe period of depression and either:

- Other treatments have not worked
- The situation is life–threatening.[26]

If you feel like you're in this situation, your doctor should discuss this option with you in a clear and accessible way before you make any decisions.

Repetitive Transcranial

According to NICE guidelines, you might be offered repetitive transcranial magnetic stimulation for severe depression that has not responded to other treatments.

Treatment involves daily sessions of about 30 minutes, lasting for several weeks. The NICE guidelines say that it's safe enough and works well enough to be offered on the NHS. Currently, this treatment is available at a limited number of NHS trusts and some private clinics.[27]

Treatments for people with Seasonal Depression

If you have depression that usually occurs in winter and gets better in the lighter months, your healthcare professional should offer you the same treatments (psychological treatment and/or antidepressants) as for other forms of depression. If you wish to try light therapy instead of the recommended treatments, your healthcare professional should advise you that it is unclear whether light therapy is helpful for people with depression.

Light Therapy – A treatment for seasonal depression involving a device that can create artificial sunlight, such as a lightbox.[28]

Additional Support

Samaritans
Website: www.samaritans.org
Helpline: 116123

Campaign Against Living Miserably (CALM)
Website: thecalmzone.net
Helpline: 0800 58 58 58
Available: (5 pm-midnight daily) Webchat (5 pm-midnight daily)

Cruse Bereavement Care
Website: cruse.org.uk
Helpline: 0808 808 1677
Available: 9:30am - 5pm Monday-Friday

Depression UK
Website: depressionuk.org

Some of these services have their telephone support lines and additional signposting.

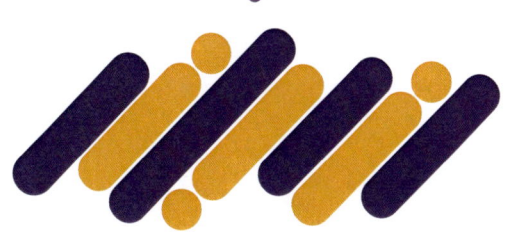

ਉਦਾਸੀਨਤਾ ਕੀ ਹੁੰਦੀ ਹੈ?

What is Depression?

ਉਦਾਸੀਨਤਾ (ਡਿਪਰੈਸ਼ਨ) ਇੱਕ ਉਦਾਸ ਮਿਜ਼ਾਜ ਹੈ ਜੋ ਲੰਬੇ ਸਮੇਂ ਤੱਕ ਰਹਿੰਦਾ ਹੈ ਅਤੇ ਤੁਹਾਡੀ ਰੋਜ਼ਾਨਾ ਜ਼ਿੰਦਗੀ ਨੂੰ ਪ੍ਰਭਾਵਿਤ ਕਰਦਾ ਹੈ। ਇਸ ਦੇ ਸਭ ਤੋਂ ਹਲਕੇ ਰੂਪ ਵਿੱਚ, ਉਦਾਸੀਨਤਾ ਦਾ ਅਰਥ ਸਿਰਫ ਘੱਟ ਹੌਂਸਲੇ ਵਿੱਚ ਹੋਣਾ ਹੋ ਸਕਦਾ ਹੈ। ਇਹ ਤੁਹਾਨੂੰ ਤੁਹਾਡੀ ਆਮ ਜ਼ਿੰਦਗੀ ਜਿਉਣ ਤੋਂ ਨਹੀਂ ਰੋਕਦੀ ਪਰ ਹਰ ਕੰਮ ਨੂੰ ਕਰਨਾ ਮੁਸ਼ਕਲ ਬਣਾਉਂਦੀ ਹੈ ਅਤੇ ਉਹ ਘੱਟ ਮਹੱਤਵਪੂਰਨ ਲੱਗਦਾ ਹੈ। ਇਸ ਦੇ ਸਭ ਤੋਂ ਗੰਭੀਰ ਰੂਪ ਵਿੱਚ, ਉਦਾਸੀਨਤਾ ਜਾਨਲੇਵਾ ਹੋ ਸਕਦੀ ਹੈ ਕਿਉਂਕਿ ਇਹ ਤੁਹਾਨੂੰ ਖੁਦਕੁਸ਼ੀ ਕਰਨ ਵਰਗਾ ਮਹਿਸੂਸ ਕਰਾ ਸਕਦੀ ਹੈ[17]

ਉਦਾਸੀਨਤਾ ਦੇ ਸੰਕੇਤ

Signs of Depression

ਉਦਾਸੀਨਤਾ ਦੇ ਚਿੰਨ੍ਹਾਂ ਵਿੱਚ ਸ਼ਾਮਲ ਹਨ:

- ਹਰ ਸਮੇਂ ਥੱਕਿਆ ਹੋਇਆ ਮਹਿਸੂਸ ਕਰਨਾ

- 'ਦਿਮਾਗ ਦੀ ਧੁੰਦ' ਦਾ ਅਨੁਭਵ ਕਰਨਾ, ਸਾਫ-ਸਾਫ ਸੋਚਣਾ ਮੁਸ਼ਕਲ ਲੱਗਣਾ

- ਧਿਆਨ ਕੇਂਦ੍ਰਿਤ ਕਰਨਾ ਮੁਸ਼ਕਲ ਲੱਗਣਾ

- ਬੇਆਰਾਮ ਅਤੇ ਗੁੱਸੇ ਵਿੱਚ ਮਹਿਸੂਸ ਕਰਨਾ

- ਹੰਝੂ ਆਉਂਦੇ ਮਹਿਸੂਸ ਕਰਨਾ, ਹਰ ਵੇਲੇ ਰੋਣ ਦੀ ਇੱਛਾ ਹੋਣੀ

- ਲੋਕਾਂ ਨਾਲ ਗੱਲ ਕਰਨ ਜਾਂ ਉਹਨਾਂ ਨਾਲ ਹੋਣ ਦੀ ਇੱਛਾ ਨਾ ਹੋਣੀ

- ਉਹ ਚੀਜ਼ਾਂ ਕਰਨ ਦੀ ਇੱਛਾ ਨਾ ਹੋਣੀ ਜਿਨ੍ਹਾਂ ਦਾ ਤੁਸੀਂ ਆਮ ਤੌਰ 'ਤੇ ਅਨੰਦ ਮਾਣਦੇ ਹੋ

- ਭਾਵਨਾਵਾਂ ਨਾਲ ਸਿੱਝਣ ਲਈ ਸ਼ਰਾਬ ਜਾਂ ਨਸ਼ੇ ਦੀ ਵਰਤੋਂ ਕਰਨੀ

- ਹਰ ਰੋਜ਼ ਦੀਆਂ ਚੀਜ਼ਾਂ ਅਤੇ ਕਾਰਜਾਂ ਨਾਲ ਸਿੱਝਣਾ ਮੁਸ਼ਕਲ ਹੋਣਾ

- 'ਬਹੁਤ ਜ਼ਿਆਦਾ ਥੱਕੇ ਹੋਣ' ਦਾ ਅਨੁਭਵ ਕਰਨਾ[18]

ਮਨੋਵਿਗਿਆਨਕ ਲੱਛਣ

Psychological Symptoms

ਉਦਾਸੀਨਤਾ ਦੇ ਮਨੋਵਿਗਿਆਨਕ ਲੱਛਣਾਂ ਵਿੱਚ ਸ਼ਾਮਲ ਹਨ:

- ਨਿਰੰਤਰ ਉਦਾਸ ਮਿਜ਼ਾਜ ਜਾਂ ਉਦਾਸੀ

- ਨਿਰਾਸ਼ ਅਤੇ ਬੇਵੱਸ ਮਹਿਸੂਸ ਕਰਨਾ

- ਘੱਟ ਸਵੈ-ਮਾਣ ਹੋਣਾ

- ਹੰਝੂ ਨਿਕਲਣ ਵਰਗਾ ਮਹਿਸੂਸ ਕਰਨਾ

- ਕਸੂਰਵਾਰ ਮਹਿਸੂਸ ਕਰਨਾ

- ਚਿੜਚਿੜਾਪਨ ਅਤੇ ਦੂਜਿਆਂ ਪ੍ਰਤੀ ਅਸਹਿਣਸ਼ੀਲ ਮਹਿਸੂਸ ਕਰਨਾ

- ਚੀਜ਼ਾਂ ਵਿੱਚ ਕੋਈ ਪ੍ਰੇਰਣਾ ਜਾਂ ਰੁਚੀ ਨਹੀਂ ਹੋਣੀ

- ਫੈਸਲਾ ਲੈਣਾ ਮੁਸ਼ਕਲ ਹੋਣਾ

- ਜ਼ਿੰਦਗੀ ਤੋਂ ਕੋਈ ਅਨੰਦ ਨਹੀਂ ਮਿਲਣਾ

- ਹਾਵੀ ਅਤੇ ਚਿੰਤਤ ਮਹਿਸੂਸ ਕਰਨਾ

- ਆਤਮ-ਹੱਤਿਆ ਵਾਲੇ ਵਿਚਾਰ ਜਾਂ ਖੁਦ ਨੂੰ ਨੁਕਸਾਨ ਪਹੁੰਚਾਉਣ ਦੇ ਵਿਚਾਰ[19]

ਸਰੀਰਕ ਲੱਛਣ

Physical Symptoms

ਉਦਾਸੀਨਤਾ ਦੇ ਸਰੀਰਕ ਲੱਛਣਾਂ ਵਿੱਚ ਸ਼ਾਮਲ ਹਨ:

- ਆਮ ਨਾਲੋਂ ਵਧੇਰੇ ਹੌਲੀ ਚੱਲਣਾ ਜਾਂ ਬੋਲਣਾ
- ਭੁੱਖ ਜਾਂ ਭਾਰ ਵਿੱਚ ਤਬਦੀਲੀ (ਆਮ ਤੌਰ 'ਤੇ ਘੱਟ ਜਾਂਦੀ ਹੈ, ਪਰ ਕਈ ਵਾਰ ਵੱਧ ਜਾਂਦੀ ਹੈ)
- ਕਬਜ਼
- ਬਿਨਾਂ ਕਿਸੇ ਸਪੱਸ਼ਟ ਕਾਰਨ ਦੇ ਦਰਦਾਂ ਅਤੇ ਪੀੜਾਂ
- ਊਰਜਾ ਦੀ ਘਾਟ
- ਸੈਕਸ ਦੀ ਘਟੀ ਹੋਈ ਇੱਛਾ
- ਤੁਹਾਡੇ ਮਾਹਵਾਰੀ ਚੱਕਰ ਵਿੱਚ ਤਬਦੀਲੀਆਂ (ਤੁਹਾਡੀ ਮਾਹਵਾਰੀ ਵਿੱਚ ਤਬਦੀਲੀਆਂ)
- ਪਰੇਸ਼ਾਨ ਨੀਂਦ - ਉਦਾਹਰਨ ਲਈ, ਰਾਤ ਵੇਲੇ ਸੌਣ ਵਿੱਚ ਮੁਸ਼ਕਲ ਮਹਿਸੂਸ ਕਰਨਾ ਜਾਂ ਸਵੇਰੇ ਬਹੁਤ ਜਲਦੀ ਜਾਗਣਾ

ਸਮਾਜਕ ਲੱਛਣ

Social Symptoms

ਉਦਾਸੀਨਤਾ ਦੇ ਸਮਾਜਕ ਲੱਛਣਾਂ ਵਿੱਚ ਸ਼ਾਮਲ ਹਨ:

- ਕੰਮ 'ਤੇ ਚੰਗਾ ਪ੍ਰਦਰਸ਼ਨ ਨਾ ਕਰਨਾ
- ਦੋਸਤਾਂ ਨਾਲ ਸੰਪਰਕ ਤੋਂ ਪਰਹੇਜ਼ ਕਰਨਾ ਅਤੇ ਘੱਟ ਸਮਾਜਿਕ ਗਤੀਵਿਧੀਆਂ ਵਿੱਚ ਹਿੱਸਾ ਲੈਣਾ
- ਆਪਣੇ ਸ਼ੌਕ ਅਤੇ ਰੁਚੀਆਂ ਦੀ ਅਣਦੇਖੀ ਕਰਨਾ
- ਤੁਹਾਡੇ ਘਰ ਅਤੇ ਪਰਿਵਾਰਕ ਜੀਵਨ ਵਿੱਚ ਮੁਸ਼ਕਲਾਂ ਆਉਣੀਆਂ

ਉਦਾਸੀਨਤਾ ਦੇ ਕਾਰਨ

Causes of Depression

ਹੇਠਾਂ ਉਦਾਸੀ ਦੇ ਸੰਭਵ ਕਾਰਨ ਦਿੱਤੇ ਗਏ ਹਨ:

- ਬਚਪਨ ਦੇ ਤਜਰਬੇ
- ਜ਼ਿੰਦਗੀ ਦੀਆਂ ਘਟਨਾਵਾਂ
- ਹੋਰ ਮਾਨਸਿਕ ਸਿਹਤ ਸਮੱਸਿਆਵਾਂ
- ਸਰੀਰਕ ਸਿਹਤ ਸਮੱਸਿਆਵਾਂ
- ਅਨੁਵੰਸ਼ਕ ਵਿਰਾਸਤ
- ਦਵਾਈ, ਮਨੋਰੰਜਨ ਵਾਲੀਆਂ ਦਵਾਈਆਂ ਅਤੇ ਸ਼ਰਾਬ
- ਨੀਂਦ, ਖ਼ੁਰਾਕ ਅਤੇ ਕਸਰਤ[20]

ਉਦਾਸੀਨਤਾ ਦੀ ਗੰਭੀਰਤਾ

Severity of Depression

ਉਦਾਸੀਨਤਾ ਅਕਸਰ ਹੌਲੀ-ਹੌਲੀ ਆ ਸਕਦੀ ਹੈ, ਇਸ ਲਈ ਇਹ ਦੇਖਣਾ ਮੁਸ਼ਕਲ ਹੋ ਸਕਦਾ ਹੈ ਕਿ ਕੁਝ ਗਲਤ ਹੈ। ਬਹੁਤ ਸਾਰੇ ਲੋਕ ਇਹ ਮਹਿਸੂਸ ਕੀਤੇ ਬਗੈਰ ਕਿ ਉਹ ਬੀਮਾਰ ਹਨ, ਆਪਣੇ ਲੱਛਣਾਂ ਨਾਲ ਸਿੱਝਣ ਦੀ ਕੋਸ਼ਿਸ਼ ਕਰਦੇ ਹਨ। ਕਈ ਵਾਰ ਕੋਈ ਦੋਸਤ ਜਾਂ ਪਰਿਵਾਰਕ ਮੈਂਬਰ ਸੁਝਾਅ ਦੇ ਸਕਦਾ ਹੈ ਕਿ ਕੁਝ ਗਲਤ ਹੈ।

ਡਾਕਟਰ ਉਦਾਸੀਨਤਾ ਦਾ ਵਰਣਨ ਇਸ ਤਰ੍ਹਾਂ ਕਰਦੇ ਹਨ ਕਿ ਇਹ ਕਿੰਨੀ ਗੰਭੀਰ ਹੈ:

- ਹਲਕੀ ਉਦਾਸੀਨਤਾ - ਤੁਹਾਡੀ ਰੋਜ਼ਾਨਾ ਦੀ ਜ਼ਿੰਦਗੀ 'ਤੇ ਕੁਝ ਪ੍ਰਭਾਵ ਪਾਉਂਦੀ ਹੈ
- ਦਰਮਿਆਨੀ ਉਦਾਸੀਨਤਾ - ਤੁਹਾਡੀ ਰੋਜ਼ਾਨਾ ਦੀ ਜ਼ਿੰਦਗੀ ਉੱਤੇ ਕਾਫੀ ਜ਼ਿਆਦਾ ਪ੍ਰਭਾਵ ਪਾਉਂਦੀ ਹੈ
- ਗੰਭੀਰ ਉਦਾਸੀਨਤਾ - ਰੋਜ਼ਾਨਾ ਜੀਵਨ ਨੂੰ ਚਲਾਉਣਾ ਲਗਭਗ ਅਸੰਭਵ ਬਣਾ ਦਿੰਦੀ ਹੈ; ਗੰਭੀਰ ਉਦਾਸੀਨਤਾ ਵਾਲੇ ਕੁਝ ਵਿਅਕਤੀਆਂ ਨੂੰ

ਮਨੋਰੋਗ ਦੇ ਲੱਛਣ ਹੋ ਸਕਦੇ ਹਨ (ਵਾਸਤਵਿਕ ਅਤੇ ਅਵਾਸਤਵਿਕ ਦੇ ਵਿਚਕਾਰ ਫਰਕ ਦਾ ਪਤਾ ਨਾ ਹੋਣਾ)

ਸੋਗ ਅਤੇ ਉਦਾਸੀਨਤਾ

Grief and Depression

ਸੋਗ ਅਤੇ ਉਦਾਸੀਨਤਾ ਦੇ ਵਿਚਕਾਰ ਫਰਕ ਕਰਨਾ ਮੁਸ਼ਕਲ ਹੋ ਸਕਦਾ ਹੈ। ਉਹਨਾਂ ਦੀਆਂ ਬਹੁਤ ਸਾਰੀਆਂ ਸਮਾਨ ਵਿਸ਼ੇਸ਼ਤਾਵਾਂ ਹਨ, ਪਰ ਉਹਨਾਂ ਵਿਚਕਾਰ ਮਹੱਤਵਪੂਰਨ ਅੰਤਰ ਹਨ।

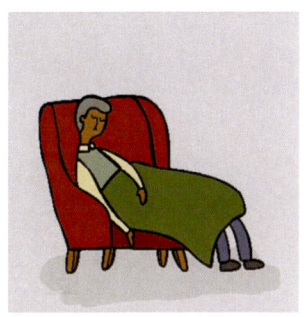

ਸੋਗ ਕਿਸੇ ਨੁਕਸਾਨ 'ਤੇ ਪੂਰੀ ਤਰ੍ਹਾਂ ਕੁਦਰਤੀ ਪ੍ਰਤਿਕਿਰਿਆ ਹੁੰਦੀ ਹੈ, ਜਦ ਕਿ ਉਦਾਸੀ ਇੱਕ ਬਿਮਾਰੀ ਹੈ।

ਜੋ ਲੋਕ ਸੋਗ ਕਰ ਰਹੇ ਹੁੰਦੇ ਹਨ ਉਹਨਾਂ ਲਈ ਉਦਾਸੀ ਅਤੇ ਕਿਸੇ ਦੇ ਚਲੇ ਜਾਣ ਦੀਆਂ ਭਾਵਨਾਵਾਂ ਆਉਂਦੀਆਂ ਜਾਂਦੀਆਂ ਹਨ, ਪਰ ਉਹ ਹਾਲੇ ਵੀ ਚੀਜ਼ਾਂ ਦਾ ਅਨੰਦ ਲੈ ਸਕਦੇ ਹਨ ਅਤੇ ਭਵਿੱਖ ਦੀ ਉਮੀਦ ਕਰ ਸਕਦੇ ਹਨ।

ਇਸਦੇ ਉਲਟ, ਉਦਾਸੀਨਤਾ ਵਾਲੇ ਲੋਕ ਨਿਰੰਤਰ ਉਦਾਸ ਹੁੰਦੇ ਹਨ। ਉਹ ਕਿਸੇ ਵੀ ਚੀਜ਼ ਦਾ ਅਨੰਦ ਨਹੀਂ ਲੈਂਦੇ ਅਤੇ ਭਵਿੱਖ ਬਾਰੇ ਸਕਾਰਾਤਮਕ ਹੋਣਾ ਮੁਸ਼ਕਲ ਮਹਿਸੂਸ ਕਰਦੇ ਹਨ।

ਸੋਗ ਦਾ ਸਾਹਮਣਾ ਕਰਨਾ

Facing Grief

ਕਿਸੇ ਨਾਲ ਆਪਣੀਆਂ ਭਾਵਨਾਵਾਂ ਬਾਰੇ ਗੱਲ ਕਰਨ ਅਤੇ ਉਹਨਾਂ ਨੂੰ ਸਾਂਝਾ ਕਰਨ ਨਾਲ ਮਦਦ ਮਿਲ ਸਕਦੀ ਹੈ। ਇਸ ਸਮੇਂ ਵਿੱਚੋਂ ਇਕੱਲੇ ਨਾ ਲੰਘੋ। ਕੁਝ ਲੋਕਾਂ ਲਈ, ਪਰਿਵਾਰ ਅਤੇ ਦੋਸਤਾਂ 'ਤੇ ਭਰੋਸਾ ਕਰਨਾ ਹੀ ਇਸਦਾ ਸਾਹਮਣਾ ਕਰਨ ਦਾ ਸਭ ਤੋਂ ਵਧੀਆ ਤਰੀਕਾ ਹੁੰਦਾ ਹੈ।

ਜੇ ਤੁਸੀਂ ਮਹਿਸੂਸ ਨਹੀਂ ਕਰਦੇ ਕਿ ਤੁਸੀਂ ਉਹਨਾਂ ਨਾਲ ਵਧੇਰੇ ਗੱਲ ਕਰ ਸਕਦੇ ਹੋ, ਸ਼ਾਇਦ ਤੁਸੀਂ ਨੇੜੇ ਨਹੀਂ ਹੋ ਸਕਦੇ ਜਾਂ ਹੋ ਸਕਦਾ ਹੈ ਕਿ ਉਹ ਵੀ ਸੋਗ ਵਿੱਚ ਹੋਣ। ਤੁਸੀਂ ਸਥਾਨਕ ਸੋਗ ਸੇਵਾ ਦੀਆਂ ਸੇਵਾਵਾਂ ਰਾਹੀਂ ਇਹਨਾਂ ਨਾਲ ਸੰਪਰਕ ਕਰ ਸਕਦੇ ਹੋ:

- ਤੁਹਾਡਾ ਸਥਾਨਕ ਹੌਸਪਿਸ

- ਰਾਸ਼ਟਰੀ ਕਰੂਜ਼ ਹੈਲਪਲਾਈਨ 0808 808 1677

- ਤੁਹਾਡਾ ਜੀਪੀ

- ਸੋਗ ਬਾਰੇ ਸਲਾਹਕਾਰ ਤੁਹਾਨੂੰ ਆਪਣੀਆਂ ਭਾਵਨਾਵਾਂ, ਜਿਸ ਵਿੱਚ ਸ਼ਾਮਲ ਹੈ ਉਹ ਵਿਅਕਤੀ ਜੋ ਮਰ ਗਿਆ ਹੈ, ਤੁਹਾਡਾ ਸੰਬੰਧ, ਪਰਿਵਾਰ, ਕੰਮ, ਡਰ ਅਤੇ ਭਵਿੱਖ, ਬਾਰੇ ਗੱਲ ਕਰਨ ਲਈ ਸਮਾਂ ਅਤੇ ਜਗ੍ਹਾ ਦੇ ਸਕਦਾ ਹੈ।[21]

ਉਦਾਸੀਨਤਾ ਦੀਆਂ ਹੋਰ ਕਿਸਮਾਂ

Other types of Depression

ਉਦਾਸੀਨਤਾ ਦੀਆਂ ਵੱਖ-ਵੱਖ ਕਿਸਮਾਂ ਹੁੰਦੀਆਂ ਹਨ, ਅਤੇ ਕੁਝ ਸਿਹਤ ਸਮੱਸਿਆਵਾਂ ਜਿੱਥੇ ਉਦਾਸੀਨਤਾ ਲੱਛਣਾਂ ਵਿੱਚੋਂ 1 ਹੋ ਸਕਦੀ ਹੈ। ਇਹਨਾਂ ਵਿੱਚ ਸ਼ਾਮਲ ਹਨ:

- ਜਨਮ ਦੇਣ ਤੋਂ ਬਾਅਦ ਦੀ ਉਦਾਸੀਨਤਾ - ਕੁਝ ਔਰਤਾਂ ਵਿੱਚ ਬੱਚੇ ਨੂੰ ਜਨਮ ਦੇਣ ਤੋਂ ਬਾਅਦ ਉਦਾਸੀਨਤਾ ਆ ਜਾਂਦੀ ਹੈ; ਇਸ ਨੂੰ ਜਨਮ ਤੋਂ ਬਾਅਦ ਦੀ ਉਦਾਸੀਨਤਾ ਵਜੋਂ ਜਾਣਿਆ ਜਾਂਦਾ ਹੈ ਅਤੇ ਇਸਦਾ ਇਲਾਜ, ਗੱਲਬਾਤ ਥੈਰੇਪੀਆਂ ਅਤੇ ਉਦਾਸੀਨਤਾ-ਵਿਰੋਧੀ ਦਵਾਈਆਂ ਨਾਲ, ਉਦਾਸੀਨਤਾ ਦੀਆਂ ਦੂਸਰੀਆਂ ਕਿਸਮਾਂ ਦੀ ਤਰ੍ਹਾਂ ਹੀ ਕੀਤਾ ਜਾਂਦਾ ਹੈ।

- ਬਾਈਪੋਲਰ ਡਿਸਆਰਡਰ - "ਪਾਗਲਪਣ ਉਦਾਸੀਨਤਾ" ਵਜੋਂ ਵੀ ਜਾਣਿਆ ਜਾਂਦਾ ਹੈ, ਬਾਈਪੋਲਰ ਡਿਸਆਰਡਰ ਵਿੱਚ ਉਦਾਸੀਨਤਾ ਅਤੇ ਬਹੁਤ ਜ਼ਿਆਦਾ ਚੰਗਾ ਮਿਜ਼ਾਜ (ਸੁਦਾਅ) ਦੋਵਾਂ ਦੇ ਦੌਰ ਹੁੰਦੇ ਹਨ; ਉਦਾਸੀਨਤਾ ਦੇ ਲੱਛਣ ਕਲੀਨਿਕਲ ਉਦਾਸੀਨਤਾ ਵਾਂਗ ਹੀ ਹੁੰਦੇ ਹਨ, ਪਰ ਸੁਦਾਅ ਦੇ ਦੌਰਿਆਂ ਵਿੱਚ ਹਾਨੀਕਾਰਕ ਵਿਵਹਾਰ ਸ਼ਾਮਲ ਹੋ ਸਕਦਾ ਹੈ, ਜਿਵੇਂ ਕਿ ਜੂਆ ਖੇਡਣਾ, ਪੈਸੇ ਖਰਚਣਾ ਅਤੇ ਅਸੁਰੱਖਿਅਤ ਸੈਕਸ ਕਰਨਾ।

- ਮੌਸਮੀ ਪ੍ਰਭਾਵੀ ਵਿਕਾਰ (**SAD**) – ਜਿਸ ਨੂੰ "ਸਰਦੀਆਂ ਦੀ ਉਦਾਸੀਨਤਾ" ਵਜੋਂ ਵੀ ਜਾਣਿਆ ਜਾਂਦਾ ਹੈ, SAD ਮੌਸਮੀ ਪੈਟਰਨ ਵਾਲੀ ਕਿਸਮ ਦੀ ਉਦਾਸੀਨਤਾ ਹੈ ਜੋ ਅਕਸਰ ਸਰਦੀਆਂ ਨਾਲ ਸੰਬੰਧਿਤ ਹੁੰਦੀ ਹੈ।
- ਡੀਸਥੀਮੀਆਜੇ[22] ਤੁਸੀਂ ਕਈ ਸਾਲਾਂ ਤੋਂ ਮਾੜਾ ਮਿਜ਼ਾਜ ਮਹਿਸੂਸ ਕੀਤਾ ਹੈ ਤਾਂ ਤੁਹਾਡਾ ਡਾਕਟਰ ਸ਼ਾਇਦ ਤੁਹਾਨੂੰ ਡੀਸਥੀਮੀਆ ਹੋਣ ਦਾ ਨਿਦਾਨ ਕਰ ਸਕਦਾ ਹੈ, ਪਰ ਲੱਛਣ ਇੰਨੇ ਗੰਭੀਰ ਨਹੀਂ ਹੁੰਦੇ ਹਨ, ਜਾਂ ਘਟਨਾਵਾਂ ਇੰਨੀਆਂ ਲੰਬੀਆਂ ਨਹੀਂ ਹੁੰਦੀਆਂ ਹਨ ਕਿ ਡਾਕਟਰ ਦੁਹਰਾਉਣ ਵਾਲੇ ਉਦਾਸੀਨਤਾ ਵਿਕਾਰ ਦੀ ਪਛਾਣ ਕਰ ਸਕੇ।
- ਸਾਈਕਲੋਥੀਮੀਆ - ਜੇ ਤੁਸੀਂ ਲਗਾਤਾਰ ਅਸਥਿਰ ਮਿਜ਼ਾਜ ਨਾਲ ਸੰਘਰਸ਼ ਕਰਦੇ ਹੋ ਤਾਂ ਤੁਹਾਡਾ ਡਾਕਟਰ ਸ਼ਾਇਦ ਸਾਈਕਲੋਥੀਮੀਆ ਹੋਣ ਦਾ ਨਿਦਾਨ ਕਰ ਸਕਦਾ ਹੈ। ਹੋ ਸਕਦਾ ਹੈ ਕਿ ਤੁਹਾਨੂੰ ਉਦਾਸੀਨਤਾ ਦੇ ਕਈ ਦੌਰ ਅਤੇ ਹਲਕੀ ਖੁਸ਼ੀ ਦੇ ਦੌਰ ਵੀ ਹੋਣ। ਉਦਾਸੀਨਤਾ ਜਾਂ ਖੁਸ਼ੀ ਦੇ ਇਹ ਸਮੇਂ ਇੰਨੇ ਗੰਭੀਰ ਜਾਂ ਇੰਨੇ ਲੰਬੇ ਸਮੇਂ ਲਈ ਨਹੀਂ ਹੁੰਦੇ ਕਿ ਵਾਰ-ਵਾਰ ਹੋਣ ਵਾਲੀ ਉਦਾਸੀਨਤਾ ਜਾਂ ਬਾਈਪੋਲਰ ਡਿਸਆਰਡਰ ਦਾ ਨਿਦਾਨ ਕੀਤਾ ਜਾ ਸਕੇ। ਇਹ ਇਕ ਆਮ ਬਿਮਾਰੀ ਹੈ ਜੋ ਬੱਚੇ ਨੂੰ ਜਨਮ ਦੇ 1 ਸਾਲ ਦੇ ਅੰਦਰ 10 ਵਿੱਚੋਂ 1 ਤੋਂ ਵੱਧ ਔਰਤਾਂ ਨੂੰ ਪ੍ਰਭਾਵਿਤ ਕਰਦੀ ਹੈ। ਤੁਹਾਨੂੰ ਅਜਿਹੇ ਲੱਛਣ ਹੋ ਸਕਦੇ ਹਨ ਜੋ ਉਦਾਸੀਨਤਾ ਦੀਆਂ ਦੂਜੀਆਂ ਕਿਸਮਾਂ ਵਰਗੇ ਹੁੰਦੇ ਹਨ।[23]

ਉਪਚਾਰ

Remedies

ਉਪਚਾਰਾਂ ਵਿੱਚ ਸ਼ਾਮਲ ਹੋ ਸਕਦੇ ਹਨ:

- ਆਪਣੇ ਜੀਪੀ ਤੋਂ ਸਹਾਇਤਾ ਲੈਣੀ
- CBT
- ਕਸਰਤ
- ਜਲਦੀ ਦਖ਼ਲ ਦੇਣ ਵਾਲੀਆਂ ਟੀਮਾਂ

- ਐਂਟੀਸਾਈਕੋਟਿਕਸ
- ਮਨੋਵਿਗਿਆਨਕ ਉਪਚਾਰ
- ਪਰਿਵਾਰਕ ਅਤੇ ਦੋਸਤਾਂ ਦਾ ਦਖ਼ਲ
- ਸਵੈ-ਸਹਾਇਤਾ ਸਮੂਹ
- ਇਲੈਕਟ੍ਰੋਕਨਵਲਸਿਵ ਥੈਰੇਪੀ (ECT)
- ਦੁਹਰਾਓ ਵਾਲੀ ਟ੍ਰਾਂਸਕ੍ਰੇਨਿਅਲ ਚੁੰਬਕੀ ਉਤੇਜਨਾ[24]

ਇਲੈਕਟ੍ਰੋਕਨਵਲਸਿਵ ਥੈਰੇਪੀ (ECT)

Electroconclusive Therapy

ਇਲੈਕਟ੍ਰੋਕਨਵਲਸਿਵ ਥੈਰੇਪੀ (ECT) ਦੇ ਸੰਬੰਧ ਵਿੱਚ ਕਿਸੇ ਡਾਕਟਰੀ ਪੇਸ਼ੇਵਰ ਤੋਂ ਮਾਰਗਦਰਸ਼ਨ ਲਓ।[25] ਉਦਾਸੀਨਤਾ ਲਈ ਉਪਚਾਰ ਦੇ ਵਿਕਲਪ ਵਜੋਂ ECT 'ਤੇ ਵਿਚਾਰ ਸਿਰਫ ਚਰਮ ਸਥਿਤੀਆਂ ਵਿੱਚ ਹੀ ਕੀਤਾ ਜਾਣਾ ਚਾਹੀਦਾ ਹੈ।

NICE ਦਿਸ਼ਾ-ਨਿਰਦੇਸ਼ਾਂ ਅਨੁਸਾਰ, ਇਹ ਉਦੋਂ ਹੋ ਸਕਦਾ ਹੈ ਜੇਕਰ ਤੁਸੀਂ ਉਦਾਸੀ ਦੇ ਲੰਬੇ ਅਤੇ ਗੰਭੀਰ ਦੌਰ ਦਾ ਸਾਹਮਣਾ ਕਰ ਰਹੇ ਹੋ ਅਤੇ ਜਾਂ ਤਾਂ:

- ਹੋਰ ਉਪਚਾਰਾਂ ਨੇ ਕੰਮ ਨਹੀਂ ਕੀਤਾ ਹੈ
- ਸਥਿਤੀ ਜਾਨਲੇਵਾ ਹੈ[26]

ਜੇ ਤੁਸੀਂ ਮਹਿਸੂਸ ਕਰਦੇ ਹੋ ਕਿ ਤੁਸੀਂ ਇਸ ਸਥਿਤੀ ਵਿੱਚ ਹੋ, ਤੁਹਾਡੇ ਡਾਕਟਰ ਨੂੰ ਕੋਈ ਵੀ ਫੈਸਲਾ ਲੈਣ ਤੋਂ ਪਹਿਲਾਂ ਤੁਹਾਡੇ ਨਾਲ ਇਸ ਵਿਕਲਪ ਬਾਰੇ ਇੱਕ ਸਾਫ ਅਤੇ ਪਹੁੰਚਯੋਗ ਢੰਗ ਨਾਲ ਚਰਚਾ ਕਰਨੀ ਚਾਹੀਦੀ ਹੈ।

ਦੁਹਰਾਓ ਵਾਲੀ ਟ੍ਰਾਂਸਕ੍ਰੇਨਿਅਲ

Repetitive Transcranial

NICE ਦਿਸ਼ਾ-ਨਿਰਦੇਸ਼ਾਂ ਅਨੁਸਾਰ, ਤੁਹਾਨੂੰ ਸ਼ਾਇਦ ਅਜਿਹੀ ਗੰਭੀਰ ਉਦਾਸੀਨਤਾ ਲਈ ਦੁਹਰਾਓ ਵਾਲੀ ਟ੍ਰਾਂਸਕ੍ਰੇਨਿਅਲ ਚੁੰਬਕੀ ਉਤੇਜਨਾ ਦੀ ਪੇਸ਼ਕਸ਼ ਕੀਤੀ ਜਾ ਸਕਦੀ ਹੈ ਜਿਸ 'ਤੇ ਹੋਰ ਉਪਚਾਰਾਂ ਦਾ ਅਸਰ ਨਹੀਂ ਹੋਇਆ ਹੈ।

ਉਪਚਾਰ ਵਿੱਚ ਲਗਭਗ 30 ਮਿੰਟ ਦੇ ਰੋਜ਼ਾਨਾ ਸੈਸ਼ਨ ਸ਼ਾਮਲ ਹੁੰਦੇ ਹਨ, ਜੋ ਕਈ ਹਫ਼ਤਿਆਂ ਤਕ ਚਲਦੇ ਹਨ। NICE ਦਿਸ਼ਾ ਨਿਰਦੇਸ਼ਾਂ ਵਿੱਚ ਕਿਹਾ ਗਿਆ ਹੈ ਕਿ ਇਹ ਕਾਫ਼ੀ ਸੁਰੱਖਿਅਤ ਹੈ ਅਤੇ NHS 'ਤੇ ਪੇਸ਼ ਕੀਤੇ ਜਾਣ ਲਈ ਕਾਫ਼ੀ ਵਧੀਆ ਕੰਮ ਕਰਦਾ ਹੈ। ਵਰਤਮਾਨ ਵਿੱਚ ਇਹ ਉਪਚਾਰ ਸੀਮਿਤ ਗਿਣਤੀ ਵਿੱਚ NHS ਟਰੱਸਟਾਂ ਅਤੇ ਕੁਝ ਨਿੱਜੀ ਕਲੀਨਿਕਾਂ 'ਤੇ ਉਪਲਬਧ ਹੈ।[27]

ਮੌਸਮੀ ਉਦਾਸੀਨਤਾ ਵਾਲੇ ਲੋਕਾਂ ਲਈ ਉਪਚਾਰ

Remedies for people with Seasonal Depression

ਜੇ ਤੁਹਾਨੂੰ ਉਦਾਸੀਨਤਾ ਹੈ ਜੋ ਆਮ ਤੌਰ 'ਤੇ ਸਰਦੀਆਂ ਵਿੱਚ ਹੁੰਦੀ ਹੈ ਅਤੇ ਦੂਜੇ ਮਹੀਨਿਆਂ ਵਿੱਚ ਬਿਹਤਰ ਹੋ ਜਾਂਦੀ ਹੈ, ਤਾਂ ਤੁਹਾਡੇ ਸਿਹਤ ਸੰਭਾਲ ਪੇਸ਼ੇਵਰ ਨੂੰ ਤੁਹਾਨੂੰ ਉਹੀ ਉਪਚਾਰ (ਮਨੋਵਿਗਿਆਨਕ ਉਪਚਾਰ ਅਤੇ/ਜਾਂ ਉਦਾਸੀਨਤਾ-ਵਿਰੋਧੀ) ਦੀ ਪੇਸ਼ਕਸ਼ ਕਰਨੀ ਚਾਹੀਦੀ ਹੈ ਜੋ ਉਦਾਸੀਨਤਾ ਦੇ ਹੋਰ ਰੂਪਾਂ ਲਈ ਕੀਤਾ ਜਾਂਦਾ ਹੈ। ਜੇ ਤੁਸੀਂ ਸਿਫਾਰਸ਼ ਕੀਤੇ ਉਪਚਾਰਾਂ ਦੀ ਬਜਾਏ ਲਾਈਟ ਥੈਰੇਪੀ ਦੀ ਕੋਸ਼ਿਸ਼ ਕਰਨਾ ਚਾਹੁੰਦੇ ਹੋ, ਤਾਂ ਤੁਹਾਡੇ ਸਿਹਤ ਸੰਭਾਲ ਪੇਸ਼ੇਵਰ ਨੂੰ ਤੁਹਾਨੂੰ ਸਲਾਹ ਦੇਣੀ ਚਾਹੀਦੀ ਹੈ ਕਿ ਇਹ ਅਸਪਸ਼ਟ ਹੈ ਕਿ ਲਾਈਟ ਥੈਰੇਪੀ ਉਦਾਸੀਨਤਾ ਵਾਲੇ ਲੋਕਾਂ ਲਈ ਮਦਦਗਾਰ ਹੈ।

ਲਾਈਟ ਥੈਰੇਪੀ - ਮੌਸਮੀ ਉਦਾਸੀਨਤਾ ਦੇ ਉਪਚਾਰ ਵਿੱਚ ਇੱਕ ਅਜਿਹਾ ਉਪਕਰਣ ਸ਼ਾਮਲ ਹੈ ਜੋ ਨਕਲੀ ਧੁੱਪ ਬਣਾ ਸਕਦਾ ਹੈ, ਜਿਵੇਂ ਕਿ ਲਾਈਟ ਬਾਕਸ।[28]

ਵਾਧੂ ਸਹਾਇਤਾ

Additional Support

ਸਮਾਰੀਟਨਜ਼
ਵੈੱਬਸਾਈਟ: https://www.samaritans.org
ਹੈਲਪਲਾਈਨ: 116123

ਮੁਸ਼ਕਲ ਹਾਲਾਤ ਵਿੱਚ ਰਹਿਣ ਵਾਲਿਆਂ ਲਈ ਮੁਹਿੰਮ (CALM)
ਵੈੱਬਸਾਈਟ: thecalmzone.net
ਹੈਲਪਲਾਈਨ: 0800 58 58 58
ਉਪਲਬਧ: (ਰੋਜ਼ਾਨਾ ਸ਼ਾਮ 5 ਵਜੇ ਤੋਂ ਅੱਧੀ ਰਾਤ) ਵੈੱਬਚੈਟ (ਰੋਜ਼ਾਨਾ ਸ਼ਾਮ 5 ਵਜੇ ਤੋਂ ਅੱਧੀ ਰਾਤ)

ਕਰੂਜ਼ ਬਿਰੀਵਮੈਂਟ ਕੇਅਰ
ਵੈੱਬਸਾਈਟ: cruse.org.uk
ਹੈਲਪਲਾਈਨ: 0808 808 1677
ਉਪਲਬਧ: ਸੋਮਵਾਰ-ਸ਼ੁੱਕਰਵਾਰ ਸਵੇਰੇ 9:30 ਵਜੇ ਤੋਂ ਸ਼ਾਮ 5 ਵਜੇ

ਡਿਪਰੈਸ਼ਨ ਯੂਕੇ
ਵੈੱਬਸਾਈਟ: depressionuk.org

ਇਹਨਾਂ ਵਿੱਚੋਂ ਕੁਝ ਸੇਵਾਵਾਂ ਕੋਲ ਉਹਨਾਂ ਦੀਆਂ ਆਪਣੀਆਂ ਟੈਲੀਫੋਨ ਸਹਾਇਤਾ ਲਾਈਨਾਂ ਹਨ ਅਤੇ ਵਾਧੂ ਸੰਗਠਨਾਂ ਕੋਲ ਭੇਜਣ ਦੀਆਂ ਸਹੂਲਤਾਂ ਵੀ ਹਨ।

References

17. Mind, 2019, *Depression*, Mind, 16 September 2020 www.mind.org.uk/information-support/types-of-mental-health-problems/depression/about-depression

18. Samaritans, 2020, *Signs you may be struggling to cope*, Samaritans, 16 September 2020 www.samaritans.org/how-we-can-help/support-and-information/if-youre-having-difficult-time/signs-you-may-be-struggling-cope

19. National Health Service, 2019, *Clinical Depression*, Crown, 16 September 2020 www.nhs.uk/conditions/clinical-depression/symptoms

20. Ibid., 17

21. National Health Service, 2019, *Grief after bereavement or loss*, Crown, 16 September 2020 www.nhs.uk/conditions/stress-anxiety-depression/coping-with-bereavement

22. Rethink Mental Illness, 2020, *Depression*, Rethink Mental Illness, 20 August 2020 www.rethink.org/advice-and-information/about-mental-illness/learn-more-about-conditions/depression

23. Ibid., 22

24. National Health Service, 2020, *Homepage*, Crown, 16 September 2020 www.nhs.uk

25. Ibid., 17

26. Ibid., 17

27. National Institute for Health and Care Excellence, 2015, *Repetitive transcranial magnetic stimulation for depression*, NICE, 20 August 2020 www.nice.org.uk/guidance/ipg542/chapter/3-The-procedure

28. National Institute for Health and Care Excellence, 2019, *Depression in adults: recognition and management*, NICE, 20 August 2020 www.nice.org.uk/guidance/cg90/ifp/chapter/treatments-for-moderate-or-severe-depression#treatment-for-people-with-seasonal-depression

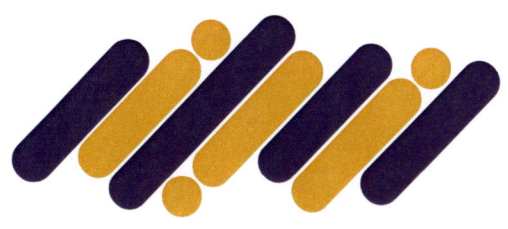

WHAT IS OCD?

OCD ਕੀ ਹੁੰਦਾ ਹੈ?

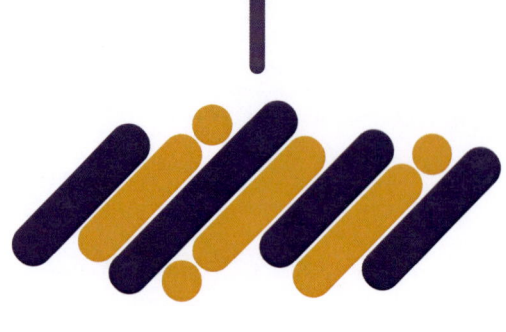

What is OCD?

Obsessive–Compulsive Disorder (OCD) is a mental health disorder which is categorised by the presence of obsessions and /or compulsions.

Symptoms

Obsessions are recurrent and persistent unwanted images or urges experienced as intrusive thoughts.

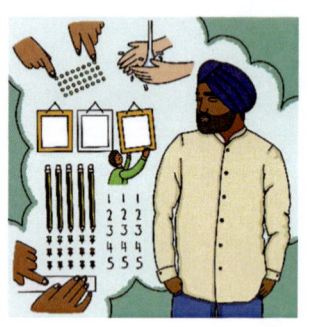

Compulsions are repetitive behaviours or mental acts that an individual engages in to attempt to get rid of the obsessions and/or decrease his or her distress.

The symptoms for OCD are usually persistent obsessive thoughts and compulsive behaviours, which can vary for everyone.[29]

Causes of OCD

It's not clear exactly what causes OCD. Several different factors may play a role in the condition. These include:

- Family history – you're more likely to develop OCD if a family member has it, possibly because of your genes.

- Differences in the brain – some people with OCD have areas of unusually high activity in their brain or low levels of a chemical called serotonin.

- Life events – OCD may be more common in people who have experienced bullying, abuse or neglect, and it sometimes starts after an important life event, such as childbirth or a bereavement.

- Personality – neat, meticulous, methodical people with high personal standards may be more likely to develop OCD, as may those who are generally quite anxious or have a very strong sense of responsibility for themselves and others.[30]

Treatments

The treatment found to be the most effective in successfully treating OCD is a form of talking therapy called Cognitive Behavioural Therapy (CBT), which includes Exposure and Response Prevention (ERP).

Exposure and Response Prevention, commonly referred to as ERP, is a therapy that encourages you to face your fears and let obsessive thoughts occur without 'putting them right' or 'neutralising' them with compulsions.

In many cases, CBT alone is highly effective in treating OCD, but for some people a combination of CBT and medication is also effective. This usually takes the form of antidepressants, which act in the Serotonin System, called SSRIs (Selective Serotonin Re-uptake Inhibitor).

Generally, medication is not recommended as a sole treatment method, although in practice, your GP may offer drug treatment straight away because of long waiting lists for Cognitive Behavioural Therapy. If this happens, it is your choice whether to accept the medication and if you do, ask your GP to discuss any possible side effects so you can make an informed choice.[31]

Additional Support

MIND
Website: www.mind.org.uk

OCD UK
Website: www.ocduk.org
Helpline: 03332127890 Available 10am–4:45pm (Mon–Fri)

OCD Young Minds
Website: www.youngminds.org.uk
Parents Helpline: 08088825544

Some of these services have their telephone support lines and additional signposting.

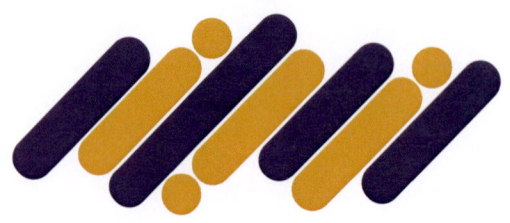

OCD ਕੀ ਹੁੰਦਾ ਹੈ?

What is OCD?

OCD ਕੀ ਹੁੰਦਾ ਹੈ?

ਓਬਸੈਸਿਵ ਕਮਪਲਸਿਵ ਡਿਸਆਰਡਰ (ਜਨੂੰਨੀ ਅਵੱਸ਼ਕਾਰੀ ਵਿਕਾਰ) (OCD) ਇੱਕ ਮਾਨਸਿਕ ਸਿਹਤ ਦਾ ਵਿਕਾਰ ਹੈ ਜਿਸ ਨੂੰ ਜਨੂੰਨ ਅਤੇ/ਜਾਂ ਮਜ਼ਬੂਰੀਆਂ ਦੀ ਮੌਜੂਦਗੀ ਦੁਆਰਾ ਸ਼੍ਰੇਣੀਬੱਧ ਕੀਤਾ ਜਾਂਦਾ ਹੈ।

ਲੱਛਣ

Symptoms

ਜਨੂੰਨ ਦਖ਼ਲ ਦੇਣ ਵਾਲੇ ਵਿਚਾਰਾਂ ਦੇ ਰੂਪ ਵਿੱਚ ਅਨੁਭਵ ਕੀਤੇ ਜਾਂਦੇ ਲਗਾਤਾਰ ਅਤੇ ਨਿਰੰਤਰ, ਅਣਚਾਹੇ, ਚਿੱਤਰ, ਜਾਂ ਉਤੇਜਨਾਵਾਂ ਹੁੰਦੀਆਂ ਹਨ।

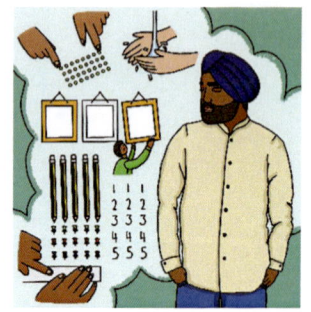

ਮਜ਼ਬੂਰੀਆਂ ਦੁਹਰਾਉਣ ਵਾਲੇ ਵਤੀਰੇ ਜਾਂ ਮਾਨਸਿਕ ਕੰਮ ਹਨ ਜੋ ਕੋਈ ਵਿਅਕਤੀ ਆਪਣੇ ਜਨੂੰਨਾਂ ਤੋਂ ਛੁਟਕਾਰਾ ਪਾਉਣ ਅਤੇ/ਜਾਂ ਆਪਣੀ ਪਰੇਸ਼ਾਨੀ ਨੂੰ ਘਟਾਉਣ ਲਈ ਕਰਦਾ ਹੈ।

OCD ਦੇ ਲੱਛਣ ਆਮ ਤੌਰ 'ਤੇ ਨਿਰੰਤਰ ਜਨੂੰਨਵਾਦੀ ਵਿਚਾਰ ਅਤੇ ਮਜ਼ਬੂਰੀ ਵਾਲੇ ਵਤੀਰੇ ਹੁੰਦੇ ਹਨ, ਜੋ ਹਰੇਕ ਲਈ ਵੱਖਰੇ ਹੋ ਸਕਦੇ ਹਨ।[29]

OCD ਦੇ ਕਾਰਨ

Causes of OCD

ਇਹ ਬਿਲਕੁਲ ਸਪੱਸ਼ਟ ਨਹੀਂ ਹੈ ਕਿ OCD ਕਿਸ ਕਾਰਨ ਹੁੰਦਾ ਹੈ। ਕਈ ਵੱਖ-ਵੱਖ ਕਾਰਕ ਸਥਿਤੀ ਵਿੱਚ ਭੂਮਿਕਾ ਅਦਾ ਕਰ ਸਕਦੇ ਹਨ। ਇਹਨਾਂ ਵਿੱਚ ਸ਼ਾਮਲ ਹਨ:

- ਪਰਿਵਾਰਕ ਇਤਿਹਾਸ - ਜੇ ਕਿਸੇ ਪਰਿਵਾਰਕ ਮੈਂਬਰ ਨੂੰ OCD ਹੈ ਤਾਂ ਤੁਹਾਨੂੰ ਇਸਦੇ ਵਿਕਸਤ ਹੋਣ ਦੀ ਵਧੇਰੇ ਸੰਭਾਵਨਾ ਹੁੰਦੀ ਹੈ, ਸੰਭਾਵੀ ਤੌਰ 'ਤੇ ਤੁਹਾਡੇ ਜੀਨਾਂ ਦੇ ਕਾਰਨ।
- ਦਿਮਾਗ ਵਿੱਚ ਅੰਤਰ - OCD ਵਾਲੇ ਕੁਝ ਲੋਕਾਂ ਦੇ ਦਿਮਾਗ ਵਿੱਚ ਅਸਧਾਰਨ ਤੌਰ 'ਤੇ ਉੱਚ ਗਤੀਸ਼ੀਲਤਾ ਦੇ ਖੇਤਰ ਹੁੰਦੇ ਹਨ ਜਾਂ ਸੇਰੋਟੋਨਿਨ ਨਾਮਕ ਰਸਾਇਣ ਦੇ ਨੀਵੇਂ ਪੱਧਰ ਹੁੰਦੇ ਹਨ।
- ਜ਼ਿੰਦਗੀ ਦੀਆਂ ਘਟਨਾਵਾਂ - OCD ਉਹਨਾਂ ਲੋਕਾਂ ਵਿੱਚ ਵਧੇਰੇ ਆਮ ਹੋ ਸਕਦੀ ਹੈ ਜਿਨ੍ਹਾਂ ਨੇ ਧੱਕੇਸ਼ਾਹੀ, ਦੁਰਵਿਵਹਾਰ ਜਾਂ ਅਣਗਹਿਲੀ ਦਾ ਅਨੁਭਵ ਕੀਤਾ ਹੈ, ਅਤੇ ਇਹ ਕਈ ਵਾਰ ਕਿਸੇ ਮਹੱਤਵਪੂਰਨ ਜੀਵਨ ਘਟਨਾ ਤੋਂ ਬਾਅਦ ਸ਼ੁਰੂ ਹੁੰਦੀ ਹੈ, ਜਿਵੇਂ ਕਿ ਜਣੇਪਾ ਜਾਂ ਸੋਗ।
- ਸਖਸ਼ਿਅਤ - ਉੱਚ ਵਿਅਕਤੀਗਤ ਮਾਪਦੰਡਾਂ ਵਾਲੇ ਸਾਫ਼ ਸੁਥਰੇ, ਸੁਚੇਤ, ਵਿਧੀਵਾਦੀ ਲੋਕਾਂ ਦੀ OCD ਵਿਕਸਤ ਕਰਨ ਦੀ ਵਧੇਰੇ ਸੰਭਾਵਨਾ ਹੋ ਸਕਦੀ ਹੈ, ਅਤੇ ਨਾਲ ਹੀ ਉਹ ਲੋਕ ਜੋ ਆਮ ਤੌਰ 'ਤੇ ਕਾਫ਼ੀ ਵਿਆਕੁਲ ਹੁੰਦੇ ਹਨ ਜਾਂ ਜਿਨ੍ਹਾਂ ਅੰਦਰ ਆਪਣੇ ਆਪ ਅਤੇ ਦੂਜਿਆਂ ਲਈ ਜ਼ਿੰਮੇਵਾਰੀ ਦੀ ਬਹੁਤ ਮਜ਼ਬੂਤ ਭਾਵਨਾ ਹੁੰਦੀ ਹੈ।[30]

ਉਪਚਾਰ

Treatments

OCD ਦਾ ਸਫਲਤਾਪੂਰਵਕ ਉਪਚਾਰ ਕਰਨ ਵਿੱਚ ਸਭ ਤੋਂ ਪ੍ਰਭਾਵਸ਼ਾਲੀ ਪਾਇਆ ਗਿਆ ਤਰੀਕਾ ਗੱਲਬਾਤ ਥੈਰੇਪੀ ਦਾ ਇੱਕ ਰੂਪ ਹੈ ਜਿਸ ਨੂੰ Cognitive Behavioural

Therapy (CBT) (ਬੌਧਿਕ ਵਿਹਾਰ ਦੀ ਥੈਰੇਪੀ) ਕਿਹਾ ਜਾਂਦਾ ਹੈ, ਜਿਸ ਵਿੱਚ ਸੰਪਰਕ ਅਤੇ ਪ੍ਰਤਿਕਿਰਿਆ ਦੀ ਰੋਕਥਾਮ (ERP) ਸ਼ਾਮਲ ਹੁੰਦੀ ਹੈ।

ਸੰਪਰਕ ਪ੍ਰਤਿਕਿਰਿਆ ਦੀ ਰੋਕਥਾਮ, ਜਿਸ ਨੂੰ ਆਮ ਤੌਰ 'ਤੇ ERP ਵਜੋਂ ਜਾਣਿਆ ਜਾਂਦਾ ਹੈ, ਇੱਕ ਥੈਰੇਪੀ ਹੈ ਜੋ ਤੁਹਾਨੂੰ ਆਪਣੇ ਡਰ ਦਾ ਸਾਹਮਣਾ ਕਰਨ ਲਈ ਉਤਸ਼ਾਹਿਤ ਕਰਦੀ ਹੈ ਅਤੇ ਜਨੂੰਨੀ ਵਿਚਾਰਾਂ ਨੂੰ 'ਠੀਕ ਕੀਤੇ' ਜਾਂ ਮਜ਼ਬੂਰੀਆਂ ਨਾਲ 'ਸ਼ਾਂਤ ਕੀਤੇ' ਬਿਨਾਂ ਵਾਪਰਨ ਦਿੰਦੀ ਹੈ।

ਬਹੁਤ ਸਾਰੇ ਮਾਮਲਿਆਂ ਵਿੱਚ, ਸਿਰਫ CBT ਹੀ OCD ਦਾ ਇਲਾਜ ਕਰਨ ਵਿੱਚ ਬਹੁਤ ਪ੍ਰਭਾਵੀ ਹੁੰਦੀ ਹੈ, ਪਰ ਕੁਝ ਲੋਕਾਂ ਲਈ CBT ਅਤੇ ਦਵਾਈ ਦਾ ਸੁਮੇਲ ਵੀ ਪ੍ਰਭਾਵਸ਼ਾਲੀ ਹੁੰਦਾ ਹੈ। ਇਹ ਆਮ ਤੌਰ 'ਤੇ ਡਿਪਰੈਸ਼ਨ-ਵਿਰੋਧੀ ਦਾ ਰੂਪ ਲੈਂਦਾ ਹੈ, ਜੋ ਕਿ SSRIs (ਚੋਣਵੇਂ ਸੇਰੋਟੋਨਿਨ ਰੀ-ਅਪਟੇਕ ਇਨ੍ਹਿਬੀਟਰ) ਨਾਮਕ ਸੇਰੋਟੋਨਿਨ ਪ੍ਰਣਾਲੀ ਵਿੱਚ ਕੰਮ ਕਰਦਾ ਹੈ।

ਆਮ ਤੌਰ 'ਤੇ, ਉਪਚਾਰ ਦੇ ਇੱਕੋ-ਇੱਕ ਢੰਗ ਵਜੋਂ ਦਵਾਈ ਦੀ ਸਿਫਾਰਸ਼ ਨਹੀਂ ਕੀਤੀ ਜਾਂਦੀ, ਹਾਲਾਂਕਿ ਵਿਹਾਰਕ ਤੌਰ 'ਤੇ ਤੁਹਾਡਾ ਜੀਪੀ ਬੌਧਿਕ ਵਿਹਾਰ ਸਬੰਧੀ ਉਪਚਾਰ ਲਈ ਲੰਬੀਆਂ ਉਡੀਕ ਸੂਚੀਆਂ ਦੇ ਕਾਰਨ ਸਿੱਧਾ ਦਵਾਈਆਂ ਨਾਲ ਉਪਚਾਰ ਪੇਸ਼ ਕਰ ਸਕਦਾ ਹੈ। ਜੇ ਅਜਿਹਾ ਹੁੰਦਾ ਹੈ, ਤਾਂ ਇਹ ਤੁਹਾਡੀ ਮਰਜ਼ੀ ਹੈ ਕਿ ਦਵਾਈ ਨੂੰ ਸਵੀਕਾਰ ਕਰਨਾ ਹੈ ਜਾਂ ਨਹੀਂ, ਅਤੇ ਜੇ ਤੁਸੀਂ ਅਜਿਹਾ ਕਰਦੇ ਹੋ, ਤਾਂ ਆਪਣੇ ਜੀਪੀ ਨੂੰ ਕਿਸੇ ਵੀ ਸੰਭਾਵੀ ਮਾੜੇ ਪ੍ਰਭਾਵਾਂ 'ਤੇ ਵਿਚਾਰ ਕਰਨ ਲਈ ਕਹੋ ਤਾਂ ਜੋ ਤੁਸੀਂ ਸੂਚਿਤ ਚੋਣ ਕਰ ਸਕੋ।[31]

ਵਾਧੂ ਸਹਾਇਤਾ
Additional Support

MIND
ਵੈੱਬਸਾਈਟ: www.mind.org.uk

OCD ਯੂਕੇ
ਵੈੱਬਸਾਈਟ: https://www.ocduk.org
ਹੈਲਪਲਾਈਨ: 03332127890 ਸਵੇਰੇ 10 ਵਜੇ ਤੋਂ ਸ਼ਾਮ 4:45 ਵਜੇ ਤੱਕ ਉਪਲਬਧ (ਸੋਮ-ਸ਼ੁੱਕਰ)

OCD ਯੰਗ ਮਾਇੰਡਸ
ਵੈੱਬਸਾਈਟ: https://youngminds.org.uk
ਮਾਪਿਆਂ ਲਈ ਹੈਲਪਲਾਈਨ: 08088825544

ਇਹਨਾਂ ਵਿੱਚੋਂ ਕੁਝ ਸੇਵਾਵਾਂ ਕੋਲ ਉਹਨਾਂ ਦੀਆਂ ਆਪਣੀਆਂ ਟੈਲੀਫੋਨ ਸਹਾਇਤਾ ਲਾਈਨਾਂ ਹਨ ਅਤੇ ਵਾਧੂ ਸੰਗਠਨਾਂ ਕੋਲ ਭੇਜਣ ਦੀਆਂ ਸਹੂਲਤਾਂ ਵੀ ਹਨ।

References

29. Diagnostic and statistical manual of mental health disorders DSM-5

30. National Health Service, 2019, *Obsessive Compulsive Disorder*, Crown, 16 September 2020 www.nhs.uk/conditions/obsessive-compulsive-disorder-ocd

31. OCD-UK, 2020, *What is Exposure Response Prevention,* OCD-UK, 16 September 2020 www.ocduk.org/overcoming-ocd/accessing-ocd-treatment/exposure-response-prevention

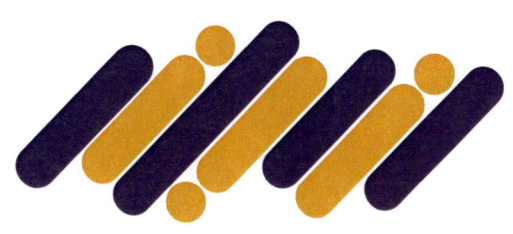

WHAT IS POST-TRAUMATIC STRESS DISORDER (PTSD)?

ਸਦਮੇ ਦੇ ਬਾਅਦ ਦੇ ਤਣਾਉ ਦਾ ਵਿਕਾਰ (PTSD) ਕੀ ਹੁੰਦਾ ਹੈ?

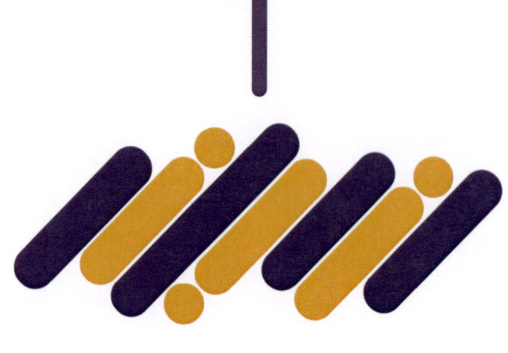

What is Post-Traumatic Stress Disorder (PTSD)?

Post-Traumatic Stress Disorder (PTSD) is a type of anxiety disorder that occurs after living through or seeing a traumatic event[32], such as war, a hurricane[33], rape, physical abuse, or a bad accident.[34]

Most people will recover from the experience of a traumatic event over time; however, some people will continue to have a reaction that does not go away completely and will come back from time-to-time. This is what is known as PTSD.[35]

PSTD has biological, psychological, and social factors that contribute to a person's continued anxiety and continued experience of the feelings of these stressful events.

Symptoms of PTSD

PTSD starts at different times for different people.[36] Signs of PTSD may start soon after a frightening event and then continue.[37] Other people develop new or more severe signs months or even years later. PTSD can happen to anyone, even children.

To be classed with PTSD, a person must have three different types of symptoms: Re-experiencing symptoms, avoidance and numbing symptoms and arousal symptoms.

Re-experiencing Symptoms

Re-experiencing symptoms are ones that indicate a person lives through the traumatic event again.[38] There are a few ways in which this could happen, such as upsetting memories coming back when they are not expected or upsetting memories coming back when set off by a trigger. An example of this could be a car engine backfiring, sounding like a gunshot, which could cause panic in a person who has lived through a war. Sometimes, a memory can feel so real that a person experiences the event as happening again in real-time. This is called a flashback.

Avoidance or Numbing Symptoms

Avoidance Symptoms are those which people use to avoid triggering the traumatic event.[39] People with PTSD may avoid going near places where the trauma took place or watching TV or News reports about similar events. They may need to avoid sights, sounds, smells or people who remind them of these events.

Numbing Symptoms are those which allow people to cut off their feelings and express their emotions towards other people. People can become less active, prefer isolation and find they are not able to talk about the traumatic event or what happened.

Arousal Symptoms

People with PTSD may feel as though they must be consistently aware and alert following a traumatic event. It can cause difficulty in sleeping properly, outbursts of anger or irritability and difficulty in concentrating. People may show signs of being startled very easily, and they are constantly on the lookout for danger.

How long does PTSD last?

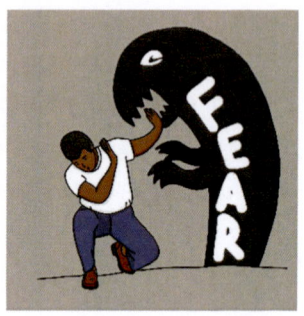

PTSD can last different lengths of time for different people.[40] It usually begins after the traumatic event, but PTSD can be delayed for many years. For some people, treatment such as talking therapy or specialist therapies such as Eye-Movement Desensitisation and Reprocessing therapy (EMDR) can help.

Approximately 30% of people with PTSD will continue to have it in a chronic form. PTSD works in a cycle where symptoms increase rapidly, and then decrease and appear to go away. This process can change in speed depending on the individual living with PTSD.[41]

Other issues that People with PTSD have?

People with PTSD are more likely to experience other issues such as Anxiety,[42] Depression and Substance Misuse. Approximately over 50% of men also have issues with alcohol misuse, followed by issues with depression, conduct and drugs.

In women, just under 50% of them also experience chronic depression, followed by issues of fear, social anxiety and then substance misuse.

People who live with PTSD can also have issues with employment as they find it hard to maintain work. They have interpersonal issues which can lead to separation from partners or divorce and other issues with violence as they are less able to control violent outbursts.

Treatments for PTSD

PTSD is treated by a variety of different types of talking therapy, such as psychotherapy, CBT or EMDR. It can also be aided by medication which can be prescribed by a psychiatrist; however, the medication will not get rid of the PTSD; it will only aid in relieving certain symptoms.

The National Institute for Health and Care Excellence (NICE) – the organisation that produces guidelines on best practice in health care, currently recommends two types of talking treatment for PTSD:

Trauma–focused cognitive behavioural therapy (TF–CBT). This is a form of cognitive behavioural therapy (CBT) specifically adapted for PTSD. NICE recommends that you are offered 8–12 regular sessions of around 60–90 minutes, seeing the same therapist at least once a week.[43]

Eye movement desensitisation and reprocessing (EMDR). This is a fairly new treatment that can reduce PTSD symptoms, such as being easily startled. It involves making rhythmic eye movements while recalling the traumatic event. The rapid eye movements are intended to create a similar effect on the way your brain processes memories and experiences while you're sleeping. EMDR UK & Ireland are a professional association of EMDR clinicians and researchers.[44]

Additional Support

Speak with your GP

ASSIST trauma care

assisttraumacare.org.uk

Information and specialist help for people who've experienced trauma or are supporting someone who has.

The National Association for People Abused in Childhood (NAPAC)

0808 801 0331

napac.org.uk

Support for adult survivors of any type of childhood abuse, including local support groups.

Some of these services have their telephone support lines and additional signposting.

ਸਦਮੇ ਦੇ ਬਾਅਦ ਦੇ ਤਣਾਉ ਦਾ ਵਿਕਾਰ (PTSD) ਕੀ ਹੁੰਦਾ ਹੈ?

What is post-traumatic stress disorder (PTSD)?

ਸਦਮੇ ਦੇ ਬਾਅਦ ਦੇ ਤਣਾਉ ਦਾ ਵਿਕਾਰ (PTSD) ਇੱਕ ਕਿਸਮ ਦਾ ਵਿਆਕੁਲਤਾ ਸੰਬੰਧੀ ਵਿਕਾਰ ਹੈ ਜੋ ਕਿਸੇ ਦੁਖਦਾਈ ਘਟਨਾ ਨੂੰ ਸਹਿਣ ਜਾਂ ਦੇਖਣ ਤੋਂ ਬਾਅਦ ਵਾਪਰਦਾ ਹੈ[32], ਜਿਵੇਂ ਕਿ ਯੁੱਧ, ਤੂਫਾਨ[33], ਬਲਾਤਕਾਰ, ਸਰੀਰਕ ਸ਼ੋਸ਼ਣ ਜਾਂ ਇੱਕ ਬੁਰਾ ਹਾਦਸਾ।[34]

ਜ਼ਿਆਦਾਤਰ ਲੋਕ ਸਮੇਂ ਦੇ ਨਾਲ ਦੁਖਦਾਈ ਘਟਨਾ ਦੇ ਤਜਰਬੇ ਤੋਂ ਠੀਕ ਹੋ ਜਾਣਗੇ; ਪਰ, ਕੁਝ ਲੋਕਾਂ ‘ਤੇ ਅਜਿਹੀ ਪ੍ਰਤਿਕਿਰਿਆ ਹੋਣੀ ਜਾਰੀ ਰਹੇਗੀ ਜੋ ਪੂਰੀ ਤਰ੍ਹਾਂ ਨਹੀਂ ਜਾਂਦੀ ਅਤੇ ਸਮੇਂ-ਸਮੇਂ ‘ਤੇ ਵਾਪਸ ਆ ਜਾਂਦੀ ਹੈ। ਇਸੇ ਨੂੰ PTSD ਦੇ ਤੌਰ ‘ਤੇ ਜਾਣਿਆ ਜਾਂਦਾ ਹੈ।[35]

PSTD ਦੇ ਜੀਵ-ਵਿਗਿਆਨਕ, ਮਨੋਵਿਗਿਆਨਕ ਅਤੇ ਸਮਾਜਕ ਕਾਰਕ ਹਨ ਜੋ ਕਿਸੇ ਵਿਅਕਤੀ ਦੀ ਨਿਰੰਤਰ ਵਿਆਕੁਲਤਾ ਅਤੇ ਇਹਨਾਂ ਤਣਾਉਪੂਰਨ ਘਟਨਾਵਾਂ ਦੀਆਂ ਭਾਵਨਾਵਾਂ ਦੇ ਨਿਰੰਤਰ ਤਜਰਬੇ ਵਿੱਚ ਯੋਗਦਾਨ ਪਾਉਂਦੇ ਹਨ।

PTSD ਦੇ ਲੱਛਣ

Symptoms of PTSD

PTSD ਵੱਖ-ਵੱਖ ਲੋਕਾਂ ਲਈ ਵੱਖ-ਵੱਖ ਸਮੇਂ ਸ਼ੁਰੂ ਹੁੰਦਾ ਹੈ।[36] PTSD ਦੇ ਚਿੰਨ੍ਹ ਕਿਸੇ ਡਰਾਉਣੀ ਘਟਨਾ ਤੋਂ ਤੁਰੰਤ ਬਾਅਦ ਸ਼ੁਰੂ ਹੋ ਸਕਦੇ ਹਨ ਅਤੇ ਫਿਰ ਜਾਰੀ ਰਹਿ ਸਕਦੇ ਹਨ।[37] ਦੂਜੇ ਲੋਕ ਮਹੀਨਿਆਂ ਜਾਂ ਕਈ ਸਾਲਾਂ ਬਾਅਦ ਨਵੇਂ ਜਾਂ ਵਧੇਰੇ ਗੰਭੀਰ ਚਿੰਨ੍ਹ ਵਿਕਸਿਤ ਕਰ ਸਕਦੇ ਹਨ। PTSD ਕਿਸੇ ਨਾਲ ਵੀ ਹੋ ਸਕਦਾ ਹੈ, ਇੱਥੋਂ ਤਕ ਕਿ ਬੱਚਿਆਂ ਨੂੰ ਵੀ।

PTSD ਵਜੋਂ ਦਰਜਾਬੱਧ ਕੀਤੇ ਜਾਣ ਲਈ, ਇਹ ਜ਼ਰੂਰੀ ਹੈ ਕਿ ਕਿਸੇ ਵਿਅਕਤੀ ਨੂੰ ਤਿੰਨ ਵੱਖ-ਵੱਖ ਕਿਸਮ ਦੇ ਲੱਛਣ ਹੋਣ; ਮੁੜ ਹੋਣ ਵਾਲੇ ਲੱਛਣ, ਪਰਹੇਜ਼ ਅਤੇ ਸੁੰਨ ਕਰਨ ਵਾਲੇ ਲੱਛਣ ਅਤੇ ਉਤੇਜਿਤ ਕਰਨ ਵਾਲੇ ਲੱਛਣ।

ਮੁੜ ਹੋਣ ਵਾਲੇ ਲੱਛਣ

Re-experiencing Symptoms

ਮੁੜ ਹੋਣ ਵਾਲੇ ਲੱਛਣ[38] ਉਹ ਹੁੰਦੇ ਹਨ ਜੋ ਇਹ ਸੰਕੇਤ ਦਿੰਦੇ ਹਨ ਕਿ ਵਿਅਕਤੀ ਦੁਬਾਰਾ ਦੁਖਦਾਈ ਘਟਨਾ ਵਿੱਚੋਂ ਲੰਘਦਾ ਹੈ। ਕੁਝ ਤਰੀਕੇ ਹਨ ਜਿਨ੍ਹਾਂ ਨਾਲ ਇਹ ਵਾਪਰ ਸਕਦਾ ਹੈ, ਜਿਵੇਂ ਕਿ ਪਰੇਸ਼ਾਨ ਕਰਨ ਵਾਲੀਆਂ ਯਾਦਾਂ ਦਾ ਵਾਪਸ ਆਉਣਾ ਜਦੋਂ ਉਹਨਾਂ ਦੀ ਉਮੀਦ ਨਹੀਂ ਹੁੰਦੀ ਜਾਂ ਪਰੇਸ਼ਾਨ ਕਰਨ ਵਾਲੀਆਂ ਯਾਦਾਂ ਕਿਸੇ ਟਰਿੱਗਰ ਦੁਆਰਾ ਸ਼ੁਰੂ ਕੀਤੇ ਜਾਣ 'ਤੇ ਵਾਪਸ ਆਉਣੀਆਂ। ਇਸਦੀ ਇੱਕ ਉਦਾਹਰਨ ਇੱਕ ਕਾਰ ਇੰਜਨ ਦੀ ਬੈਕਫਾਇਰਿੰਗ ਹੋ ਸਕਦੀ ਹੈ, ਜਿਸਦੀ ਬੰਦੂਕ ਦੀ ਗੋਲੀ ਵਰਗੀ ਆਵਾਜ਼ ਹੁੰਦੀ ਹੈ, ਜੋ ਕਿਸੇ ਯੁੱਧ ਵਿੱਚ ਰਹੇ ਵਿਅਕਤੀ ਨੂੰ ਦਹਿਸ਼ਤ ਵਿੱਚ ਪਾਉਣ ਦਾ ਕਾਰਨ ਬਣ ਸਕਦੀ ਹੈ। ਕਈ ਵਾਰ, ਕੋਈ ਯਾਦ ਇੰਨੀ ਅਸਲ ਮਹਿਸੂਸ ਹੋ ਸਕਦੀ ਹੈ ਕਿ ਵਿਅਕਤੀ ਅਸਲ ਸਮੇਂ ਵਿੱਚ ਘਟਨਾ ਦਾ ਦੁਬਾਰਾ ਅਨੁਭਵ ਕਰਨ ਲੱਗਦਾ ਹੈ। ਇਸ ਨੂੰ ਫਲੈਸ਼ਬੈਕ ਕਿਹਾ ਜਾਂਦਾ ਹੈ।

ਬਚਣ ਜਾਂ ਸੁੰਨ ਹੋਣ ਵਾਲੇ ਲੱਛਣ

Avoidance or Numbing Symptoms

ਬਚਣ ਦੇ ਲੱਛਣ ਉਹ ਹੁੰਦੇ ਹਨ ਜਿਨ੍ਹਾਂ ਨੂੰ ਲੋਕ ਦੁਖਦਾਈ ਘਟਨਾ ਦੀ ਸ਼ੁਰੂਆਤ ਹੋਣ ਤੋਂ ਬਚਣ ਲਈ ਇਸਤੇਮਾਲ ਕਰਦੇ ਹਨ।[39]

PTSD ਵਾਲੇ ਲੋਕ ਉਹਨਾਂ ਥਾਂਵਾਂ ਦੇ ਨੇੜੇ ਜਾਣ, ਜਿਥੇ ਸਦਮਾ ਵਾਪਰਿਆ ਸੀ ਜਾਂ ਮਿਲਦੀਆਂ-ਜੁਲਦੀਆਂ ਘਟਨਾਵਾਂ ਬਾਰੇ ਟੀਵੀ ਜਾਂ ਖ਼ਬਰਾਂ ਦੇਖਣ ਤੋਂ ਬੱਚ ਸਕਦੇ ਹਨ।

ਉਹਨਾਂ ਨੂੰ ਦ੍ਰਿਸ਼ਾਂ, ਆਵਾਜ਼ਾਂ, ਗੰਧ ਜਾਂ ਉਹਨਾਂ ਲੋਕਾਂ ਤੋਂ ਬਚਣ ਦੀ ਜ਼ਰੂਰਤ ਹੋ ਸਕਦੀ ਹੈ ਜੋ ਉਹਨਾਂ ਨੂੰ ਇਹਨਾਂ ਘਟਨਾਵਾਂ ਦੀ ਯਾਦ ਦਿਵਾਉਂਦੇ ਹਨ।

ਸੁੰਨ ਕਰਨ ਵਾਲੇ ਲੱਛਣ ਉਹ ਹੁੰਦੇ ਹਨ ਜਿਨ੍ਹਾਂ ਨਾਲ ਲੋਕਾਂ ਨੂੰ ਆਪਣੀਆਂ ਭਾਵਨਾਵਾਂ ਨੂੰ ਖਤਮ ਕਰਨ ਅਤੇ ਦੂਜੇ ਲੋਕਾਂ ਪ੍ਰਤੀ ਆਪਣੀਆਂ ਭਾਵਨਾਵਾਂ ਜ਼ਾਹਰ ਕਰਨਾ ਬੰਦ ਕਰ ਸਕਦੇ ਹਨ। ਲੋਕ ਘੱਟ ਸਰਗਰਮ ਹੋ ਸਕਦੇ ਹਨ, ਇਕੱਲੇ ਰਹਿਣ ਨੂੰ ਤਰਜੀਹ ਦਿੰਦੇ ਹਨ ਅਤੇ ਮਹਿਸੂਸ ਕਰਦੇ ਹਨ ਕਿ ਉਹ ਕਿਸੇ ਦੁਖਦਾਈ ਘਟਨਾ ਜਾਂ ਜੋ ਹੋਇਆ ਉਸ ਬਾਰੇ ਗੱਲ ਨਹੀਂ ਕਰ ਸਕਦੇ ਹਨ।

ਉਤੇਜਿਤ ਕਰਨ ਵਾਲੇ ਲੱਛਣ

Stimulating Symptoms

PTSD ਵਾਲੇ ਲੋਕ ਮਹਿਸੂਸ ਕਰ ਸਕਦੇ ਹਨ ਕਿ ਕਿਸੇ ਸਦਮੇ ਵਾਲੀ ਘਟਨਾ ਤੋਂ ਬਾਅਦ ਉਹਨਾਂ ਨੂੰ ਨਿਰੰਤਰ ਜਾਗਰੂਕ ਅਤੇ ਸੁਚੇਤ ਹੋਣਾ ਚਾਹੀਦੇ ਹੈ। ਇਹ ਸਹੀ ਤਰ੍ਹਾਂ ਸੌਣ ਵਿੱਚ ਮੁਸ਼ਕਲ, ਗੁੱਸੇ ਅਤੇ ਚਿੜਚਿੜੇਪਨ ਦੇ ਦੌਰ ਜਾਂ ਧਿਆਨ ਕੇਂਦ੍ਰਿਤ ਕਰਨ ਵਿੱਚ ਮੁਸ਼ਕਲ ਦਾ ਕਾਰਨ ਬਣ ਸਕਦਾ ਹੈ। ਲੋਕ ਬਹੁਤ ਹੀ ਅਸਾਨੀ ਨਾਲ ਹੈਰਾਨ ਹੋਣ ਦੇ ਸੰਕੇਤ ਦਿਖਾ ਸਕਦੇ ਹਨ ਅਤੇ ਉਹ ਲਗਾਤਾਰ ਖ਼ਤਰੇ ਦੀ ਭਾਲ ਵਿੱਚ ਰਹਿੰਦੇ ਹਨ।

PTSD ਕਿੰਨਾ ਚਿਰ ਰਹਿੰਦਾ ਹੈ?

How long does PTSD last?

PTSD ਵੱਖ-ਵੱਖ ਲੋਕਾਂ ਲਈ ਵੱਖ-ਵੱਖ ਸਮੇਂ ਲਈ ਰਹਿ ਸਕਦਾ ਹੈ।[40] ਇਹ ਆਮ ਤੌਰ 'ਤੇ ਦੁਖਦਾਈ ਘਟਨਾ ਤੋਂ ਬਾਅਦ ਸ਼ੁਰੂ ਹੁੰਦਾ ਹੈ, ਪਰ PTSD ਵਿੱਚ ਕਈ ਸਾਲਾਂ ਲਈ ਦੇਰੀ ਹੋ ਸਕਦੀ ਹੈ। ਕੁਝ ਲੋਕਾਂ ਲਈ ਬੋਲਣ ਦੀ ਥੈਰੇਪੀ ਵਰਗੇ ਉਪਚਾਰ ਜਾਂ ਆਈ ਮੂਵਮੈਂਟ ਡਿਸੈਨਸੀਟਾਈਜੇਸ਼ਨ ਐਂਡ ਰਿਪ੍ਰੋਸੈਸਿੰਗ (EMDR) ਵਰਗੀਆਂ ਮਾਹਰ ਥੈਰੇਪੀਆਂ ਮਦਦ ਕਰ ਸਕਦੀਆਂ ਹਨ।

PTSD ਵਾਲੇ ਲਗਭਗ 30% ਲੋਕਾਂ ਨੂੰ ਇਸਦਾ ਇੱਕ ਗੰਭੀਰ ਰੂਪ ਵਿੱਚ ਹੋਣਾ ਜਾਰੀ ਰਹੇਗਾ।

PTSD ਅਜਿਹੇ ਚੱਕਰ ਵਿੱਚ ਕੰਮ ਕਰਦਾ ਹੈ ਜਿੱਥੇ ਲੱਛਣ ਤੇਜ਼ੀ ਨਾਲ ਵੱਧਦੇ ਹਨ, ਅਤੇ ਫਿਰ ਘਟਦੇ ਹਨ ਅਤੇ ਖਤਮ ਹੁੰਦੇ ਜਾਪਦੇ ਹਨ। PTSD ਦੇ ਨਾਲ ਰਹਿਣ ਵਾਲੇ ਵਿਅਕਤੀ ਦੇ ਅਧਾਰ 'ਤੇ ਇਸ ਪ੍ਰਕਿਰਿਆ ਦੀ ਗਤੀ ਵਿੱਚ ਬਦਲ ਸਕਦੀ ਹੈ।[41]

ਹੋਰ ਮੁੱਦੇ ਜੋ PTSD ਵਾਲੇ ਲੋਕਾਂ ਨੂੰ ਹੁੰਦੇ ਹਨ?
Other issues that people with PTSD have?

PTSD ਵਾਲੇ ਲੋਕਾਂ ਦੀ ਵਿਆਕੁਲਤਾ, ਉਦਾਸੀ ਅਤੇ ਨਸ਼ੀਲੇ ਪਦਾਰਥਾਂ ਦੀ ਦੁਰਵਰਤੋਂ[42] ਵਰਗੇ ਹੋਰ ਮੁੱਦਿਆਂ ਦਾ ਅਨੁਭਵ ਕਰਨ ਦੀ ਜ਼ਿਆਦਾ ਸੰਭਾਵਨਾ ਹੁੰਦੀ ਹੈ। ਲਗਭਗ 50% ਮਰਦਾਂ ਦੇ ਸ਼ਰਾਬ ਦੀ ਦੁਰਵਰਤੋਂ ਦੇ ਮੁੱਦੇ ਵੀ ਹੁੰਦੇ ਹਨ, ਜਿਸਦੇ ਬਾਅਦ ਉਦਾਸੀ, ਵਿਹਾਰ ਅਤੇ ਨਸ਼ਿਆਂ ਸੰਬੰਧੀ ਮੁੱਦੇ ਹੁੰਦੇ ਹਨ।

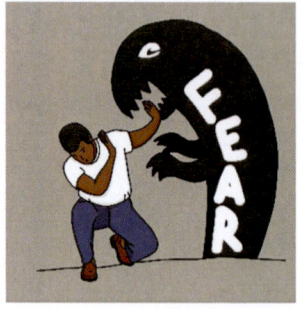

ਔਰਤਾਂ ਵਿੱਚ, ਸਿਰਫ 50% ਤੋਂ ਘੱਟ ਵਿੱਚ ਗੰਭੀਰ ਡਿਪਰੈਸ਼ਨ, ਅਤੇ ਉਸਦੇ ਬਾਅਦ ਡਰ, ਸਮਾਜਕ ਵਿਆਕੁਲਤਾ ਅਤੇ ਫਿਰ ਦਾਰਥਾਂ ਦੀ ਦੁਰਵਰਤੋਂ ਦੇ ਮੁੱਦੇ ਹੁੰਦੇ ਹਨ।

ਜੋ ਲੋਕ PTSD ਦੇ ਨਾਲ ਰਹਿੰਦੇ ਹਨ ਉਹਨਾਂ ਵਿੱਚ ਰੁਜ਼ਗਾਰ ਨਾਲ ਸੰਬੰਧਿਤ ਮੁੱਦੇ ਵੀ ਹੋ ਸਕਦੇ ਹਨ ਕਿਉਂਕਿ ਉਹਨਾਂ ਨੂੰ ਕੰਮ

ਬਣਾਏ ਰੱਖਣਾ ਮੁਸ਼ਕਲ ਲੱਗਦਾ ਹੈ। ਉਹਨਾਂ ਦੇ ਅੰਤਰ-ਵਿਅਕਤੀਗਤ ਮੁੱਦੇ ਹੁੰਦੇ ਹਨ ਜੋ ਸਾਥੀ ਤੋਂ ਵੱਖਰਾ ਹੋਣ ਜਾਂ ਤਲਾਕ ਤੱਕ ਅਤੇ ਹਿੰਸਾ ਦੇ ਹੋਰ ਮੁੱਦਿਆਂ ਵੱਲ ਲਿਜਾ ਸਕਦੇ ਹਨ ਕਿਉਂਕਿ ਉਹ ਹਿੰਸਕ ਮਿਜ਼ਾਜ ਨੂੰ ਨਿਯੰਤ੍ਰਿਤ ਕਰਨ ਦੇ ਘੱਟ ਸਮਰੱਥ ਹੁੰਦੇ ਹਨ।

PTSD ਲਈ ਉਪਚਾਰ

Treatments for PTSD

PTSD ਦਾ ਇਲਾਜ ਵੱਖ-ਵੱਖ ਕਿਸਮ ਦੀ ਟਾਕਿੰਗ ਥੈਰੇਪੀ ਦੁਆਰਾ ਕੀਤਾ ਜਾਂਦਾ ਹੈ, ਜਿਵੇਂ ਕਿ ਸਾਈਕੋਥੈਰੇਪੀ, CBT ਜਾਂ EMDR। ਇਸ ਵਿੱਚ ਦਵਾਈ ਦੁਆਰਾ ਵੀ ਸਹਾਇਤਾ ਕੀਤੀ ਜਾ ਸਕਦੀ ਹੈ ਜੋ ਇੱਕ ਮਨੋਵਿਗਿਆਨੀ ਦੁਆਰਾ ਤਜਵੀਜ਼ ਕੀਤੀ ਜਾ ਸਕਦੀ ਹੈ; ਹਾਲਾਂਕਿ, ਦਵਾਈ PTSD ਤੋਂ ਛੁਟਕਾਰਾ ਨਹੀਂ ਦਿਵਾਏਗੀ, ਇਹ ਸਿਰਫ ਕੁਝ ਲੱਛਣਾਂ ਤੋਂ ਰਾਹਤ ਪਾਉਣ ਵਿੱਚ ਸਹਾਇਤਾ ਕਰੇਗੀ।

ਸਿਹਤ ਅਤੇ ਦੇਖਭਾਲ ਉੱਤਮਤਾ ਲਈ ਨੈਸ਼ਨਲ ਇੰਸਟੀਚਿਊਟ (NICE) – ਉਹ ਸੰਗਠਨ, ਜੋ ਕਿ ਸਿਹਤ ਸੰਭਾਲ ਵਿੱਚ ਕੰਮ ਕਰਨ ਦੀਆਂ ਵਧੀਆ ਵਿਧੀਆਂ 'ਤੇ ਸੇਧ ਤਿਆਰ ਕਰਦਾ ਹੈ, ਇਸ ਵੇਲੇ PTSD ਲਈ ਦੋ ਕਿਸਮ ਦੇ ਗੱਲਬਾਤ ਰਾਹੀਂ ਉਪਚਾਰਾਂ ਦੀ ਸਿਫਾਰਸ਼ ਕਰਦਾ ਹੈ:

- ਸਦਮਾ-ਕੇਂਦ੍ਰਤਿ ਬੋਧਕਿ ਵਹਿਾਰ ਸਬੰਧੀ ਥੈਰੇਪੀ (TF-CBT)। ਇਹ ਬੋਧਕਿ ਵਹਿਾਰ ਸਬੰਧੀ ਥੈਰੇਪੀ (CBT) ਦਾ ਇੱਕ ਰੂਪ ਹੈ ਜੋ ਵਸ਼ਿੇਸ਼ ਤੌਰ 'ਤੇ PTSD ਲਈ ਅਨੁਕੂਲ ਬਣਾਇਆ ਗਿਆ ਹੈ। NICE ਸਫਿਾਰਸ਼ ਕਰਦਾ ਹੈ ਕ ਿਤੁਹਾਨੂੰ ਹਫ਼ਤੇ ਵਚਿ ਘੱਟੋ-ਘੱਟ ਇੱਕ ਵਾਰ ਇਕੋ ਥੈਰੇਪਸਿਟ ਨੂੰ ਮਲਿਕੇ, ਲਗਭਗ 60-90 ਮਟਿ ਦੇ 8-12 ਨਯਿਮਤਿ ਸੈਸ਼ਨਾਂ ਦੀ ਪੇਸ਼ਕਸ਼ ਕੀਤੀ ਜਾਂਦੀ ਹੈ।[43]
- ਆਈ ਮੂਵਮੈਂਟ ਡਿਸੈਨਸੀਟਾਈਜੇਸ਼ਨ ਐਂਡ ਰਿਪ੍ਰੋਸੈਸਿੰਗ (EMDR)। ਇਹ ਇੱਕ ਕਾਫ਼ੀ ਨਵਾਂ ਉਪਚਾਰ ਹੈ ਜੋ PTSD ਦੇ ਲੱਛਣਾਂ ਨੂੰ ਘਟਾ ਸਕਦਾ ਹੈ ਜਿਵੇਂ ਕਿ ਆਸਾਨੀ ਨਾਲ ਹੈਰਾਨ ਹੋ ਜਾਣਾ। ਇਸ ਵਿੱਚ ਦੁਖਦਾਈ ਘਟਨਾ ਨੂੰ ਯਾਦ ਕਰਦਿਆਂ ਅੱਖਾਂ ਦੀਆਂ ਤਾਲਬੱਧ ਹਰਕਤਾਂ ਕਰਨਾ ਸ਼ਾਮਲ ਹੁੰਦਾ ਹੈ। ਤੇਜ਼ ਅੱਖਾਂ ਦੀਆਂ ਹਰਕਤਾਂ ਦਾ ਉਦੇਸ਼ ਉਸੇ ਤਰ੍ਹਾਂ ਦਾ ਪ੍ਰਭਾਵ ਪੈਦਾ ਕਰਨਾ ਹੈ ਜਿਸ ਤਰ੍ਹਾਂ ਤੁਹਾਡਾ ਦਿਮਾਗ ਯਾਦਾਂ ਅਤੇ ਤਜਰਬਿਆਂ 'ਤੇ ਉਸ ਵੇਲੇ ਕਾਰਵਾਈ ਕਰਦਾ ਹੈ ਜਦੋਂ ਤੁਸੀਂ ਸੌਂ ਰਹੇ ਹੁੰਦੇ ਹੋ। EMDR UK ਅਤੇ ਆਇਰਲੈਂਡ, EMDR ਕਲੀਨਿਕ ਕਰਮਚਾਰੀਆਂ ਅਤੇ ਖੋਜਕਰਤਾਵਾਂ ਦੀ ਇੱਕ ਪੇਸ਼ੇਵਰ ਐਸੋਸਿਏਸ਼ਨ ਹੈ।[44]

ਵਾਧੂ ਸਹਾਇਤਾ
Additional Support

ਆਪਣੇ ਜੀਪੀ ਨਾਲ ਗੱਲ ਕਰੋ

ASSIST ਸਦਮੇ ਦੀ ਦੇਖਭਾਲ
assisttraumacare.org.uk
ਉਹਨਾਂ ਲੋਕਾਂ ਲਈ ਜਾਣਕਾਰੀ ਅਤੇ ਮਾਹਰ ਸਹਾਇਤਾ ਜਿਨ੍ਹਾਂ ਨੇ ਸਦਮੇ ਦਾ ਅਨੁਭਵ ਕੀਤਾ ਹੈ ਜਾਂ ਸਦਮੇ ਦਾ ਅਨੁਭਵ ਕਰਨ ਵਾਲੇ ਕਿਸੇ ਵਿਅਕਤੀ ਦੀ ਸਹਾਇਤਾ ਕਰ ਰਹੇ ਹਨ।

ਉਹਨਾਂ ਲੋਕਾਂ ਲਈ ਰਾਸ਼ਟਰੀ ਐਸੋਸਿਏਸ਼ਨ ਜਿਨ੍ਹਾਂ ਨਾਲ ਬਚਪਨ ਵਿੱਚ ਦੁਰਵਿਹਾਰ ਹੋਇਆ ਹੈ **(NAPAC)**
0808 801 0331
napac.org.uk
ਸਥਾਨਕ ਸਹਾਇਤਾ ਸਮੂਹਾਂ ਸਮੇਤ, ਬਚਪਨ ਵਿੱਚ ਕਿਸੇ ਵੀ ਕਿਸਮ ਦੇ ਦੁਰਵਿਹਾਰ ਦੇ ਬਾਲਗਾਂ ਲਈ ਸਹਾਇਤਾ।

ਇਹਨਾਂ ਵਿੱਚੋਂ ਕੁਝ ਸੇਵਾਵਾਂ ਕੋਲ ਉਹਨਾਂ ਦੀਆਂ ਆਪਣੀਆਂ ਟੈਲੀਫੋਨ ਸਹਾਇਤਾ ਲਾਈਨਾਂ ਹਨ ਅਤੇ ਵਾਧੂ ਸੰਗਠਨਾਂ ਕੋਲ ਭੇਜਣ ਦੀਆਂ ਸਹੂਲਤਾਂ ਵੀ ਹਨ।

References

32. Giller, E. (1999). What is psychological trauma. Sidran Institute.

33. McMillen, J. C., North, C. S., & Smith, E. M. (2000). What parts of PTSD are normal: intrusion, avoidance, or arousal? Data from the Northridge, California, earthquake. Journal of traumatic stress, 13(1), 57–75.

34. Ibid., 24

35. Hamblen J, 2009, *What is PTSD?* The National Center For PTSD 20 August 2020 http://www.ncptsd.va.gov/ncmain/ ncdocs/handouts/handout _What% 20is% 20PTSD.pdf

36. Norris, F. H. (1992). Epidemiology of trauma: frequency and impact of different potentially traumatic events on different demographic groups. Journal of consulting and clinical psychology, 60(3), 409.

37. Sack, W. H., Seeley, J. R., & Clarke, G. N. (1997). Does PTSD transcend cultural barriers? A study from the Khmer adolescent refugee project. Journal of the American Academy of Child & Adolescent Psychiatry, 36(1), 49–54.

38. Ehlers, A., Hackmann, A., & Michael, T. (2004). Intrusive re–experiencing in post–traumatic stress disorder: Phenomenology, theory, and therapy. Memory, 12(4), 403–415.

39. Feeny, N. C., Zoellner, L. A., Fitzgibbons, L. A., & Foa, E. B. (2000). Exploring the roles of emotional numbing, depression, and dissociation in PTSD. Journal of traumatic stress, 13(3), 489–498.

40. O'Donnell, M. L., Elliott, P., Lau, W., & Creamer, M. (2007). PTSD symptom trajectories: from early to chronic response. Behaviour Research and Therapy, 45(3), 601–606.

41. Ibid., 40

42. McFarlane, A. C., Atchison, M., Rafalowicz, E., & Papay, P. (1994). Physical symptoms in post–traumatic stress disorder. Journal of psychosomatic research, 38(7), 715–726.

43. Mind, 2017, *Post Traumatic Stress Disorder*, Mind, 16 September 2020 www.mind.org.uk/information–support/ types–of–mental–health–problems/post–traumatic–stress– disorder–ptsd/treatments

44. National Institute for Health and Care Excellence, 2005, *Post–traumatic stress disorder: management*, NICE, 16 September 2020 www.nice.org.uk/guidance/cg26

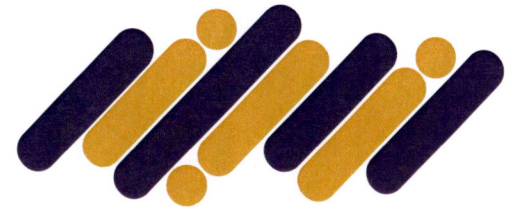

WHAT IS POSTPARTUM (POSTNATAL) DEPRESSION?

ਪੋਸਟਪਾਰਟਮ (ਜਨਮ ਤੋਂ ਬਾਅਦ) ਦੀ ਉਦਾਸੀਨਤਾ ਕੀ ਹੁੰਦੀ ਹੈ?

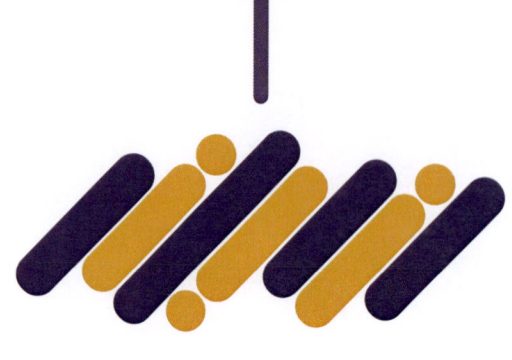

What is Postpartum (Postnatal) Depression?

Postpartum means 'after birth.'

For most women, having a baby is a very exciting and joyous experience; however, for it can often be an anxious time. For women with postpartum or peripartum depression it can become very distressing and difficult.

Postpartum depression is a serious, but treatable medical illness involving feelings of extreme sadness, low moods, levels of high and low anxiety, as well as changes in energy, sleep, and appetite. It's a treatable illness which carries risks for the mother and child.

Symptoms

These symptoms can affect your day-to-day life and your relationships with your baby, your family and friends. Common symptoms include:

- Feelings of sadness and low mood over a long period of time

- Loss of interest and no longer enjoying things that used to give you pleasure
- Reduced sex drive
- Lack of energy and feeling tired all the time
- Trouble sleeping at night and feeling sleepy during the day
- Feeling that you're unable to look after your baby
- Problems concentrating and making decisions
- Loss of appetite or an increased appetite
- Feelings of hopelessness, guilt and self-blame
- Difficulty bonding with your baby with a feeling of indifference and no sense of enjoyment in their company
- Frightening thoughts – for example, about hurting your baby; these can be scary, but they're very rarely acted upon
- Suicidal thoughts or self-harm
- Unrealistic expectations of motherhood.[45]

Men can suffer from PND as much as women can. Fathers can also become depressed after the birth of a baby. If you are concerned and think you are experiencing forms of depression, talk to your GP as soon as possible. These symptoms can continue for months or years if nothing is done. Please do not ignore if you are persistently struggling.

Spotting PND in others

From a South Asian background, not expressing a sense of excitement can be difficult to understand if you are experiencing Postnatal Depression. PND can develop gradually, and some parents may avoid talking to family and friends about how they feel because they worry, they'll be judged for not coping or not appearing happy.[46]

Signs for partners, family and friends to look out for in new parents include:

- Frequently crying for no obvious reason
- Having difficulty bonding with their baby, looking after them only as a duty and not wanting to play with them
- Withdrawing from contact with other people
- Speaking negatively all the time and claiming that they're hopeless
- Neglecting themselves, such as not washing or changing their clothes
- Losing all sense of time, such as being unaware whether 10 minutes or 2 hours have passed
- Losing their sense of humour
- Constantly worrying that something is wrong with their baby, regardless of reassurance.

If you think someone you know is depressed, encourage them to talk about their feelings to you, a friend, their GP or their health visitor.

Causes

There are several different types of stresses which can suggest the cause of PND. It's more likely for individuals to suffer from PND if you have the following:

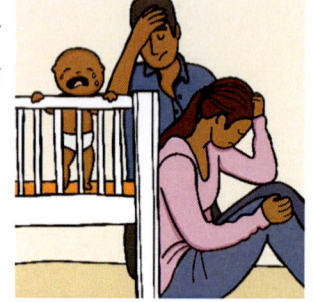

- Previous mental health problems, including depression

- Depression or anxiety during pregnancy

- Poor support from partner, family or friends or marital difficulties

- A recent stressful event – e.g. death of someone close to you, a relationship ending or losing a job

- Experienced domestic violence or previous abuse

- Arrived in a developed country as a refugee or to seek asylum.[47]

There may be a physical cause for your depression, such as an underactive thyroid or low levels of vitamin B12.[48] These can be easily treated.

PND can start for no obvious reason, without any of these causes. Also having these problems does not mean that you will have PND.

Treatments

The treatment you need depends on how unwell you are. You should be told about all the likely benefits and risks of treatment so you can make the best choice for you. Treatment includes:

- Talking Therapies – counselling, such as CBT (Cognitive Behavioural Therapy) or INPT (Interpersonal Therapy), family or marital therapy, may be offered depending on your area. These encourage you to talk through problems and address ether the cycle of thoughts and behaviours or how your relationships with others may contribute towards your feelings.

- Medication – sometimes, antidepressants can be prescribed to help alleviate symptoms of depression. These work by balancing the chemicals in your brain to ease symptoms, which can help you to function while issues are worked through. There are antidepressants which are available while breastfeeding; however, this should always be discussed with your doctor.[49]

For more severe PND, you may be put under the care of a specialist team, such as a Community Mental Health Team. They can help support your more intensively or refer you on to other treatments if you are at risks, such as a mental health hospital or a Mother and Baby Unit. Mother and Baby Units are places across the UK where you can remain with your baby while you receive specialist care and support.

Additional Support

Pandas Foundation– Pre and Post Natal Depression Advice and Support
Website: www.pandasfoundation.org.uk
Helpline: 08081961776
Available: from 9 am – 8 pm, seven days a week.

Miscarriage Association
Website: www.miscarriageassociation.org.uk
Helpline: 01924 200799
Available: Mon–Fri, 9am–4pm

APNI – Association for Post Natal Illness
Website: www.apni.org
Helpline: 0207 386 0868
Available: 10.00 am and 2.00 pm Monday to Friday

Some of these services have their telephone support lines and additional signposting.

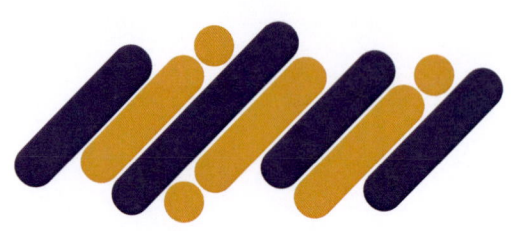

ਪੋਸਟਪਾਰਟਮ (ਜਨਮ ਤੋਂ ਬਾਅਦ) ਦੀ ਉਦਾਸੀਨਤਾ ਕੀ ਹੁੰਦੀ ਹੈ?

What is Postpartum (Postnatal) Depression?

ਪੋਸਟਪਾਰਟਮ ਦਾ ਅਰਥ ਹੈ 'ਜਨਮ ਤੋਂ ਬਾਅਦ'

ਜ਼ਿਆਦਾਤਰ ਔਰਤਾਂ ਲਈ, ਬੱਚਾ ਪੈਦਾ ਕਰਨਾ ਬਹੁਤ ਹੀ ਦਿਲਚਸਪ ਅਤੇ ਅਨੰਦਮਈ ਤਜਰਬਾ ਹੁੰਦਾ ਹੈ, ਹਾਲਾਂਕਿ ਇਹ ਅਕਸਰ ਵਿਆਕੁਲਤਾ ਵਾਲਾ ਸਮਾਂ ਹੋ ਸਕਦਾ ਹੈ। ਜਨਮ ਤੋਂ ਬਾਅਦ ਦੀ ਜਾਂ, ਪੇਰੀਪਾਰਟਮ ਉਦਾਸੀਨਤਾ ਔਰਤਾਂ ਲਈ ਬਹੁਤ ਪਰੇਸ਼ਾਨ ਕਰਨ ਵਾਲੀ ਅਤੇ ਮੁਸ਼ਕਲ ਭਰੀ ਹੋ ਸਕਦੀ ਹੈ।

ਜਨਮ ਤੋਂ ਬਾਅਦ ਦੀ ਉਦਾਸੀਨਤਾ ਇਕ ਗੰਭੀਰ, ਪਰ ਇਲਾਜ ਯੋਗ ਡਾਕਟਰੀ ਬਿਮਾਰੀ ਹੈ ਜਿਸ ਵਿੱਚ ਬਹੁਤ ਜ਼ਿਆਦਾ ਉਦਾਸੀ, ਉਦਾਸ ਮਿਜ਼ਾਜ, ਵਿਆਕੁਲਤਾ ਦੇ ਉੱਚੇ ਅਤੇ ਨੀਵੇਂ ਪੱਧਰ, ਅਤੇ ਨਾਲ ਹੀ ਊਰਜਾ, ਨੀਂਦ ਅਤੇ ਭੁੱਖ ਵਿੱਚ ਤਬਦੀਲੀਆਂ ਸ਼ਾਮਲ ਹੁੰਦੀਆਂ ਹਨ। ਇਹ ਇੱਕ ਇਲਾਜ ਯੋਗ ਬਿਮਾਰੀ ਹੈ ਜਿਸ ਵਿੱਚ ਮਾਂ ਅਤੇ ਬੱਚੇ ਲਈ ਜੋਖਮ ਸ਼ਾਮਲ ਹੁੰਦਾ ਹੈ।

ਲੱਛਣ

Symptoms

ਇਹ ਲੱਛਣ ਤੁਹਾਡੀ ਰੋਜ਼ਮਰ੍ਹਾ ਦੀ ਜ਼ਿੰਦਗੀ ਅਤੇ ਤੁਹਾਡੇ ਬੱਚੇ, ਤੁਹਾਡੇ ਪਰਿਵਾਰ ਅਤੇ ਦੋਸਤਾਂ ਨਾਲ ਤੁਹਾਡੇ ਰਿਸ਼ਤੇ ਨੂੰ ਪ੍ਰਭਾਵਿਤ ਕਰ ਸਕਦੇ ਹਨ। ਆਮ ਲੱਛਣਾਂ ਵਿੱਚ ਸ਼ਾਮਲ ਹਨ:

- ਸਮੇਂ ਦੀ ਲੰਮੀ ਮਿਆਦ ਲਈ ਉਦਾਸ ਅਤੇ ਦੁਖੀ ਮਿਜ਼ਾਜ ਮਹਿਸੂਸ ਕਰਨਾ
- ਦਿਲਚਸਪੀ ਨਾ ਰਹਿਣੀ ਅਤੇ ਹੁਣ ਉਹਨਾਂ ਚੀਜ਼ਾਂ ਦਾ ਅਨੰਦ ਨਾ ਮਾਣਨਾ ਜੋ ਤੁਹਾਨੂੰ ਖੁਸ਼ੀ ਦਿੰਦੀਆਂ ਸਨ
- ਸੈਕਸ ਦੀ ਘਟੀ ਹੋਈ ਇੱਛਾ
- ਊਰਜਾ ਦੀ ਘਾਟ ਅਤੇ ਹਰ ਸਮੇਂ ਥੱਕੇ ਮਹਿਸੂਸ ਕਰਨਾ
- ਰਾਤ ਨੂੰ ਸੌਣ ਵਿੱਚ ਮੁਸ਼ਕਲ ਆਉਣੀ ਅਤੇ ਦਿਨ ਵਿੱਚ ਉਨੀਂਦਰਾ ਮਹਿਸੂਸ ਕਰਨਾ
- ਇਹ ਮਹਿਸੂਸ ਕਰਨਾ ਕਿ ਤੁਸੀਂ ਆਪਣੇ ਬੱਚੇ ਦੀ ਦੇਖਭਾਲ ਕਰਨ ਤੋਂ ਅਸਮਰਥ ਹੋ
- ਧਿਆਨ ਕੇਂਦ੍ਰਿਤ ਕਰਨ ਅਤੇ ਫੈਸਲੇ ਲੈਣ ਵਿੱਚ ਸਮੱਸਿਆਵਾਂ
- ਭੁੱਖ ਨਾ ਲੱਗਣੀ ਜਾਂ ਭੁੱਖ ਵੱਧ ਜਾਣੀ
- ਨਿਰਾਸ਼ਾ, ਕਸੂਰਵਾਰ ਅਤੇ ਸਵੈ-ਦੋਸ਼ ਦੀ ਭਾਵਨਾ
- ਬੇਪਰਵਾਹੀ ਦੀ ਭਾਵਨਾ ਨਾਲ ਆਪਣੇ ਬੱਚੇ ਨਾਲ ਜੁੜਨ ਵਿੱਚ ਮੁਸ਼ਕਲ ਅਤੇ ਉਹਨਾਂ ਦੀ ਸੰਗਤ ਵਿੱਚ ਅਨੰਦ ਨਾ ਆਉਣਾ
- ਡਰਾਉਣੇ ਵਿਚਾਰ - ਉਦਾਹਰਨ ਵਜੋਂ, ਆਪਣੇ ਬੱਚੇ ਨੂੰ ਸੱਟ ਪਹੁੰਚਾਉਣ ਬਾਰੇ; ਇਹ ਡਰਾਉਣੇ ਹੋ ਸਕਦੇ ਹਨ, ਪਰ ਉਹਨਾਂ 'ਤੇ ਬਹੁਤ ਹੀ ਘੱਟ ਕਾਰਵਾਈ ਕੀਤੀ ਜਾਂਦੀ ਹੈ
- ਆਤਮ ਹੱਤਿਆ ਕਰਨ ਵਾਲੇ ਜਾਂ ਖੁਦ ਨੂੰ ਨੁਕਸਾਨ ਪਹੁੰਚਾਉਣ ਵਾਲੇ ਵਿਚਾਰ
- ਮਾਂ-ਪੁਣੇ ਦੀਆਂ ਅਸਪਸ਼ਟ ਉਮੀਦਾਂ[45]

ਮਰਦ ਵੀ ਔਰਤਾਂ ਵਾਂਗ ਹੀ PND ਤੋਂ ਪੀੜਤ ਹੋ ਸਕਦੇ ਹਨ। ਬੱਚੇ ਦੇ ਜਨਮ ਤੋਂ ਬਾਅਦ ਪਿਤਾ ਵੀ ਉਦਾਸ ਹੋ ਸਕਦੇ ਹਨ। ਜੇ ਤੁਸੀਂ ਚਿੰਤਤ ਹੋ ਅਤੇ ਸੋਚਦੇ ਹੋ ਕਿ ਤੁਸੀਂ ਉਦਾਸੀਨਤਾ ਦੇ ਰੂਪਾਂ ਦਾ ਸਾਹਮਣਾ ਕਰ ਰਹੇ ਹੋ, ਤਾਂ ਜਿੰਨੀ ਜਲਦੀ ਹੋ ਸਕੇ ਆਪਣੇ ਜੀਪੀ ਨਾਲ ਗੱਲ ਕਰੋ। ਜੇ ਕੁਝ ਨਹੀਂ ਕੀਤਾ ਜਾਂਦਾ ਤਾਂ ਇਹ ਲੱਛਣ ਮਹੀਨਿਆਂ ਜਾਂ ਸਾਲਾਂ ਲਈ ਜਾਰੀ ਰਹਿ ਸਕਦੇ ਹਨ। ਜੇ ਤੁਸੀਂ ਲਗਾਤਾਰ ਸੰਘਰਸ਼ ਕਰ ਰਹੇ ਹੋ ਤਾਂ ਕਿਰਪਾ ਕਰਕੇ ਅਣਦੇਖੀ ਨਾ ਕਰੋ।

ਦੂਜਿਆਂ ਵਿੱਚ PND ਨੂੰ ਪਛਾਣਨਾ

Identifying PND in others

ਦੱਖਣੀ ਏਸ਼ੀਆਈ ਪਿਛੋਕੜ ਤੋਂ, ਉਤਸ਼ਾਹ ਦੀ ਭਾਵਨਾ ਦਾ ਪ੍ਰਗਟਾਵਾ ਨਾ ਕਰਨ ਨੂੰ ਸਮਝਣਾ ਮੁਸ਼ਕਲ ਹੋ ਸਕਦਾ ਹੈ, ਜੇ ਤੁਸੀਂ ਜਨਮ ਤੋਂ ਬਾਅਦ ਦੀ ਉਦਾਸੀਨਤਾ ਦਾ ਸਾਹਮਣਾ ਕਰ ਰਹੇ ਹੋ। PND ਹੌਲੀ-ਹੌਲੀ ਵਿਕਸਤ ਹੋ ਸਕਦੀ ਹੈ ਅਤੇ ਕੁਝ ਮਾਪੇ ਆਪਣੇ ਪਰਿਵਾਰ ਅਤੇ ਦੋਸਤਾਂ ਨਾਲ ਇਸ ਬਾਰੇ ਗੱਲ ਕਰਨ ਤੋਂ ਪਰਹੇਜ਼ ਕਰ ਸਕਦੇ ਹਨ ਕਿ ਉਹ ਕਿਵੇਂ ਮਹਿਸੂਸ ਕਰ ਰਹੇ ਹਨ ਕਿਉਂਕਿ ਉਹ ਚਿੰਤਾ ਕਰਦੇ ਹਨ ਕਿ ਮੁਕਾਬਲਾ ਨਾ ਕਰਨ ਜਾਂ ਖੁਸ਼ ਦਿਖਾਈ ਨਾ ਦੇਣ ਕਾਰਨ ਉਹਨਾਂ ਬਾਰੇ ਰਾਇ ਬਣਾਈ ਜਾਵੇਗੀ।[46]

ਸਾਥੀਆਂ, ਪਰਿਵਾਰ ਅਤੇ ਦੋਸਤਾਂ ਨੂੰ ਨਵੇਂ ਮਾਪਿਆਂ ਵਿੱਚ ਇਹਨਾਂ ਸੰਕੇਤਾਂ ਨੂੰ ਲੱਭਣਾ ਚਾਹੀਦਾ ਹੈ:

- ਅਕਸਰ ਬਿਨਾਂ ਕਿਸੇ ਸਪੱਸ਼ਟ ਕਾਰਨ ਦੇ ਰੋਣਾ

- ਆਪਣੇ ਬੱਚੇ ਨਾਲ ਜੁੜਾਵ ਬਣਾਉਣ ਵਿੱਚ ਮੁਸ਼ਕਲ ਆਉਣੀ, ਉਹਨਾਂ ਦੀ ਸਿਰਫ ਇੱਕ ਡਿਊਟੀ ਵਜੋਂ ਦੇਖਭਾਲ ਕਰਨੀ ਅਤੇ ਉਹਨਾਂ ਨਾਲ ਖੇਡਣ ਦੀ ਇੱਛਾ ਨਾ ਹੋਣੀ

- ਦੂਜੇ ਲੋਕਾਂ ਨਾਲ ਸੰਪਰਕ ਕਰਨ ਤੋਂ ਪਿੱਛੇ ਹਟਣਾ

- ਹਰ ਸਮੇਂ ਨਕਾਰਾਤਮਕ ਬੋਲਣਾ ਅਤੇ ਦਾਅਵਾ ਕਰਨਾ ਕਿ ਉਹ ਨਿਕੰਮੇ ਹਨ

- ਆਪਣੇ ਆਪ ਨੂੰ ਨਜ਼ਰਅੰਦਾਜ਼ ਕਰਨਾ, ਜਿਵੇਂ ਕਿ ਆਪਣੇ ਕੱਪੜੇ ਨਾ ਧੋਣੇ ਜਾਂ ਨਾ ਬਦਲਣੇ
- ਸਮੇਂ ਦੀ ਪੂਰੀ ਸਮਝ ਗੁਆਉਣਾ, ਜਿਵੇਂ ਕਿ ਅਣਜਾਣ ਹੋਣਾ ਕਿ 10 ਮਿੰਟ ਜਾਂ 2 ਘੰਟੇ ਲੰਘ ਗਏ ਹਨ
- ਆਪਣੇ ਹਾਸੇ ਦੀ ਭਾਵਨਾ ਨੂੰ ਗੁਆਉਣਾ
- ਨਿਰੰਤਰ ਚਿੰਤਤ ਹੋਣਾ ਕਿ ਉਹਨਾਂ ਦੇ ਬੱਚੇ ਵਿੱਚ ਕੁਝ ਗਲਤ ਹੈ, ਭਰੋਸੇ ਦੀ ਪਰਵਾਹ ਕੀਤੇ ਬਿਨਾਂ

ਜੇ ਤੁਸੀਂ ਸੋਚਦੇ ਹੋ ਕਿ ਤੁਹਾਡੀ ਜਾਣ-ਪਛਾਣ ਦਾ ਕੋਈ ਵਿਅਕਤੀ ਉਦਾਸ ਹੈ, ਤਾਂ ਉਹਨਾਂ ਨੂੰ ਤੁਹਾਡੇ, ਆਪਣੇ ਦੋਸਤ, ਉਹਨਾਂ ਦੇ ਜੀਪੀ ਜਾਂ ਉਹਨਾਂ ਦੇ ਹੈਲਥ ਵਿਜ਼ਿਟਰ ਨਾਲ ਆਪਣੀਆਂ ਭਾਵਨਾਵਾਂ ਬਾਰੇ ਗੱਲ ਕਰਨ ਲਈ ਉਤਸ਼ਾਹਿਤ ਕਰੋ।

ਕਾਰਨ

Causes

ਕਈ ਤਰ੍ਹਾਂ ਦੇ ਤਣਾਉ ਹਨ ਜੋ PND ਦੇ ਕਾਰਨ ਦਾ ਸੁਝਾਅ ਦੇ ਸਕਦੇ ਹਨ। ਵਿਅਕਤੀਆਂ ਦੀ PND ਤੋਂ ਪੀੜਤ ਹੋਣ ਦੀ ਵਧੇਰੇ ਸੰਭਾਵਨਾ ਹੁੰਦੀ ਹੈ ਜੇ ਤੁਹਾਨੂੰ ਹੇਠਾਂ ਲਿਖੀਆਂ ਸਮੱਸਿਆਵਾਂ ਹਨ:

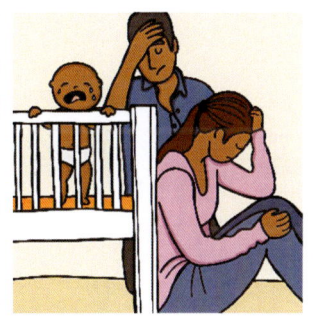

- ਉਦਾਸੀਨਤਾ ਸਮੇਤ, ਪਿਛਲੀਆਂ ਮਾਨਸਿਕ ਸਿਹਤ ਸਮੱਸਿਆਵਾਂ
- ਗਰਭ ਅਵਸਥਾ ਦੌਰਾਨ ਉਦਾਸੀਨਤਾ ਜਾਂ ਵਿਆਕੁਲਤਾ
- ਸਾਥੀ, ਪਰਿਵਾਰ ਜਾਂ ਦੋਸਤਾਂ ਜਾਂ ਰਿਸ਼ਤੇਦਾਰਾਂ ਦਾ ਮਾੜਾ ਸਮਰਥਨ
- ਕੋਈ ਤਾਜ਼ੀ ਤਣਾਉਪੂਰਨ ਘਟਨਾ - ਉਦਾਹਰਨ ਵਜੋਂ ਤੁਹਾਡੇ ਕਿਸੇ ਨਜ਼ਦੀਕੀ ਦੀ ਮੌਤ, ਸੰਬੰਧ ਖਤਮ ਹੋਣਾ ਜਾਂ ਨੌਕਰੀ ਗੁਆਉਣਾ
- ਘਰੇਲੂ ਹਿੰਸਾ ਦਾ ਤਜਰਬਾ ਜਾਂ ਪਿਛਲਾ ਦੁਰਵਿਹਾਰ
- ਕਿਸੇ ਵਿਕਸਤ ਦੇਸ਼ ਵਿੱਚ ਸ਼ਰਨਾਰਥੀ ਵਜੋਂ ਪਹੁੰਚਣਾ ਜਾਂ ਪਨਾਹ ਮੰਗਣੀ[47]

ਤੁਹਾਡੀ ਉਦਾਸੀਨਤਾ ਦਾ ਕੋਈ ਸਰੀਰਕ ਕਾਰਨ ਹੋ ਸਕਦਾ ਹੈ, ਜਿਵੇਂ ਕਿ ਇੱਕ ਘੱਟ-ਸਰਗਰਮ ਥਾਇਰੌਇਡ ਜਾਂ ਵਿਟਾਮਿਨ B12 ਦਾ ਨੀਵਾਂ ਪੱਧਰ।[48] ਇਹਨਾਂ ਦਾ ਆਸਾਨੀ ਨਾਲ ਇਲਾਜ ਕੀਤਾ ਜਾ ਸਕਦਾ ਹੈ।

PND ਇਹਨਾਂ ਕਾਰਨਾਂ ਵਿਚੋਂ ਕਿਸੇ ਦੇ ਬਿਨਾਂ, ਕਿਸੇ ਸਪੱਸ਼ਟ ਕਾਰਨ ਦੇ ਬਿਨਾਂ ਸ਼ੁਰੂ ਹੋ ਸਕਦਾ ਹੈ। ਨਾਲ ਹੀ ਇਹ ਮੁਸ਼ਕਲਾਂ ਹੋਣ ਦਾ ਇਹ ਮਤਲਬ ਨਹੀਂ ਕਿ ਤੁਹਾਨੂੰ PND ਹੈ।

ਉਪਚਾਰ

Remedies

ਤੁਹਾਡੀ ਜ਼ਰੂਰਤ ਦਾ ਉਪਚਾਰ, ਇਸ 'ਤੇ ਨਿਰਭਰ ਕਰਦਾ ਹੈ ਕਿ ਤੁਸੀਂ ਕਿੰਨੇ ਬਿਮਾਰ ਹੋ। ਤੁਹਾਨੂੰ ਉਪਚਾਰ ਦੇ ਸਾਰੇ ਸੰਭਾਵੀ ਫਾਇਦਿਆਂ ਅਤੇ ਜੋਖਮਾਂ ਬਾਰੇ ਦੱਸਿਆ ਜਾਣਾ ਚਾਹੀਦਾ ਹੈ ਤਾਂ ਜੋ ਤੁਸੀਂ ਆਪਣੇ ਲਈ ਵਧੀਆ ਚੋਣ ਕਰ ਸਕੋ। ਉਪਚਾਰ ਵਿੱਚ ਸ਼ਾਮਲ ਹਨ:

- ਗੱਲਬਾਤ ਇਲਾਜ - ਸਲਾਹ-ਮਸ਼ਵਰਾ, ਜਿਵੇਂ ਕਿ CBT (ਬੋਧਿਕ ਵਿਹਾਰ ਸਬੰਧੀ ਇਲਾਜ) ਜਾਂ INPT (ਇੰਟਰਪਰਸਨਲ ਥੈਰੇਪੀ), ਪਰਿਵਾਰਕ ਜਾਂ ਵਿਆਹੁਤਾ ਥੈਰੇਪੀ ਤੁਹਾਡੇ ਖੇਤਰ ਦੇ ਅਧਾਰ 'ਤੇ ਪੇਸ਼ ਕੀਤੀ ਜਾ ਸਕਦੀ ਹੈ। ਇਹ ਤੁਹਾਨੂੰ ਮੁਸ਼ਕਲਾਂ ਬਾਰੇ ਗੱਲ ਕਰਨ ਅਤੇ ਵਿਚਾਰਾਂ ਦੇ ਚੱਕਰ ਅਤੇ ਵਿਹਾਰਾਂ, ਜਾਂ ਇਸ ਗੱਲ 'ਤੇ ਧਿਆਨ ਦੇਣ ਲਈ ਉਤਸ਼ਾਹਿਤ ਕਰਦੇ ਹਨ ਕਿ ਦੂਜਿਆਂ ਨਾਲ ਤੁਹਾਡੇ ਰਿਸ਼ਤੇ ਤੁਹਾਡੀਆਂ ਭਾਵਨਾਵਾਂ ਵਿੱਚ ਕਿਵੇਂ ਯੋਗਦਾਨ ਪਾ ਸਕਦੇ ਹਨ।
- ਦਵਾਈ - ਕਈ ਵਾਰ ਤਣਾਉ ਦੇ ਲੱਛਣਾਂ ਤੋਂ ਛੁਟਕਾਰਾ ਪਾਉਣ ਲਈ ਉਦਾਸੀਨਤਾ-ਵਿਰੋਧੀ ਦਵਾਈ ਤਜਵੀਜ਼ ਕੀਤੀ ਜਾ ਸਕਦੀ ਹੈ। ਇਹ ਲੱਛਣਾਂ ਨੂੰ ਸੌਖਾ ਕਰਨ ਲਈ ਤੁਹਾਡੇ ਦਿਮਾਗ ਵਿਚਲੇ ਰਸਾਇਣਾਂ ਦਾ ਸੰਤੁਲਨ ਬਣਾ ਕੇ ਕੰਮ ਕਰਦੀਆਂ ਹਨ, ਜਿਸ ਨਾਲ ਤੁਹਾਨੂੰ ਉਸ ਦੌਰਾਨ ਕੰਮ ਕਰਨ ਵਿੱਚ ਮਦਦ ਮਿਲ ਸਕਦੀ ਹੈ ਜਦੋਂ ਮੁੱਦਿਆਂ ਨੂੰ ਹੱਲ ਕੀਤਾ ਜਾਂਦਾ ਹੈ। ਛਾਤੀ ਦਾ ਦੁੱਧ ਚੁੰਘਾਉਣ ਸਮੇਂ ਲਈ ਉਦਾਸੀਨਤਾ-ਵਿਰੋਧੀ ਦਵਾਈਆਂ ਉਪਲਬਧ ਹੁੰਦੀਆਂ ਹਨ, ਹਾਲਾਂਕਿ ਇਸ ਬਾਰੇ ਹਮੇਸ਼ਾ ਆਪਣੇ ਡਾਕਟਰ ਨਾਲ ਵਿਚਾਰ ਵਟਾਂਦਰਾ ਕੀਤਾ ਜਾਣਾ ਚਾਹੀਦਾ ਹੈ।[49]

ਵਧੇਰੇ ਗੰਭੀਰ PND ਲਈ, ਤੁਹਾਨੂੰ ਕਿਸੇ ਮਾਹਰ ਟੀਮ ਦੀ ਦੇਖਭਾਲ ਵਿੱਚ ਰੱਖਿਆ ਜਾ ਸਕਦਾ ਹੈ, ਜਿਵੇਂ ਕਿ ਕਮਿਊਨਿਟੀ ਮੈਂਟਲ ਹੈਲਥ ਟੀਮ। ਉਹ ਤੁਹਾਡਾ ਵਧੇਰੇ ਡੂੰਘਾਈ ਨਾਲ ਸਮਰਥਨ ਕਰਨ ਵਿੱਚ ਸਹਾਇਤਾ ਕਰ ਸਕਦੇ ਹਨ ਜਾਂ ਜੇ ਤੁਹਾਨੂੰ ਕੋਈ ਜੋਖਮ ਹੈ, ਤਾਂ ਤੁਹਾਨੂੰ ਦੂਜੇ ਉਪਚਾਰਾਂ ਲਈ ਭੇਜ ਸਕਦੇ ਹਨ, ਜਿਵੇਂ ਕਿ ਮਾਨਸਿਕ ਸਿਹਤ ਹਸਪਤਾਲ ਜਾਂ ਇੱਕ ਮਦਰ ਐਂਡ ਬੇਬੀ ਯੂਨਿਟ। ਮਦਰ ਐਂਡ ਬੇਬੀ ਯੂਨਿਟ ਪੂਰੇ ਯੂਕੇ ਵਿੱਚ ਉਹ ਥਾਂਵਾਂ ਹਨ ਜਿਥੇ ਤੁਸੀਂ ਆਪਣੇ ਬੱਚੇ ਦੇ ਨਾਲ ਰਹਿੰਦੇ ਹੋਏ ਮਾਹਰ ਦੇਖਭਾਲ ਅਤੇ ਸਹਾਇਤਾ ਪ੍ਰਾਪਤ ਕਰਦੇ ਹੋ।

ਵਾਧੂ ਸਹਾਇਤਾ

Additional Support

ਪਾਂਡਾਸ ਫਾਉਂਡੇਸ਼ਨ- ਜਨਮ ਤੋਂ ਪਹਿਲਾਂ ਅਤੇ ਬਾਅਦ ਡਿਪਰੈਸ਼ਨ ਬਾਰੇ ਸਲਾਹ ਅਤੇ ਸਹਾਇਤਾ
ਵੈੱਬਸਾਈਟ: http://www.pandasfoundation.org.uk
ਹੈਲਪਲਾਈਨ: 08081961776
ਉਪਲਬਧ: ਹਫ਼ਤੇ ਦੇ 7 ਦਿਨ ਸਵੇਰੇ 9 ਵਜੇ ਤੋਂ ਰਾਤ 8 ਵਜੇ ਤੱਕ।

ਮਿਸਕੈਰਿਜ ਐਸੋਸਿਏਸ਼ਨ
ਵੈੱਬਸਾਈਟ: www.miscarriageassociation.org.uk
ਹੈਲਪਲਾਈਨ: 01924 200799
ਉਪਲਬਧ: ਸੋਮ-ਸ਼ੁੱਕਰ, ਸਵੇਰੇ 9 ਤੋਂ ਸ਼ਾਮ 4 ਵਜੇ

APNI - ਐਸੋਸਿਏਸ਼ਨ ਫਾਰ ਪੋਸਟ ਨੈਟਲ ਇੱਲਨੈਸ
ਵੈੱਬਸਾਈਟ: https://apni.org
ਹੈਲਪਲਾਈਨ: 0207 386 0868
ਉਪਲਬਧ: ਸੋਮਵਾਰ ਤੋਂ ਸ਼ੁੱਕਰਵਾਰ ਸਵੇਰੇ 10.00 ਤੋਂ ਦੁਪਹਿਰ ਬਾਅਦ 2.00 ਵਜੇ

ਇਹਨਾਂ ਵਿੱਚੋਂ ਕੁਝ ਸੇਵਾਵਾਂ ਕੋਲ ਉਹਨਾਂ ਦੀਆਂ ਆਪਣੀਆਂ ਟੈਲੀਫੋਨ ਸਹਾਇਤਾ ਲਾਈਨਾਂ ਹਨ ਅਤੇ ਵਾਧੂ ਸੰਗਠਨਾਂ ਕੋਲ ਭੇਜਣ ਦੀਆਂ ਸਹੂਲਤਾਂ ਵੀ ਹਨ।

References

45. National Health Service, 2018, *Postnatal depression*, Crown, 16 September 2020 www.nhs.uk/conditions/post-natal-depression/symptoms

46. Ibid., 45

47. Howard LM, Moylneaux E, Dennis C-L, Rochat T, Stein A, Milgrom J. Non-psychotic mental disorders in the perinatal period. The Lancet. 2014; 384;1775-1788.

48. Green L, 2018, *Postnatal depression*, Royal College of Psychiatrists 16 September 2020 www.rcpsych.ac.uk/mental-health/problems-disorders/post-natal-depression

49. PND Awareness & Support, 2020, *Postnatal depression,* Pandas Foundation, 16 September 2020

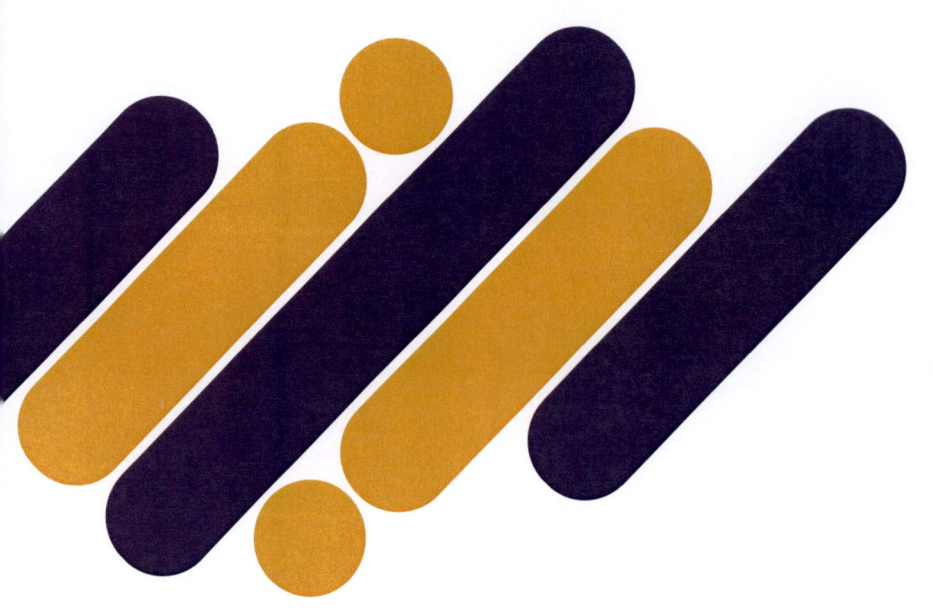

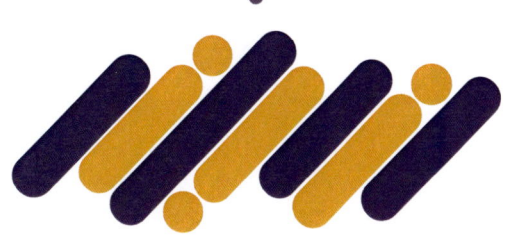

WHAT IS SELF-HARM?

ਸਵੈ-ਨੁਕਸਾਨ ਕੀ ਹੁੰਦਾ ਹੈ?

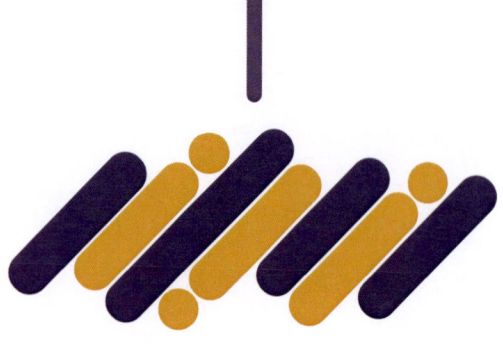

What is Self-Harm?

Self-harm is when somebody intentionally harms their own body. Its seen as a form of coping with or expressing overwhelming emotional distress.[50]

Triggers

Some people plan it in advance; for others, it happens on the spur of the moment. Some people self-harm only once or twice, but others do it regularly – it can be hard to stop.

Some of us harm ourselves in less obvious, but still serious ways. We may behave in ways that suggest we don't care whether we live or die – we may take drugs recklessly, have unsafe sex, or binge drink. Some people simply starve themselves.

A lot of people who self-harm don't seek help. Why not? You might be aware that you have some serious problems, but don't feel that you can tell anyone – so you don't talk about it.

You may not feel that you do have a serious problem but see self-harm to cope with life.

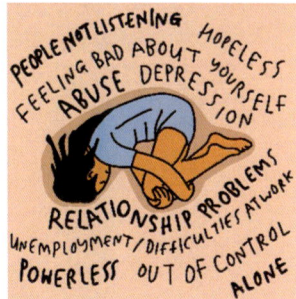

Situations which can lead to self-harming. Common problems include:

- Physical or sexual abuse

- Feeling depressed

- Feeling bad about yourself

- Relationship problems with partners, friends, and family

- Being unemployed or having difficulties at work.

You may be more likely to harm yourself if you feel:

- That people don't listen to you

- Hopeless

- Isolated, alone

- Out of control

- Powerless – it feels as though there's nothing you can do to change anything.

- It's more likely to happen if you are using alcohol or drugs – it may feel that these are as out of control as the rest of your life.

- You may feel like harming yourself if you want to show someone else how distressed you are or to get back at them or to punish them. This is not common – most people suffer in silence and self-harm in private.

Forms of Harmful Behaviour

Harmful behaviour includes:

- Take too many tablets – an overdose
- Cut yourself
- Burn yourself
- Bang your head or throw yourself against something hard
- Punch yourself
- Stick things in your body
- Swallowing harmful objects
- Self-medicating with drugs/alcohol
- Risk-taking.

Warning Signs

You are most likely to harm yourself badly if you:

- Use dangerous or violent methods/objects
- Self-harm regularly
- Don't see many people
- Have a mental illness
- You should see someone who has a lot of experience of helping people who self-harm, and who knows about mental health problems.

If you know someone is self-harming:

It can be very upsetting to be close to someone who self-harms – but there are things you can do. The most important is to listen to them without judging them or being critical. This can be very hard if you are upset yourself – and perhaps angry – about what they are doing. Try to concentrate on them rather than your feelings, although this can be hard.

Do:

- Talk to them when they feel like self-harming. Try to understand their feelings and then move the conversation onto other things.

- Take some of the mystery out of self-harm by helping them find out about self-harm, perhaps by showing them this leaflet or by using the internet or the local library.

- Find out about getting help – maybe go with them to see someone, such as their GP.

- Help them to think about their self-harm not as a shameful secret, but as a problem to be sorted out.

Don't:

- Try to be their therapist
- Expect them to stop overnight
- React strongly, with anger, hurt or upset
- Make them promise not to do it again
- Say that you won't see them unless they stop self-harming

- Feel responsible for their self-harm or become the person who is supposed to stop them.[51]

How to help yourself or others:

- Talk to someone – if you are on your own, perhaps you could phone a friend. Some helplines are listed at the end of this leaflet.

- If the person you are with is making you feel worse, go out.

- Distract yourself by going out, listening to music, or by doing something harmless that interests you.

- Relax and focus your mind on something pleasant – your very own personal, comforting place.

- Find another way to express your feelings such as squeezing ice cubes (which you can make with red juice to mimic blood if the sight of blood is important) or just drawing red lines on your skin.

- Give yourself some 'harmless pain' – eat a hot chilli or have a cold shower.

- Focus your mind on positive things.

- Be kind to yourself – allow yourself to do something harmless that you enjoy.

- Write a diary or a letter, to explain what is happening to you – no one else needs to see it.

Support Available

Talking: You may find it helpful just to talk anonymously to someone else about what is happening to you. Knowing that someone else knows what you are going through can help you to feel less alone with your problems.

It can also help you to think about your difficulties more clearly, maybe even see ways of solving them that you wouldn't think of on your own. You can do this on the internet or by telephone. Some helplines are listed at the end of this chapter.

Self-Help Groups: A group of people, who all self-harm, meet regularly to give each other emotional support and practical advice. Just sharing your problems in a group can help you to feel less alone – others in the group will almost certainly have had similar experiences.

Talking to a Medical Professional.

One-to-one talking treatments can help, such as:

- Problem-solving therapy
- Cognitive behavioural therapy
- Psychodynamic psychotherapy.

Family Supports: If you are still living with your family, it may help to have a family meeting with a therapist. This can help to relieve the tiring, daily stress for everyone in the family. It is not always appropriate, for instance, if you are the victim of physical or sexual abuse within your family.

Additional Support

The Mix – Essential Supports for Under 25s

Website: www.themix.org.uk

Helpline: 0808 808 4994

(Available 4pm–10pm – Monday to Sunday)

Crisis Text Line: Text THEMIX to 85258

Open 24/7

Online Chat: 4 pm–10 pm – Monday to Sunday

Harmless

Website: www.harmless.org.uk

National Self Harm Network Forum: Online Forum open 24/7

Website: www.nshn.co.uk

If in need of urgent support in a crisis contact, call 999. Go to your nearest Accident and Emergency department (A&E).

NHS 111 has replaced NHS Direct. You can call 111 when you need medical help, but it's not a 999 emergency.

Some of these services have their telephone support lines and additional signposting.

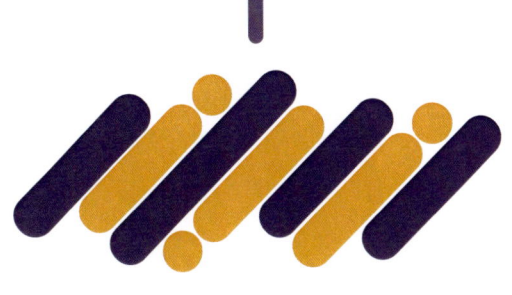

ਸਵੈ-ਨੁਕਸਾਨ ਕੀ ਹੁੰਦਾ ਹੈ?

What is Self Harm?

ਸਵੈ-ਨੁਕਸਾਨ ਉਦੋਂ ਹੁੰਦਾ ਹੈ ਜਦੋਂ ਕੋਈ ਜਾਣ ਬੁਝ ਕੇ ਆਪਣੇ ਸਰੀਰ ਨੂੰ ਨੁਕਸਾਨ ਪਹੁੰਚਾਉਂਦਾ ਹੈ। ਇਸ ਨੂੰ ਭਾਰੀ ਭਾਵਨਾਤਮਕ ਪਰੇਸ਼ਾਨੀ ਦਾ ਮੁਕਾਬਲਾ ਕਰਨ ਜਾਂ ਪ੍ਰਗਟਾਉਣ ਦੇ ਰੂਪ ਵਜੋਂ ਦੇਖਿਆ ਜਾਂਦਾ ਹੈ[50]

ਟ੍ਰਿਗਰ

Triggers

ਕੁਝ ਲੋਕ ਪਹਿਲਾਂ ਤੋਂ ਹੀ ਇਸ ਦੀ ਯੋਜਨਾ ਬਣਾਉਂਦੇ ਹਨ, ਦੂਜਿਆਂ ਲਈ, ਇਹ ਇੱਕ ਪਲ ਵਿੱਚ ਪੈਦਾ ਹੁੰਦਾ ਹੈ। ਕੁਝ ਲੋਕ ਸਿਰਫ ਇੱਕ ਜਾਂ ਦੋ ਵਾਰ ਖੁਦ ਨੂੰ ਨੁਕਸਾਨ ਪਹੁੰਚਾਉਂਦੇ ਹਨ, ਪਰ ਦੂਸਰੇ ਇਹ ਨਿਯਮਿਤ ਰੂਪ ਵਿੱਚ ਕਰਦੇ ਹਨ - ਇਸ ਨੂੰ ਰੋਕਣਾ ਮੁਸ਼ਕਲ ਹੋ ਸਕਦਾ ਹੈ।

ਸਾਡੇ ਵਿਚੋਂ ਕੁਝ ਆਪਣੇ ਆਪ ਨੂੰ ਘੱਟ ਸਪੱਸ਼ਟ, ਪਰ ਹਾਲੇ ਵੀ ਗੰਭੀਰ ਤਰੀਕਿਆਂ ਨਾਲ ਨੁਕਸਾਨ ਪਹੁੰਚਾਉਂਦੇ ਹਨ।

ਅਸੀਂ ਅਜਿਹੇ ਢੰਗਾਂ ਨਾਲ ਵਿਵਹਾਰ ਕਰ ਸਕਦੇ ਹਾਂ ਜੋ ਇਹ ਸੁਝਾਅ ਦਿੰਦੇ ਹਨ ਕਿ ਸਾਨੂੰ ਇਸ ਗੱਲ ਦੀ ਪਰਵਾਹ ਨਹੀਂ ਕਿ ਅਸੀਂ ਜਿਉਂਦੇ ਹਾਂ ਜਾਂ ਮਰਦੇ ਹਾਂ - ਅਸੀਂ ਲਾਪਰਵਾਹੀ ਨਾਲ ਨਸ਼ੇ ਲੈ ਸਕਦੇ ਹਾਂ, ਅਸੁਰੱਖਿਅਤ ਸੈਕਸ ਕਰ ਸਕਦੇ ਹਾਂ ਜਾਂ

ਬਹੁਤ ਜ਼ਿਆਦਾ ਸ਼ਰਾਬ ਪੀ ਸਕਦੇ ਹਾਂ। ਕੁਝ ਲੋਕ ਖੁਦ ਨੂੰ ਭੁੱਖਾ ਰੱਖ ਸਕਦੇ ਹਨ। ਬਹੁਤ ਸਾਰੇ ਲੋਕ ਜੋ ਖੁਦ ਨੂੰ ਨੁਕਸਾਨ ਪਹੁੰਚਾਉਂਦੇ ਹਨ ਮਦਦ ਨਹੀਂ ਲੈਂਦੇ।

ਕਿਉਂ ਨਹੀਂ? ਤੁਸੀਂ ਸ਼ਾਇਦ ਜਾਣਦੇ ਹੋਵੋਗੇ ਕਿ ਤੁਹਾਨੂੰ ਕੁਝ ਗੰਭੀਰ ਸਮੱਸਿਆਵਾਂ ਹਨ, ਪਰ ਮਹਿਸੂਸ ਨਹੀਂ ਕਰਦੇ ਹੋ ਕਿ ਤੁਸੀਂ ਕਿਸੇ ਨੂੰ ਦੱਸ ਸਕਦੇ ਹੋ - ਇਸ ਲਈ ਤੁਸੀਂ ਇਸ ਬਾਰੇ ਗੱਲ ਨਹੀਂ ਕਰਦੇ ਹੋ।

ਤੁਸੀਂ ਸ਼ਾਇਦ ਇਹ ਮਹਿਸੂਸ ਨਾ ਕਰੋ ਕਿ ਤੁਹਾਨੂੰ ਕੋਈ ਗੰਭੀਰ ਸਮੱਸਿਆ ਹੈ ਪਰ ਖੁਦ ਨੂੰ ਨੁਕਸਾਨ ਪਹੁੰਚਾਉਣ ਨੂੰ ਜ਼ਿੰਦਗੀ ਨਾਲ ਸਿੱਝਣ ਦਾ ਤਰੀਕਾ ਦੇਖਦੇ ਹੋ।

ਉਹ ਸਥਿਤੀਆਂ ਜਿਹੜੀਆਂ ਸਵੈ-ਨੁਕਸਾਨ ਵੱਲ ਲਿਜਾ ਸਕਦੀਆਂ ਹਨ। ਆਮ ਸਮੱਸਿਆਵਾਂ ਵਿੱਚ ਸ਼ਾਮਲ ਹਨ:

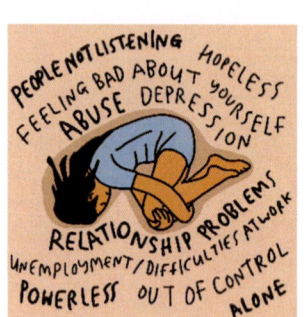

- ਸਰੀਰਕ ਜਾਂ ਜਿਨਸੀ ਸ਼ੋਸ਼ਣ
- ਨਿਰਾਸ਼ਾ ਮਹਿਸੂਸ ਕਰਨੀ
- ਆਪਣੇ ਬਾਰੇ ਬੁਰਾ ਮਹਿਸੂਸ ਕਰਨਾ
- ਭਾਈਵਾਲਾਂ, ਦੋਸਤਾਂ ਅਤੇ ਪਰਿਵਾਰ ਨਾਲ ਰਿਸ਼ਤਿਆਂ ਸੰਬੰਧੀ ਸਮੱਸਿਆਵਾਂ
- ਬੇਰੁਜ਼ਗਾਰ ਹੋਣਾ ਜਾਂ ਕੰਮ ਵਿੱਚ ਮੁਸ਼ਕਲ ਆਉਣੀ

ਜੇ ਤੁਸੀਂ ਮਹਿਸੂਸ ਕਰਦੇ ਹੋ ਤਾਂ ਤੁਹਾਨੂੰ ਆਪਣੇ-ਆਪ ਨੂੰ ਨੁਕਸਾਨ ਪਹੁੰਚਾਉਣ ਦੀ ਵਧੇਰੇ ਸੰਭਾਵਨਾ ਹੋ ਸਕਦੀ ਹੈ:

- ਉਹ ਲੋਕ ਤੁਹਾਡੀ ਗੱਲ ਨਹੀਂ ਸੁਣਦੇ
- ਨਿਰਾਸ਼
- ਇਕੱਲੇ, ਅਲੱਗ-ਥਲੱਗ
- ਕਾਬੂ ਤੋਂ ਬਾਹਰ

- ਸ਼ਕਤੀਹੀਣ - ਅਜਿਹਾ ਮਹਿਸੂਸ ਹੁੰਦਾ ਹੈ ਜਿਵੇਂ ਕਿ ਕਿਸੇ ਵੀ ਚੀਜ਼ ਨੂੰ ਬਦਲਣ ਲਈ ਤੁਸੀਂ ਕੁਝ ਵੀ ਨਹੀਂ ਕਰ ਸਕਦੇ ਹੋ

- ਅਜਿਹਾ ਹੋਣ ਦੀ ਵਧੇਰੇ ਸੰਭਾਵਨਾ ਹੈ ਜੇ ਤੁਸੀਂ ਸ਼ਰਾਬ ਜਾਂ ਨਸ਼ੇ ਦੀ ਵਰਤੋਂ ਕਰ ਰਹੇ ਹੋ - ਇਹ ਮਹਿਸੂਸ ਹੋ ਸਕਦਾ ਹੈ ਕਿ ਇਹ ਤੁਹਾਡੀ ਸਾਰੀ ਜ਼ਿੰਦਗੀ ਦੀ ਤਰ੍ਹਾਂ ਨਿਯੰਤਰਣ ਤੋਂ ਬਾਹਰ ਹਨ।

- ਜੇ ਤੁਸੀਂ ਕਿਸੇ ਹੋਰ ਨੂੰ ਦਿਖਾਉਣਾ ਚਾਹੁੰਦੇ ਹੋ ਕਿ ਤੁਸੀਂ ਕਿੰਨੇ ਦੁਖੀ ਹੋ ਜਾਂ ਉਹਨਾਂ ਕੋਲ ਵਾਪਸ ਜਾਣ ਜਾਂ ਉਹਨਾਂ ਨੂੰ ਸਜ਼ਾ ਦੇਣ ਲਈ ਤੁਸੀਂ ਆਪਣੇ ਆਪ ਨੂੰ ਨੁਕਸਾਨ ਪਹੁੰਚਾਉਣ ਬਾਰੇ ਮਹਿਸੂਸ ਕਰ ਸਕਦੇ ਹੋ। ਇਹ ਆਮ ਨਹੀਂ ਹੈ - ਬਹੁਤੇ ਲੋਕ ਚੁੱਪ ਚਾਪ ਸਹਿੰਦੇ ਹਨ ਅਤੇ ਨਿੱਜੀ ਤੌਰ 'ਤੇ ਆਪਣੇ ਆਪ ਨੂੰ ਨੁਕਸਾਨ ਪਹੁੰਚਾਉਂਦੇ ਹਨ।

ਨੁਕਸਾਨਦੇਹ ਵਿਵਹਾਰ ਦੇ ਰੂਪ
Forms of Harmful Behaviour

- ਬਹੁਤ ਸਾਰੀਆਂ ਗੋਲੀਆਂ ਲੈਣੀਆਂ - ਓਵਰਡੋਜ਼
- ਆਪਣੇ ਆਪ ਨੂੰ ਕੱਟਣਾ
- ਆਪਣੇ ਆਪ ਨੂੰ ਸਾੜਨਾ
- ਕਿਸੇ ਸਖ਼ਤ ਚੀਜ਼ ਵਿੱਚ ਆਪਣੇ ਸਿਰ ਨੂੰ ਮਾਰਨਾ ਜਾਂ ਆਪਣੇ ਆਪ ਨੂੰ ਸੁੱਟਣਾ
- ਖੁਦ ਨੂੰ ਮੁੱਕੇ ਮਾਰਨੇ
- ਆਪਣੇ ਸਰੀਰ ਵਿੱਚ ਚੀਜ਼ਾਂ ਪਾਉਣੀਆਂ
- ਨੁਕਸਾਨਦੇਹ ਵਸਤੂਆਂ ਨੂੰ ਨਿਗਲਣਾ
- ਨਸ਼ੀਲੇ ਪਦਾਰਥਾਂ/ਸ਼ਰਾਬ ਨਾਲ ਆਪਣੇ-ਆਪ ਦਵਾਈ ਲੈਣੀ
- ਜੋਖਮ ਉਠਾਉਣੇ

115

ਚਿਤਾਵਨੀ ਦੇ ਚਿੰਨ੍ਹ

Warning Signs

ਤੁਸੀਂ ਆਪਣੇ ਆਪ ਨੂੰ ਬੁਰੀ ਤਰ੍ਹਾਂ ਨੁਕਸਾਨ ਪਹੁੰਚਾ ਸਕਦੇ ਹੋ ਜੇ ਤੁਸੀਂ:

- ਖ਼ਤਰਨਾਕ ਜਾਂ ਹਿੰਸਕ ਢੰਗਾਂ/ਵਸਤੂਆਂ ਦੀ ਵਰਤੋਂ ਕਰਦੇ ਹੋ
- ਨਿਯਮਿਤ ਤੌਰ 'ਤੇ ਖੁਦ ਨੂੰ ਨੁਕਸਾਨ ਪਹੁੰਚਾਉਂਦੇ ਹੋ
- ਜ਼ਿਆਦਾ ਲੋਕਾਂ ਨੂੰ ਨਹੀਂ ਮਿਲਦੇ ਹੋ
- ਤੁਹਾਨੂੰ ਮਾਨਸਿਕ ਬਿਮਾਰੀ ਹੈ
- ਤੁਹਾਨੂੰ ਸਚਮੁਚ ਉਸ ਵਿਅਕਤੀ ਨੂੰ ਮਿਲਣਾ ਚਾਹੀਦਾ ਹੈ ਜਿਸ ਕੋਲ ਉਹਨਾਂ ਲੋਕਾਂ ਦੀ ਮਦਦ ਕਰਨ ਦਾ ਬਹੁਤ ਸਾਰਾ ਤਜਰਬਾ ਹੈ ਜੋ ਆਪਣੇ ਆਪ ਨੂੰ ਨੁਕਸਾਨ ਪਹੁੰਚਾਉਂਦੇ ਹਨ, ਅਤੇ ਜੋ ਮਾਨਸਿਕ ਸਿਹਤ ਸਮੱਸਿਆਵਾਂ ਬਾਰੇ ਜਾਣਦਾ ਹੈ।

ਜੇ ਤੁਸੀਂ ਜਾਣਦੇ ਹੋ ਕਿ ਕੋਈ ਵਿਅਕਤੀ ਆਪਣੇ ਆਪ ਨੂੰ ਨੁਕਸਾਨ ਪਹੁੰਚਾ ਰਿਹਾ ਹੈ:

If you know someone is self-harming:

ਆਪਣੇ ਆਪ ਨੂੰ ਨੁਕਸਾਨ ਪਹੁੰਚਾਉਣ ਵਾਲੇ ਦੇ ਨੇੜੇ ਹੋਣਾ ਬਹੁਤ ਪਰੇਸ਼ਾਨ ਕਰਨ ਵਾਲਾ ਹੋ ਸਕਦਾ ਹੈ - ਪਰ ਕੁਝ ਕੰਮ ਜੋ ਤੁਸੀਂ ਕਰ ਸਕਦੇ ਹੋ। ਸਭ ਤੋਂ ਮਹੱਤਵਪੂਰਨ ਗੱਲ ਇਹ ਹੈ ਕਿ ਉਹਨਾਂ ਬਾਰੇ ਰਾਏ ਬਣਾਏ ਬਿਨਾਂ ਜਾਂ ਆਲੋਚਨਾ ਕੀਤੇ ਬਿਨਾਂ ਉਹਨਾਂ ਦੀ ਗੱਲ ਸੁਣਨੀ। ਇਹ ਬਹੁਤ ਮੁਸ਼ਕਲ ਹੋ ਸਕਦਾ ਹੈ ਜੇ ਤੁਸੀਂ ਉਹ ਜੋ ਕਰ ਰਹੇ ਹਨ ਉਸ ਬਾਰੇ ਖੁਦ ਪਰੇਸ਼ਾਨ ਹੋ - ਅਤੇ ਸ਼ਾਇਦ ਗੁੱਸੇ ਵਿੱਚ ਹੋ। ਆਪਣੀਆਂ ਭਾਵਨਾਵਾਂ ਦੀ ਬਜਾਏ ਉਹਨਾਂ 'ਤੇ ਧਿਆਨ ਕੇਂਦ੍ਰਿਤ ਕਰਨ ਦੀ ਕੋਸ਼ਿਸ਼ ਕਰੋ, ਹਾਲਾਂਕਿ ਇਹ ਮੁਸ਼ਕਲ ਹੋ ਸਕਦਾ ਹੈ।

ਕਰੋ:

- ਉਹਨਾਂ ਨਾਲ ਗੱਲ ਕਰੋ ਜਦੋਂ ਉਹ ਆਪਣੇ ਆਪ ਨੂੰ ਨੁਕਸਾਨ ਪਹੁੰਚਾਉਣ ਵਰਗਾ ਮਹਿਸੂਸ ਕਰਦੇ ਹਨ। ਉਹਨਾਂ ਦੀਆਂ ਭਾਵਨਾਵਾਂ ਨੂੰ ਸਮਝਣ ਦੀ

ਕੋਸ਼ਿਸ਼ ਕਰੋ ਅਤੇ ਫਿਰ ਗੱਲਬਾਤ ਨੂੰ ਦੂਜੀਆਂ ਚੀਜ਼ਾਂ ਵੱਲ ਲਿਜਾਓ।

- ਆਪਣੇ-ਆਪ ਨੂੰ ਨੁਕਸਾਨ ਪਹੁੰਚਾਉਣ ਬਾਰੇ ਉਹਨਾਂ ਦੀ ਮਦਦ ਕਰ ਕੇ ਕੁਝ ਰਹੱਸ ਬਾਹਰ ਕੱਢੋ, ਸ਼ਾਇਦ ਉਹਨਾਂ ਨੂੰ ਇਹ ਪਰਚਾ ਦਿਖਾ ਕੇ ਜਾਂ ਇੰਟਰਨੈੱਟ ਜਾਂ ਸਥਾਨਕ ਲਾਇਬ੍ਰੇਰੀ ਦੀ ਵਰਤੋਂ ਕਰਕੇ।
- ਸਹਾਇਤਾ ਪ੍ਰਾਪਤ ਕਰਨ ਬਾਰੇ ਪਤਾ ਲਗਾਓ - ਸ਼ਾਇਦ ਕਿਸੇ ਨੂੰ ਮਿਲਣ ਲਈ ਉਹਨਾਂ ਦੇ ਨਾਲ ਜਾਓ, ਜਿਵੇਂ ਕਿ ਉਹਨਾਂ ਦਾ ਜੀਪੀ।
- ਖੁਦ ਨੂੰ ਨੁਕਸਾਨ ਪਹੁੰਚਾਉਣ ਬਾਰੇ ਸੋਚਣ ਵਿੱਚ ਉਹਨਾਂ ਦੀ ਮਦਦ ਕਰੋ ਇੱਕ ਸ਼ਰਮਨਾਕ ਰਾਜ਼ ਵਜੋਂ ਨਹੀਂ, ਬਲਕਿ ਹੱਲ ਵਜੋਂ।

ਨਾ ਕਰੋ:

- ਉਹਨਾਂ ਦੇ ਥੈਰੇਪਿਸਟ ਬਣਨ ਦੀ ਕੋਸ਼ਿਸ਼ ਕਰਨਾ
- ਉਹਨਾਂ ਤੋਂ ਉਮੀਦ ਕਰਨੀ ਕਿ ਉਹ ਰਾਤ ਭਰ ਲਈ ਰੁਕਣ
- ਗੁੱਸੇ ਨਾਲ ਸਖ਼ਤ ਪ੍ਰਤਿਕਿਰਿਆ ਕਰਨੀ, ਦੁੱਖ ਨਾ ਪਹੁੰਚਾਉਣਾ ਜਾਂ ਪਰੇਸ਼ਾਨ ਕਰਨਾ
- ਉਹਨਾਂ ਨਾਲ ਇਹ ਵਾਅਦਾ ਕਰਨਾ ਕਿ ਉਹ ਦੁਬਾਰਾ ਅਜਿਹਾ ਨਾ ਕਰਨ
- ਕਹਿਣਾ ਕਿ ਤੁਸੀਂ ਉਹਨਾਂ ਨੂੰ ਉਦੋਂ ਤਕ ਨਹੀਂ ਮਿਲੋਗੇ ਜਦੋਂ ਤਕ ਉਹ ਸਵੈ-ਨੁਕਸਾਨ ਨੂੰ ਨਹੀਂ ਰੋਕਦੇ
- ਉਹਨਾਂ ਦੇ ਖੁਦ ਨੂੰ ਨੁਕਸਾਨ ਪਹੁੰਚਾਉਣ ਲਈ ਜ਼ਿੰਮੇਵਾਰ ਮਹਿਸੂਸ ਕਰਨਾ ਜਾਂ ਉਹ ਵਿਅਕਤੀ ਬਣਨਾ ਜਿਸ ਨੇ ਉਹਨਾਂ ਨੂੰ ਰੋਕਣਾ ਹੈ[51]

ਆਪਣੀ ਜਾਂ ਦੂਜਿਆਂ ਦੀ ਮਦਦ ਕਿਵੇਂ ਕਰੀਏ

How to help yourself and others

- ਕਿਸੇ ਨਾਲ ਗੱਲ ਕਰੋ - ਜੇ ਤੁਸੀਂ ਇਕੱਲੇ ਹੋ, ਸ਼ਾਇਦ ਤੁਸੀਂ ਕਿਸੇ ਦੋਸਤ ਨੂੰ ਫੋਨ ਕਰ ਸਕਦੇ ਹੋ। ਕੁਝ ਹੈਲਪਲਾਈਨਾਂ ਇਸ ਪਰਚੇ ਦੇ ਅੰਤ ਵਿੱਚ ਦਿੱਤੀਆਂ ਗਈਆਂ ਹਨ।
- ਜੇ ਤੁਸੀਂ ਉਸ ਵਿਅਕਤੀ ਨਾਲ ਹੋ, ਜੋ ਤੁਹਾਨੂੰ ਬੁਰਾ ਮਹਿਸੂਸ ਕਰਵਾ ਰਿਹਾ ਹੈ, ਤਾਂ ਬਾਹਰ ਚਲੇ ਜਾਓ।

- ਬਾਹਰ ਜਾ ਕੇ, ਸੰਗੀਤ ਸੁਣ ਕੇ, ਜਾਂ ਆਪਣੀ ਦਿਲਚਸਪੀ ਵਾਲਾ ਕੋਈ ਨੁਕਸਾਨ-ਰਹਿਤ ਕੰਮ ਕਰ ਕੇ ਆਪਣਾ ਧਿਆਨ ਭਟਕਾਓ।
- ਅਰਾਮ ਕਰੋ ਅਤੇ ਆਪਣੇ ਮਨ ਨੂੰ ਕਿਸੇ ਵਧੀਆ ਚੀਜ਼ ਵਿੱਚ ਲਗਾਓ - ਤੁਹਾਡੀ ਆਪਣੀ ਨਿੱਜੀ ਆਰਾਮ ਵਾਲੀ ਜਗ੍ਹਾ।
- ਆਪਣੀਆਂ ਭਾਵਨਾਵਾਂ ਨੂੰ ਜ਼ਾਹਰ ਕਰਨ ਦਾ ਕੋਈ ਹੋਰ ਢੰਗ ਲੱਭੋ ਜਿਵੇਂ ਕਿ ਬਰਫ ਦੇ ਕਿਊਬ ਨੂੰ ਨਿਚੋੜਨਾ (ਜਿਸ ਨੂੰ ਤੁਸੀਂ ਖ਼ੂਨ ਦੀ ਨਕਲ ਕਰਨ ਲਈ ਲਾਲ ਜੂਸ ਨਾਲ ਬਣਾ ਸਕਦੇ ਹੋ ਜੇ ਖ਼ੂਨ ਦਾ ਦ੍ਰਿਸ਼ ਮਹੱਤਵਪੂਰਨ ਹੈ), ਜਾਂ ਆਪਣੀ ਚਮੜੀ 'ਤੇ ਬਸ ਲਾਲ ਲਾਈਨਾਂ ਵਾਹੁਣੀਆਂ।
- ਆਪਣੇ ਆਪ ਨੂੰ ਕੁਝ 'ਨੁਕਸਾਨ-ਰਹਿਤ ਦਰਦ' ਦਿਓ - ਤੇਜ਼ ਮਿਰਚ ਖਾਓ ਜਾਂ ਕੋਈ ਠੰਡੇ ਪਾਣੀ ਦਾ ਸ਼ਾਵਰ ਲਵੋ।
- ਆਪਣਾ ਧਿਆਨ ਸਕਾਰਾਤਮਕ ਚੀਜ਼ਾਂ 'ਤੇ ਕੇਂਦ੍ਰਿਤ ਕਰੋ।
- ਆਪਣੇ ਆਪ ਲਈ ਦਿਆਲੂ ਬਣੋ - ਆਪਣੇ ਆਪ ਨੂੰ ਕੁਝ ਅਜਿਹਾ ਨੁਕਸਾਨ-ਰਹਿਤ ਕੰਮ ਕਰਨ ਦਿਓ ਜਿਸਦਾ ਤੁਸੀਂ ਅਨੰਦ ਲੈਂਦੇ ਹੋ।
- ਤੁਹਾਡੇ ਨਾਲ ਜੋ ਹੋ ਰਿਹਾ ਹੈ ਉਸਨੂੰ ਦੱਸਣ ਲਈ ਇੱਕ ਡਾਇਰੀ ਜਾਂ ਇੱਕ ਪੱਤਰ ਲਿਖੋ - ਕਿਸੇ ਹੋਰ ਨੂੰ ਇਸ ਨੂੰ ਦੇਖਣ ਦੀ ਲੋੜ ਨਹੀਂ ਹੈ।

ਉਪਲਬਧ ਸਹਾਇਤਾ

Available Support

ਗੱਲਬਾਤ: ਤੁਹਾਨੂੰ ਕਿਸੇ ਨਾਲ ਅਗਿਆਤ ਰੂਪ ਵਿੱਚ ਗੱਲ ਕਰਕੇ ਇਸ ਬਾਰੇ ਮਦਦ ਮਿਲ ਸਕਦੀ ਹੈ ਕਿ ਤੁਹਾਡੇ ਨਾਲ ਕੀ ਹੋ ਰਿਹਾ ਹੈ।

ਇਹ ਜਾਣਦਿਆਂ ਕਿ ਕੋਈ ਹੋਰ ਜਾਣਦਾ ਹੈ ਕਿ ਤੁਸੀਂ ਕਿਸ ਵਿੱਚੋਂ ਲੰਘ ਰਹੇ ਹੋ ਤੁਹਾਨੂੰ ਆਪਣੀਆਂ ਮੁਸ਼ਕਲਾਂ ਨਾਲ ਘੱਟ ਇਕੱਲੇ ਮਹਿਸੂਸ ਕਰਨ ਵਿੱਚ ਸਹਾਇਤਾ ਮਿਲ ਸਕਦੀ ਹੈ।

ਇਸ ਨਾਲ ਤੁਹਾਨੂੰ ਆਪਣੀਆਂ ਮੁਸ਼ਕਲਾਂ ਬਾਰੇ ਵਧੇਰੇ ਸਪਸ਼ਟ ਤੌਰ 'ਤੇ ਸੋਚਣ ਵਿੱਚ ਮਦਦ ਮਿਲ ਸਕਦੀ ਹੈ, ਸ਼ਾਇਦ ਉਹਨਾਂ ਨੂੰ ਹੱਲ ਕਰਨ ਦੇ ਤਰੀਕੇ ਵੀ ਦੇਖੋ ਜੋ ਤੁਹਾਨੂੰ ਆਪਣੇ-ਆਪ ਦਿਖਾਈ ਨਹੀਂ ਦਿੰਦੇ।

ਤੁਸੀਂ ਇਹ ਇੰਟਰਨੈੱਟ 'ਤੇ ਜਾਂ ਟੈਲੀਫੋਨ ਰਾਹੀਂ ਕਰ ਸਕਦੇ ਹੋ। ਕੁਝ ਹੈਲਪਲਾਈਨਾਂ ਇਸ ਪਰਚੇ ਦੇ ਅੰਤ ਵਿੱਚ ਦਿੱਤੀਆਂ ਗਈਆਂ ਹਨ।

ਸਵੈ-ਸਹਾਇਤਾ ਸਮੂਹ: ਲੋਕਾਂ ਦਾ ਸਮੂਹ, ਜੋ ਸਾਰੇ ਆਪਣੇ ਆਪ ਨੂੰ ਨੁਕਸਾਨ ਪਹੁੰਚਾਉਂਦੇ ਹਨ, ਇੱਕ ਦੂਜੇ ਨੂੰ ਭਾਵਨਾਤਮਕ ਸਹਾਇਤਾ ਅਤੇ ਵਿਵਹਾਰਕ ਸਲਾਹ ਦੇਣ ਲਈ ਨਿਯਮਿਤ ਤੌਰ 'ਤੇ ਮਿਲਦੇ ਹਨ।

ਸਿਰਫ ਆਪਣੀਆਂ ਸਮੱਸਿਆਵਾਂ ਨੂੰ ਇੱਕ ਸਮੂਹ ਵਿੱਚ ਸਾਂਝਾ ਕਰਨਾ ਤੁਹਾਨੂੰ ਘੱਟ ਇਕੱਲੇ ਮਹਿਸੂਸ ਕਰਨ ਵਿੱਚ ਸਹਾਇਤਾ ਕਰ ਸਕਦਾ ਹੈ - ਸਮੂਹ ਵਿਚਲੇ ਦੂਜੇ ਲੋਕਾਂ ਨੂੰ ਲਗਭਗ ਨਿਸ਼ਚਿਤ ਤੌਰ 'ਤੇ ਇਸ ਤਰ੍ਹਾਂ ਦੇ ਤਜਰਬੇ ਹੋਏ ਹੋਣਗੇ।

ਕਿਸੇ ਮੈਡੀਕਲ ਪੇਸ਼ੇਵਰ ਨਾਲ ਗੱਲ ਕਰਨੀ.

ਆਮੋ-ਸਾਹਮਣੇ ਗੱਲ ਕਰਨ ਦੇ ਉਪਚਾਰ ਸਹਾਇਤਾ ਕਰ ਸਕਦੇ ਹਨ, ਜਿਵੇਂ ਕਿ:

- ਸਮੱਸਿਆ ਨੂੰ ਹੱਲ ਕਰਨ ਦੀ ਥੈਰੇਪੀ
- ਬੌਧਿਕ ਵਿਹਾਰ ਸਬੰਧੀ ਇਲਾਜ
- ਸਾਈਕੋਡਾਇਨਾਮਿਕ ਮਨੋਵਿਗਿਆਨਕ ਉਪਚਾਰ।

ਪਰਿਵਾਰਕ ਸਹਾਇਤਾ: ਜੇ ਤੁਸੀਂ ਹਾਲੇ ਵੀ ਆਪਣੇ ਪਰਿਵਾਰ ਨਾਲ ਰਹਿ ਰਹੇ ਹੋ, ਤਾਂ ਕਿਸੇ ਥੈਰੇਪਿਸਟ ਨਾਲ ਪਰਿਵਾਰਕ ਮੁਲਾਕਾਤ ਕਰਨ ਨਾਲ ਸਹਾਇਤਾ ਮਿਲ ਸਕਦੀ ਹੈ। ਇਸ ਨਾਲ ਪਰਿਵਾਰ ਦੇ ਹਰੇਕ ਵਿਅਕਤੀ ਲਈ ਥਕਾਵਟ, ਰੋਜ਼ਾਨਾ ਤਣਾਉ ਤੋਂ ਰਾਹਤ ਪਾਉਣ ਵਿੱਚ ਸਹਾਇਤਾ ਮਿਲ ਸਕਦੀ ਹੈ। ਇਹ ਹਮੇਸ਼ਾਂ ਢੁਕਵਾਂ ਨਹੀਂ ਹੁੰਦਾ, ਉਦਾਹਰਨ ਵਜੋਂ, ਜੇ ਤੁਸੀਂ ਆਪਣੇ ਪਰਿਵਾਰ ਵਿੱਚ ਸਰੀਰਕ ਜਾਂ ਜਿਨਸੀ ਸ਼ੋਸ਼ਣ ਦਾ ਸ਼ਿਕਾਰ ਹੋ।

ਵਾਧੂ ਸਹਾਇਤਾ

Addtional Support

ਮਿਸ਼ਰਣ - 25 ਸਾਲ ਤੋਂ ਘੱਟ ਉਮਰ ਵਾਲਿਆਂ ਲਈ ਜ਼ਰੂਰੀ ਸਹਾਇਤਾ
ਵੈੱਬਸਾਈਟ: https://www.themix.org.uk/

ਹੈਲਪਲਾਈਨ: 0808 808 4994 ਸੋਮਵਾਰ ਤੋਂ ਐਤਵਾਰ - ਸ਼ਾਮ 4 ਵਜੇ ਤੋਂ ਰਾਤ 10 ਵਜੇ ਤੱਕ ਉਪਲਬਧ
ਸੰਕਟਕਾਲੀ ਟੈਕਸਟ ਲਾਈਨ: THEMIX ਲਿਖ ਕੇ 85258 'ਤੇ ਸੁਨੇਹਾ ਭੇਜੋ ਦਿਨ ਦੇ 24 ਘੰਟੇ ਹਫ਼ਤੇ ਦੇ 7 ਦਿਨ ਖੁੱਲ੍ਹਾ
ਆਨਲਾਈਨ ਚੈਟ: ਸ਼ਾਮ 4 ਤੋਂ ਰਾਤ 10 ਵਜੇ - ਸੋਮਵਾਰ ਤੋਂ ਐਤਵਾਰ

ਹਾਰਮਲੈਸ
ਵੈੱਬਸਾਈਟ: http://www.harmless.org.uk/

ਨੈਸ਼ਨਲ ਸਵੈ-ਨੁਕਸਾਨ ਨੈੱਟਵਰਕ ਫੋਰਮ: ਆਨਲਾਈਨ ਫੋਰਮ ਦਿਨ ਦੇ 24 ਘੰਟੇ ਹਫ਼ਤੇ ਦੇ 7 ਦਿਨ ਖੁੱਲ੍ਹਾ
ਵੈੱਬਸਾਈਟ: http://www.nshn.co.uk/

ਜੇ ਕਿਸੇ ਸੰਕਟ ਵਾਲੇ ਸੰਪਰਕ ਵਿੱਚ ਤੁਰੰਤ ਸਹਾਇਤਾ ਦੀ ਲੋੜ ਹੋਵੇ, ਤਾਂ 999 'ਤੇ ਕਾਲ ਕਰੋ।

ਆਪਣੇ ਨਜ਼ਦੀਕੀ ਦੁਰਘਟਨਾ ਅਤੇ ਐਮਰਜੈਂਸੀ ਵਿਭਾਗ (A&E) ਵਿੱਚ ਜਾਓ। NHS 111 ਨੇ NHS ਡਾਇਰੈਕਟ ਦੀ ਜਗ੍ਹਾ ਲੈ ਲਈ ਹੈ। ਜਦੋਂ ਤੁਹਾਨੂੰ ਡਾਕਟਰੀ ਸਹਾਇਤਾ ਦੀ ਲੋੜ ਹੁੰਦੀ ਹੈ ਤਾਂ ਤੁਸੀਂ 111 'ਤੇ ਕਾਲ ਕਰ ਸਕਦੇ ਹੋ ਪਰ ਇਹ 999 ਐਮਰਜੈਂਸੀ ਨਹੀਂ ਹੈ।

ਤੁਹਾਡਾ ਡਾਕਟਰ ਸ਼ਾਇਦ ਕੁਝ ਲੱਛਣਾਂ ਦੇ ਪ੍ਰਬੰਧਨ ਲਈ ਤੁਹਾਨੂੰ ਦਵਾਈ ਤਜਵੀਜ਼ ਕਰਨ ਦੀ ਪੇਸ਼ਕਸ਼ ਕਰੇ।

References

50. National Health Service, 2020, *Self Harm*, Crown, 16 September 2020 www.nhs.uk/conditions/self-harm

51. Royal College of Psychiatrists, 2020, *Self Harm*, Royal College of Psychiatrists 16 September 2020 www.rcpsych.ac.uk/mental-health/problems-disorders/self-harm

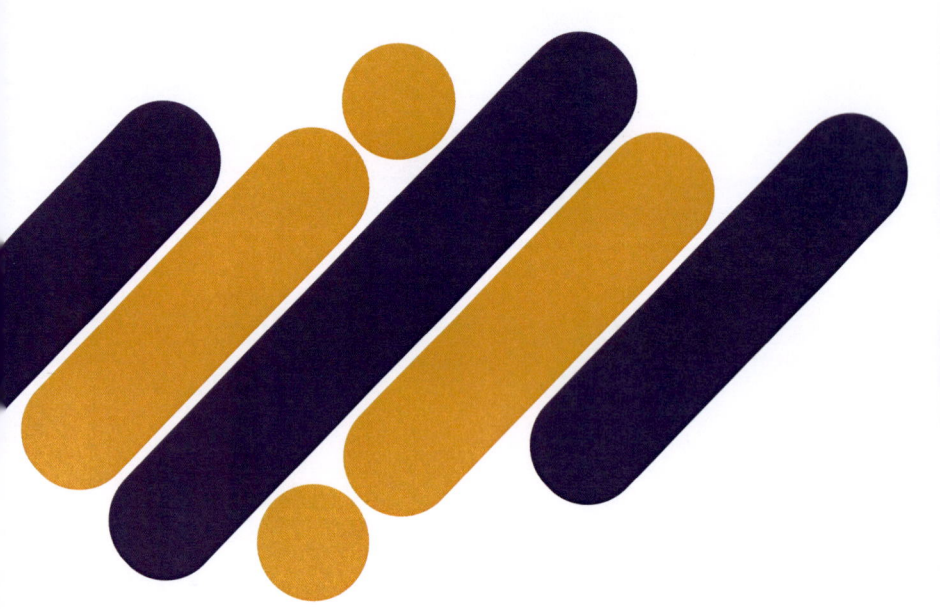

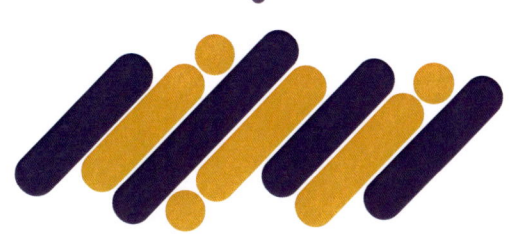

WHAT IS ANOREXIA NERVOSA?

ਐਨੋਰੈਕਸੀਆ ਨਰਵੋਸਾ ਕੀ
ਹੁੰਦਾ ਹੈ?

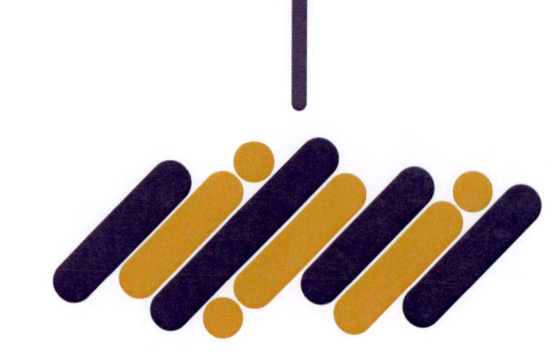

What is Anorexia Nervosa?

Anorexia Nervosa (AN) is an eating disorder that makes people lose more weight than is considered healthy for their age and height.[52]

A person with this disorder may have an intense fear of weight gain, even when they are underweight. People living with Anorexia Nervosa (AN) may find that they drop to lower than 80% of body weight they consider healthy for themselves. They may diet or exercise too much or use other methods to lose weight.[53]

AN can affect anyone at any time of life. Studies show that people begin to develop AN around the ages of 15-19[54], but there is evidence that it can begin earlier in life[55] and increasingly, there is more evidence indicating people can develop AN in mid and late-life.[56,57]

Symptoms

To be diagnosed with Anorexia, a person must:

- Have an intense fear of gaining weight or becoming fat, even when underweight

- Refuse to keep weight at what is considered normal for their age and height (15% or more below the normal weight)

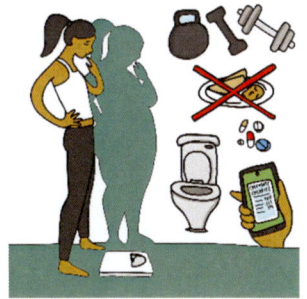

- Have a very distorted body image, be very focused on body weight or shape and refuse to admit the seriousness of weight loss

- Have not had a period for three or more cycles (in women)

People with Anorexia may severely limit the amount of food they eat or overeat, and then make themselves throw up.

Other behaviours include:

- Cutting food into small pieces or moving them around the plate instead of eating

- Counting calories and being very aware of calories within the food and consequently high-calorie food may be avoided

- Exercising all the time, even when the weather is bad, they are hurt, or their schedule is busy

- Going to the bathroom right after meals

- Refusing to eat around other people

- Using pills to make themselves urinate (water pills or diuretics), have a bowel movement (enemas and laxatives) or decrease their appetite (diet pills).

Other symptoms of Anorexia may include:

- Blotchy or yellow skin that is dry and covered with fine hair

- Confused or slow thinking, along with poor memory or judgment

125

- Depression
- Dry mouth
- Extreme sensitivity to cold (wearing several layers of clothing to stay warm)
- Loss of bone strength
- Wasting away of muscle and loss of body fat
- Dehydration
- Thinning hair.

Causes

The exact cause of anorexia nervosa is not known. However, many factors such as genes and hormones can play a role and Social attitudes that promote a thin body. Family disputes are no longer considered to be contributing to this or other eating disorders.

Risk factors for Anorexia include:

- Being more worried about or paying more attention to weight and shape
- Having an anxiety disorder as a child
- Having a negative self-image
- Having eating problems during infancy or early childhood
- Having certain social or cultural ideas about health and beauty
- Trying to be perfect or overly focused on rules
- A desire to maintain control.

Anorexia usually begins during the teen years or young adulthood. It is more common in females but may also be seen in males. The disorder is seen mainly in white women who are high academic achievers and who have a goal-oriented family or personality.

Treatment of AN

AN is tackled using mixed treatments of support and help which rely on Talking Therapy[58], including Specialist Support Clinical Management (SSCM), CBT for Eating Disorders (CBT-ED), Psychodynamic Psychotherapy (FPT), or use of the Maudsley Anorexia Nervosa Treatment for Adults (MANTRA) as well as diet advice[59] and use of medications such as antidepressants (e.g. Fluoxetine).[60]

These methods will all be used in conjunction to treat a person with Anorexia to break their habits and establish new ones that encourage the growth of the body and mind.

For younger people with Anorexia, additional support can be offered to family members through family interventions focused on eating disorders[61], self-help groups, online self-help and support services.[62]

In extreme circumstances, people with Eating Disorders such as AN can be detained under the Mental Health Act (1983, 2007). They will take into account your pulse, blood pressure, core temperature, muscle power, heart rate and the outcome of blood tests.[63]

If a person is detained under the Mental Health Act, then force-feeding may be prescribed as a measure by someone known as a responsible clinician, which is a person with specialist training.[64]

Additional Support

Friends, carers and family are an important part of helping someone to recover from AN. They also need to be offered additional support in helping someone with AN.

They can be offered help through joining a carer's service, a support group, making use of support telephone lines and reading further about AN themselves.

Support can be found from places such as:

The New Maudsley Approach
Website: www.thenewmaudsleyapproach.co.uk

ABC – Anorexia, Bulimia Care
Website: www.anorexiabulimiacare.org.uk/family-and-friends
Helpline: 03000 11 12 13
OPTION 1: SUPPORT LINE
OPTION 2: FAMILY AND FRIENDS

BEAT

Website: www.beateatingdisorders.org.uk

Helpline: 0808 801 0677

YOUTHLINE: 0808 801 0711

STUDENT LINE: 0808 801 0811

Eating Disorders Support

Website: www.eatingdisorderssupport.co.uk

Helpline: 01494 793223

Some of these services have their telephone support lines and additional signposting.

ਐਨੋਰੈਕਸੀਆ ਨਰਵੋਸਾ ਕੀ ਹੁੰਦਾ ਹੈ?

What is Anorexia Nervosa?

ਐਨੋਰੈਕਸੀਆ ਨਰਵੋਸਾ (AN) ਇੱਕ ਖਾਣ ਸੰਬੰਧੀ ਵਿਕਾਰ ਹੈ[52] ਜਿਸ ਕਾਰਨ ਲੋਕ ਆਪਣੀ ਉਮਰ ਅਤੇ ਕੱਦ ਅਨੁਸਾਰ ਸਿਹਤਮੰਦ ਮੰਨੇ ਜਾਂਦੇ ਨਾਲੋਂ ਜ਼ਿਆਦਾ ਭਾਰ ਘਟਾ ਲੈਂਦੇ ਹਨ।

ਇਸ ਵਿਕਾਰ ਤੋਂ ਪੀੜਤ ਵਿਅਕਤੀ ਨੂੰ ਭਾਰ ਵਧਣ ਦਾ ਤੀਬਰ ਡਰ ਹੋ ਸਕਦਾ ਹੈ, ਉਸ ਵੇਲੇ ਵੀ ਜਦੋਂ ਉਹਨਾਂ ਦਾ ਭਾਰ ਘੱਟ ਹੋਵੇ ਅਤੇ ਐਨੋਰੈਕਸੀਆ ਨਰਵੋਸਾ (AN) ਦੇ ਨਾਲ ਜੀ ਰਹੇ ਲੋਕ ਇਹ ਮਹਿਸੂਸ ਕਰ ਸਕਦੇ ਹਨ ਕਿ ਉਹਨਾਂ ਦੇ ਸਰੀਰ ਦਾ ਭਾਰ ਉਸਦੇ 80% ਤੋਂ ਘੱਟ ਜਾਂਦਾ ਹੈ ਜਿਸਨੂੰ ਉਹ ਆਪਣੇ ਲਈ ਸਿਹਤਮੰਦ ਸਮਝਦੇ ਹਨ। ਉਹ ਡਾਈਟ 'ਤੇ ਰਹਿ ਸਕਦੇ ਹਨ ਜਾਂ ਬਹੁਤ ਜ਼ਿਆਦਾ ਕਸਰਤ ਕਰ ਸਕਦੇ ਹਨ ਜਾਂ ਭਾਰ ਘਟਾਉਣ ਲਈ ਹੋਰ ਤਰੀਕਿਆਂ ਦੀ ਵਰਤੋਂ ਕਰ ਸਕਦੇ ਹਨ।[53]

AN ਜ਼ਿੰਦਗੀ ਦੇ ਕਿਸੇ ਵੀ ਸਮੇਂ ਕਿਸੇ ਨੂੰ ਵੀ ਪ੍ਰਭਾਵਿਤ ਕਰ ਸਕਦਾ ਹੈ। ਅਧਿਐਨ ਦਰਸਾਉਂਦੇ ਹਨ ਕਿ ਲੋਕ 15-19 ਸਾਲ ਦੀ ਉਮਰ ਵਿੱਚ AN ਵਿਕਸਿਤ ਕਰਨਾ ਸ਼ੁਰੂ ਕਰਦੇ ਹਨ[54], ਪਰ ਇਸ ਗੱਲ ਦਾ ਸਬੂਤ ਹੈ ਕਿ ਇਹ ਜ਼ਿੰਦਗੀ ਵਿੱਚ ਜਲਦੀ ਸ਼ੁਰੂ ਹੋ ਸਕਦਾ ਹੈ[55] ਅਤੇ ਲਗਾਤਾਰ, ਵਧੇਰੇ ਸਬੂਤ ਹਨ ਜੋ ਇਹ ਸੰਕੇਤ ਕਰਦੇ ਹਨ ਕਿ ਲੋਕ ਮੱਧ ਅਤੇ ਬਾਅਦ ਦੀ ਜ਼ਿੰਦਗੀ ਵਿੱਚ AN ਵਿਕਸਿਤ ਕਰਦੇ ਹਨ[56][57]

ਲੱਛਣ

Symptoms

ਐਨੋਰੈਕਸੀਆ ਦਾ ਨਿਦਾਨ ਕੀਤੇ ਜਾਣ ਲਈ ਜ਼ਰੂਰੀ ਹੈ ਕਿ ਵਿਅਕਤੀ:

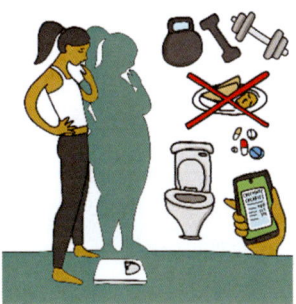

- ਨੂੰ ਭਾਰ ਵਧਣ ਜਾਂ ਚਰਬੀ ਹੋਣ ਦਾ ਤੀਬਰ ਡਰ ਹੋਵੇ, ਭਾਵੇਂ ਭਾਰ ਲੋੜ ਨਾਲੋਂ ਘੱਟ ਹੀ ਹੋਵੇ
- ਉਹਨਾਂ ਦੀ ਉਮਰ ਅਤੇ ਕੱਦ ਦੇ ਲਈ ਜੋ ਆਮ ਮੰਨੇ ਜਾਂਦੇ ਭਾਰ ਨੂੰ ਬਣਾਏ ਰੱਖਣ ਤੋਂ ਇਨਕਾਰ ਕਰਦੇ ਹਨ (ਆਮ ਭਾਰ ਤੋਂ 15% ਜਾਂ ਵਧੇਰੇ ਘੱਟ)
- ਸਰੀਰ ਦਾ ਅਜਿਹਾ ਚਿੱਤਰ ਬਣਾ ਕੇ ਰੱਖਦੇ ਹਨ ਜੋ ਬਹੁਤ ਵਿਗਾੜਿਆ ਹੋਇਆ ਹੈ, ਸਰੀਰ ਦੇ ਭਾਰ ਜਾਂ ਸ਼ਕਲ 'ਤੇ ਬਹੁਤ ਧਿਆਨ ਕੇਂਦ੍ਰਿਤ ਕਰਦੇ ਹਨ ਅਤੇ ਭਾਰ ਘਟਾਉਣ ਦੀ ਗੰਭੀਰਤਾ ਨੂੰ ਮੰਨਣ ਤੋਂ ਇਨਕਾਰ ਕਰਦੇ ਹਨ
- ਤਿੰਨ ਜਾਂ ਵੱਧ ਚੱਕਰਾਂ ਲਈ ਕੋਈ ਮਾਹਵਾਰੀ ਨਹੀਂ ਆਈ ਹੈ (ਔਰਤਾਂ ਵਿੱਚ)

ਐਨੋਰੈਕਸੀਆ ਵਾਲੇ ਲੋਕ ਖਾਧੀ ਜਾਣ ਵਾਲੀ ਭੋਜਨ ਦੀ ਮਾਤਰਾ ਨੂੰ ਗੰਭੀਰਤਾ ਨਾਲ ਸੀਮਤ ਕਰ ਸਕਦੇ ਹਨ, ਜਾਂ ਜ਼ਿਆਦਾ ਖਾ ਸਕਦੇ ਹਨ, ਅਤੇ ਫਿਰ ਜਾਣਬੁਝ ਕੇ ਉਲਟੀ ਕਰ ਸਕਦੇ ਹਨ।

ਹੋਰ ਵਿਵਹਾਰਾਂ ਵਿੱਚ ਸ਼ਾਮਲ ਹਨ:

- ਭੋਜਨ ਨੂੰ ਛੋਟੇ ਟੁਕੜਿਆਂ ਵਿੱਚ ਕੱਟਣਾ ਜਾਂ ਖਾਣ ਦੀ ਬਜਾਏ ਪਲੇਟ ਵਿੱਚ ਘੁੰਮਾਉਣਾ
- ਕੈਲੋਰੀ ਦੀ ਗਿਣਤੀ ਕਰਨਾ ਅਤੇ ਭੋਜਨ ਦੇ ਅੰਦਰ ਕੈਲੋਰੀ ਪ੍ਰਤੀ ਬਹੁਤ ਜਾਗਰੂਕ ਹੋਣਾ ਅਤੇ ਨਤੀਜੇ ਵਜੋਂ ਉੱਚ ਕੈਲੋਰੀ ਵਾਲੇ ਭੋਜਨ ਤੋਂ ਪਰਹੇਜ਼ ਕੀਤਾ ਜਾ ਸਕਦਾ ਹੈ
- ਹਰ ਸਮੇਂ ਕਸਰਤ ਕਰਨੀ, ਭਾਵੇਂ ਮੌਸਮ ਖ਼ਰਾਬ ਹੋਵੇ, ਉਹਨਾਂ ਨੂੰ ਸੱਟ ਲੱਗੀ ਹੋਵੇ, ਜਾਂ ਉਹਨਾਂ ਦਾ ਕਾਰਜਕ੍ਰਮ ਵਿਅਸਤ ਹੋਵੇ

- ਖਾਣੇ ਤੋਂ ਤੁਰੰਤ ਬਾਅਦ ਬਾਥਰੂਮ ਜਾਣਾ
- ਦੂਜੇ ਲੋਕਾਂ ਦੇ ਆਸ-ਪਾਸ ਖਾਣ ਤੋਂ ਇਨਕਾਰ ਕਰਨਾ
- ਗੋਲੀਆਂ ਦੀ ਵਰਤੋਂ ਕਰਕੇ ਆਪਣੇ-ਆਪ ਨੂੰ ਪਿਸ਼ਾਬ ਕਰਵਾਉਣਾ (ਪਾਣੀ ਦੀਆਂ ਗੋਲੀਆਂ ਜਾਂ ਪਿਸ਼ਾਬ ਬਣਾਉਣ ਵਾਲੀਆਂ ਗੋਲੀਆਂ), ਟੱਟੀ ਕਰਵਾਉਣੀ (ਐਨੀਮਾ ਅਤੇ ਜੁਲਾਬ) ਜਾਂ ਆਪਣੀ ਭੁੱਖ ਨੂੰ ਘਟਾਉਣਾ (ਡਾਈਟ ਗੋਲੀਆਂ)

ਐਨੋਰੈਕਸੀਆ ਦੇ ਹੋਰ ਲੱਛਣਾਂ ਵਿੱਚ ਸ਼ਾਮਲ ਹੋ ਸਕਦੇ ਹਨ:

- ਧੱਬੇਦਾਰ ਜਾਂ ਪੀਲੀ ਚਮੜੀ ਜਿਹੜੀ ਸੁੱਕੀ ਹੈ ਅਤੇ ਮਹੀਨ ਵਾਲਾਂ ਨਾਲ ਢੱਕੀ ਹੋਈ ਹੈ
- ਘਟੀਆ ਯਾਦਦਾਸ਼ਤ ਜਾਂ ਨਿਰਣਾ ਲੈਣ ਦੀ ਸ਼ਕਤੀ ਦੇ ਨਾਲ ਉਲਝਣ ਵਿੱਚ ਜਾਂ ਹੌਲੀ ਸੋਚ
- ਦਬਾਅ
- ਖੁਸ਼ਕ ਮੂੰਹ
- ਠੰਡ ਪ੍ਰਤੀ ਅਤਿ ਸੰਵੇਦਨਸ਼ੀਲਤਾ (ਗਰਮ ਰਹਿਣ ਲਈ ਕੱਪੜਿਆਂ ਦੀਆਂ ਕਈ ਪਰਤਾਂ ਪਹਿਨਣਾ)
- ਹੱਡੀਆਂ ਦੀ ਤਾਕਤ ਦਾ ਨੁਕਸਾਨ
- ਮਾਸਪੇਸ਼ੀ ਦੀ ਬਰਬਾਦੀ ਅਤੇ ਸਰੀਰ ਦੀ ਚਰਬੀ ਦਾ ਨੁਕਸਾਨ
- ਪਾਣੀ ਦਾ ਮੁੱਕਣਾ (ਡੀਹਾਈਡ੍ਰੇਸ਼ਨ)
- ਪਤਲੇ ਵਾਲ

ਕਾਰਨ

Causes

ਐਨੋਰੈਕਸੀਆ ਨਰਵੋਸਾ ਹੋਣ ਦੇ ਸਹੀ ਕਾਰਨਾਂ ਦਾ ਪਤਾ ਨਹੀਂ ਹੈ। ਹਾਲਾਂਕਿ, ਬਹੁਤ ਸਾਰੇ ਕਾਰਕ ਜਿਵੇਂ ਕਿ ਜੀਨ ਅਤੇ ਹਾਰਮੋਨ ਇੱਕ ਭੂਮਿਕਾ ਨਿਭਾ ਸਕਦੇ ਹਨ ਅਤੇ ਸਮਾਜਕ ਰਵੱਈਏ ਜੋ ਪਤਲੇ ਕਿਸਮ ਦੇ ਸਰੀਰ ਨੂੰ ਉਤਸ਼ਾਹਿਤ ਕਰਦੇ ਹਨ। ਪਰਿਵਾਰਕ ਵਿਵਾਦਾਂ ਨੂੰ ਹੁਣ ਇਸ ਜਾਂ ਖਾਣ ਦੇ ਹੋਰ ਵਿਕਾਰਾਂ ਵਿੱਚ ਯੋਗਦਾਨ ਪਾਉਣ ਵਾਲਾ ਨਹੀਂ ਮੰਨਿਆ ਜਾਂਦਾ ਹੈ।

ਐਨੋਰੈਕਸੀਆ ਦੇ ਜੋਖਮ ਕਾਰਕਾਂ ਵਿੱਚ ਸ਼ਾਮਲ ਹਨ:

- ਭਾਰ ਅਤੇ ਸ਼ਕਲ ਵੱਲ ਵਧੇਰੇ ਧਿਆਨ ਦੇਣਾ ਜਾਂ ਵਧੇਰੇ ਚਿੰਤਤ ਹੋਣਾ
- ਇੱਕ ਬੱਚੇ ਦੇ ਰੂਪ ਵਿੱਚ ਵਿਆਕੁਲਤਾ ਦਾ ਵਿਕਾਰ ਹੋਣਾ
- ਖੁਦ ਦੀ ਨਕਾਰਾਤਮਕ ਤਸਵੀਰ ਹੋਣੀ
- ਬਾਲਪਣ ਵਿੱਚ ਜਾਂ ਬਚਪਨ ਵਿੱਚ ਖਾਣ ਦੀਆਂ ਸਮੱਸਿਆਵਾਂ
- ਸਿਹਤ ਅਤੇ ਸੁੰਦਰਤਾ ਬਾਰੇ ਕੁਝ ਸਮਾਜਿਕ ਜਾਂ ਸਭਿਆਚਾਰਕ ਵਿਚਾਰ ਰੱਖਣੇ
- ਸੰਪੂਰਨ ਬਣਨ ਦੀ ਕੋਸ਼ਿਸ਼ ਕਰਨੀ ਜਾਂ ਨਿਯਮਾਂ 'ਤੇ ਜ਼ਿਆਦਾ ਧਿਆਨ ਕੇਂਦ੍ਰਿਤ ਕਰਨਾ
- ਨਿਯੰਤ੍ਰਣ ਬਣਾਈ ਰੱਖਣ ਦੀ ਇੱਛਾ

ਐਨੋਰੈਕਸੀਆ ਆਮ ਤੌਰ 'ਤੇ ਕਿਸ਼ੋਰ ਅਵਸਥਾ ਦੇ ਸਾਲਾਂ ਜਾਂ ਜਵਾਨੀ ਦੇ ਸਮੇਂ ਸ਼ੁਰੂ ਹੁੰਦਾ ਹੈ। ਇਹ ਔਰਤਾਂ ਵਿੱਚ ਵਧੇਰੇ ਆਮ ਹੁੰਦਾ ਹੈ ਪਰ ਇਹ ਮਰਦਾਂ ਵਿੱਚ ਵੀ ਦੇਖਿਆ ਜਾ ਸਕਦਾ ਹੈ। ਵਿਕਾਰ ਮੁੱਖ ਤੌਰ 'ਤੇ ਗੋਰੀਆਂ ਔਰਤਾਂ ਵਿੱਚ ਦੇਖਿਆ ਜਾਂਦਾ ਹੈ ਜਿਨ੍ਹਾਂ ਨੇ ਉੱਚ ਵਿਦਿਅਕ ਪ੍ਰਾਪਤੀ ਕੀਤੀ ਹੈ ਅਤੇ ਜਿਨ੍ਹਾਂ ਦਾ ਟੀਚਾ-ਮੁੱਖੀ ਪਰਿਵਾਰ ਜਾਂ ਸਖਸ਼ਿਅਤ ਹੁੰਦੀ ਹੈ।

AN ਦਾ ਉਪਚਾਰ

Treatment of AN

AN ਨੂੰ ਸਮਰਥਨ ਅਤੇ ਮਦਦ ਦੇ ਮਿਸ਼ਰਿਤ ਉਪਚਾਰਾਂ ਨਾਲ ਨਜਿੱਠਿਆ ਜਾਂਦਾ ਹੈ ਜੋ ਗੱਲਬਾਤ ਥੈਰੇਪੀ[58] 'ਤੇ ਨਿਰਭਰ ਕਰਦੇ ਹਨ, ਜਿਸ ਵਿੱਚ ਸਪੇਸ਼ਲਿਸਟ ਸਪੋਰਟ ਕਲੀਨਿਕਲ ਮੈਨੇਜਮੈਂਟ (SSCM) CBT ਫੂਡ ਈਟਿੰਗ ਡਿਸਆਰਡਰ (CBT-ED), ਸਾਈਕੋਡਾਇਨਾਮਿਕ ਸਾਈਕੋਥੈਰੇਪੀ (FPT) ਜਾਂ ਬਾਲਗਾਂ ਲਈ ਮੌਡਸਲੇ ਐਨੋਰੈਕਸੀਆ ਨਰਵੋਸਾ ਟ੍ਰੀਟਮੈਂਟ (MANTRA) ਦੀ ਵਰਤੋਂ, ਅਤੇ ਨਾਲ ਹੀ ਖੁਰਾਕ ਬਾਰੇ ਸਲਾਹ[59] ਅਤੇ ਦਵਾਈਆਂ ਦੀ ਵਰਤੋਂ ਜਿਵੇਂ ਉਦਾਸੀਨਤਾ ਵਿਰੋਧੀ ਦਵਾਈਆਂ (ਜਿਵੇਂ ਕਿ Fluoxetine) ਸ਼ਾਮਲ ਹਨ।[60]

ਇਹ ਸਾਰੇ ਤਰੀਕੇ ਐਨੋਰੈਕਸੀਆ ਵਾਲੇ ਕਿਸੇ ਵਿਅਕਤੀ ਦੀਆਂ ਆਦਤਾਂ ਨੂੰ ਖਤਮ ਕਰਨ ਅਤੇ ਉਹਨਾਂ ਦੇ ਸਰੀਰ ਅਤੇ ਦਿਮਾਗ ਦੇ ਵਿਕਾਸ ਨੂੰ ਉਤਸ਼ਾਹਿਤ ਕਰਨ ਵਾਲੀਆਂ ਨਵੀਆਂ ਆਦਤਾਂ ਸਥਾਪਿਤ ਕਰਨ ਲਈ ਇਲਾਜ ਕਰਨ ਲਈ ਸੁਮੇਲ ਵਿੱਚ ਵਰਤੇ ਜਾਣਗੇ।

ਐਨੋਰੈਕਸੀਆ ਵਾਲੇ ਨੌਜਵਾਨਾਂ ਲਈ, ਖਾਣ ਦੇ ਵਿਕਾਰਾਂ 'ਤੇ ਕੇਂਦ੍ਰਿਤ ਪਰਿਵਾਰਕ ਦਖ਼ਲ[61], ਸਵੈ-ਸਹਾਇਤਾ ਸਮੂਹਾਂ, ਆਨਲਾਈਨ ਸਵੈ-ਸਹਾਇਤਾ ਅਤੇ ਸਹਾਇਤਾ ਸੇਵਾਵਾਂ ਰਾਹੀਂ ਪਰਿਵਾਰ ਦੇ ਮੈਂਬਰਾਂ ਨੂੰ ਵਾਧੂ ਸਹਾਇਤਾ ਦਿੱਤੀ ਜਾ ਸਕਦੀ ਹੈ[62]

ਚਰਮ ਸਥਿਤੀਆਂ ਵਿੱਚ, AN ਵਰਗੀਆਂ ਖਾਣ ਦੇ ਵਿਕਾਰਾਂ ਵਾਲੇ ਲੋਕਾਂ ਨੂੰ ਮਾਨਸਿਕ ਸਿਹਤ ਐਕਟ (1983, 2007) ਦੇ ਤਹਿਤ ਨਜ਼ਰਬੰਦ ਕੀਤਾ ਜਾ ਸਕਦਾ ਹੈ ਅਤੇ ਤੁਹਾਡੀ ਨਬਜ਼, ਬਲੱਡ ਪ੍ਰੈਸ਼ਰ, ਕੇਂਦਰੀ ਤਾਪਮਾਨ, ਮਾਸਪੇਸ਼ੀ ਦੀ ਸ਼ਕਤੀ, ਦਿਲ ਦੀ ਗਤੀ ਅਤੇ ਖੂਨ ਦੇ ਟੈਸਟਾਂ ਦੇ ਨਤੀਜੇ ਨੂੰ ਧਿਆਨ ਵਿੱਚ ਰੱਖਿਆ ਜਾਵੇਗਾ।[63]

ਜੇ ਕਿਸੇ ਵਿਅਕਤੀ ਨੂੰ ਮਾਨਸਿਕ ਸਿਹਤ ਐਕਟ ਦੇ ਅਧੀਨ ਹਿਰਾਸਤ ਵਿੱਚ ਲਿਆ ਜਾਂਦਾ ਹੈ, ਤਾਂ ਕਿਸੇ ਜ਼ਿੰਮੇਵਾਰ ਕਲੀਨਿਕ ਕਰਮਚਾਰੀਆਂ ਵਜੋਂ ਜਾਣੇ ਜਾਂਦੇ ਵਿਅਕਤੀ, ਜੋ ਕਿ ਮਾਹਰ ਸਿਖਲਾਈ ਵਾਲਾ ਵਿਅਕਤੀ ਹੁੰਦਾ ਹੈ, ਦੁਆਰਾ ਉਪਾਅ ਵਜੋਂ ਜ਼ਬਰਦਸਤੀ ਖੁਆਉਣ ਦੀ ਤਜਵੀਜ਼ ਕੀਤੀ ਜਾ ਸਕਦੀ ਹੈ।[64]

ਵਾਧੂ ਸਹਾਇਤਾ

Additonal Support

ਦੋਸਤ, ਦੇਖਭਾਲ ਕਰਨ ਵਾਲੇ ਅਤੇ ਪਰਿਵਾਰ ਕਿਸੇ ਦੀ AN ਤੋਂ ਠੀਕ ਹੋਣ ਵਿੱਚ ਸਹਾਇਤਾ ਕਰਨ ਦਾ ਇੱਕ ਮਹੱਤਵਪੂਰਨ ਹਿੱਸਾ ਹੁੰਦੇ ਹਨ। ਉਹਨਾਂ ਨੂੰ AN ਵਾਲੇ ਕਿਸੇ ਵਿਅਕਤੀ ਦੀ ਮਦਦ ਕਰਨ ਲਈ ਵਾਧੂ ਸਹਾਇਤਾ ਦੀ ਪੇਸ਼ਕਸ਼ ਕਰਨ ਦੀ ਵੀ ਲੋੜ ਹੁੰਦੀ ਹੈ।

ਉਹਨਾਂ ਨੂੰ ਕਿਸੇ ਦੇਖਭਾਲਕਰਤਾ ਦੀ ਸੇਵਾ, ਕਿਸੇ ਸਹਾਇਤਾ ਸਮੂਹ ਵਿੱਚ ਸ਼ਾਮਲ ਹੋਣ, ਸਹਾਇਤਾ ਟੈਲੀਫੋਨ ਲਾਈਨਾਂ ਦੀ ਵਰਤੋਂ ਅਤੇ AN ਬਾਰੇ ਹੋਰ ਪੜ੍ਹਨ ਦੁਆਰਾ ਸਹਾਇਤਾ ਦੀ ਪੇਸ਼ਕਸ਼ ਕੀਤੀ ਜਾ ਸਕਦੀ ਹੈ।
ਸਹਾਇਤਾ ਇਹਨਾਂ ਸਥਾਨਾਂ ਤੋਂ ਮਿਲ ਸਕਦੀ ਹੈ ਜਿਵੇਂ ਕਿ:
ਦਿ ਨਿਊ ਮੌਡਸਲੇ ਵਿਧੀ

ਵੈੱਬਸਾਈਟ: http://thenewmaudsleyapproach.co.uk/

ABC - ਐਨੋਰੈਕਸੀਆ, ਬੁਲੀਮੀਆ ਕੇਅਰ
ਵੈੱਬਸਾਈਟ : http://www.anorexiabulimiacare.org.uk/family-and-friends

ਹੈਲਪਲਾਈਨ: 03000 11 12 13
ਵਿਕਲਪ 1: ਸਹਾਇਤਾ ਲਾਈਨ
ਵਿਕਲਪ 2: ਪਰਿਵਾਰ ਅਤੇ ਦੋਸਤ

BEAT
ਵੈੱਬਸਾਈਟ: www.beateatingdisorders.org.uk
ਹੈਲਪਲਾਈਨ: 0808 801 0677
ਯੂਥਲਾਈਨ: 0808 801 0711
ਵਿਦਿਆਰਥੀ ਲਾਈਨ: 0808 801 0811

ਖਾਣ ਪੀਣ ਦੇ ਵਿਕਾਰ ਸੰਬੰਧੀ ਸਹਾਇਤਾ
ਵੈੱਬਸਾਈਟ: www.eatingdisorderssupport.co.uk
ਹੈਲਪਲਾਈਨ: 01494 793223

ਇਹਨਾਂ ਵਿੱਚੋਂ ਕੁਝ ਸੇਵਾਵਾਂ ਕੋਲ ਉਹਨਾਂ ਦੀਆਂ ਆਪਣੀਆਂ ਟੈਲੀਫੋਨ ਸਹਾਇਤਾ ਲਾਈਨਾਂ ਹਨ ਅਤੇ ਵਾਧੂ ਸੰਗਠਨਾਂ ਕੋਲ ਭੇਜਣ ਦੀਆਂ ਸਹੂਲਤਾਂ ਵੀ ਹਨ।

References

52. Bulik, C. M., Reba, L., Siega–Riz, A. M., & Reichborn–Kjennerud, T. (2005). Anorexia nervosa: definition, epidemiology, and cycle of risk. International Journal of Eating Disorders, 37(S1), S2–S9.

53. Ibid., 52

54. Lucas AR, Beard CM, O'Fallon WM, et al. 50–year trends in the incidence of anorexia nervosa in Rochester, Minn.: a population–based study. Am J Psychiatry 1991;148:917.

55. Gowers S, Crisp A, Joughin N, et al. Premenarcheal anorexia nervosa. J Child Psychol Psychiatry 1991;32:515

56. Inagaki T, Horiguchi J, Tsubouchi K, et al. Late onset anorexia nervosa: two case reports. Int J Psychiatry Med 2002;32:91.

57. Beck D, Casper R, Andersen A. Truly late onset of eating disorders: a study of 11 cases averaging 60 years of age at presentation. Int J Eat Disord 1996;20:389.

58. National Health Service, 2018, Anorexia Nervosa, Crown, 16 September 2020 www.nhs.uk/conditions/anorexia/treatment

59. Ibid., 57

60. Ibid., 57

61. Beat Eating Disorders, 2020, Treatment for Anorexia, Beat, 16 September 2020 www.beateatingdisorders.org.uk/types/anorexia/treatment

62. Beat Eating Disorders, 2020, HelpFinder, Beat, 16 September 2020 www.helpfinder.beateatingdisorders.org.uk

63. Rethink Mental Illness, 2020, *Eating Disorders*, Rethink Mental Illness, 16 September 2020 www.rethink.org/advice-and-information/about-mental-illness/learn-more-about-conditions/eating-disorders

64. Ibid., 62

WHAT IS BULIMIA?
ਬੁਲੀਮੀਆ ਕੀ ਹੁੰਦਾ ਹੈ?

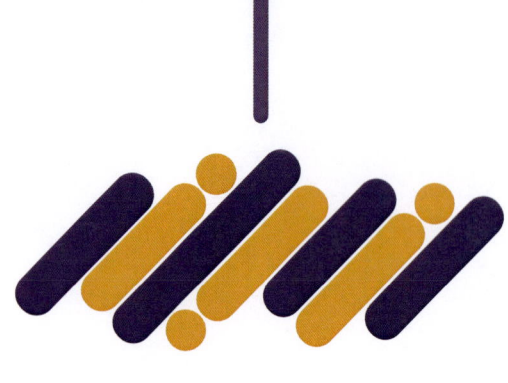

What is Bulimia?

Bulimia is an illness in which a person binges on food or has regular episodes of overeating and feels a loss of control. The person then uses different methods such as vomiting or abusing laxatives, to prevent weight gain.

Many people (not all) with Bulimia also have Anorexia Nervosa.

Symptoms

In Bulimia, eating binges may occur as often as several times a day for many months.

People with Bulimia often eat large amounts of high-calorie foods, usually in secret. People can feel a lack of control over their eating during these episodes.

Binges lead to self-disgust, which causes purging to prevent weight gain. Purging may include:

- Forcing yourself to vomit

- Excessive exercise

- Using laxatives, enemas or diuretics (water pills).

Purging often brings a sense of relief.

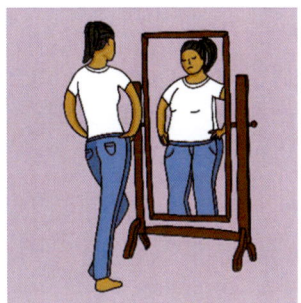

If a person makes themselves vomit as a form of purging, stomach acid can cause harm to teeth and the lining of the throat.

People with Bulimia are often at a normal weight, but they may see themselves as being overweight. Because the person's weight is often normal, other people may not notice this eating disorder.

Symptoms that other people can see include:

- Compulsive exercise

- Suddenly eating large amounts of food or buying large amounts of food that disappear right away

- Regularly going to the bathroom right after meals

- Throwing away packages of laxatives, diet pills, emetics (drugs that cause vomiting), or diuretics.

Causes

Many more women than men have Bulimia. The disorder is most common in adolescent girls and young women. The affected person is usually aware that their eating pattern is abnormal and may feel fear or guilt with the binge-purge episodes.

The exact cause of Bulimia is unknown. Genetic, psychological, trauma, family, society or cultural factors may play a role. Bulimia is likely due to more than one factor.

Treatment of Bulimia

Bulimia is tackled using mixed treatments of support and help which rely on Talking Therapy[65], including Specialist Support Clinical Management (SSCM), CBT for Eating Disorders (CBT-ED) as well as diet advice[66] and use of medications such as antidepressants (e.g. Fluoxetine).[67]

These methods will all be used in conjunction to treat a person with Bulimia to break their habits and establish new ones that encourage the growth of the body and mind.

For younger people with Bulimia, additional support can be offered to family members through family interventions focused on eating disorders[68], self-help groups and online self-help and support services.[69]

In extreme circumstances, people with eating disorders such as Bulimia can be detained under the Mental Health Act (1983, 2007). They will take into account your pulse, blood pressure, core temperature, muscle power, heart rate and the outcome of blood tests.[70]

If a person is detained under the Mental Health Act, then force-feeding may be prescribed as a measure by someone known as a responsible clinician, which is a person with specialist training.[71]

Additional Support

Friends, carers and family are an important part of helping someone to recover from Bulimia. They also need to be offered additional support in helping someone with an eating disorder.

They can be offered help through joining a carer's service, a support group, making use of support telephone lines and reading further about Bulimia themselves.

Support can be found from places such as:

The New Maudsley Approach
Website: www.thenewmaudsleyapproach.co.uk

ABC – Anorexia, Bulimia Care
Website: www.anorexiabulimiacare.org.uk/family-and-friends
Helpline: 03000 11 12 13
OPTION 1: SUPPORT LINE
OPTION 2: FAMILY AND FRIENDS

BEAT

Website: www.beateatingdisorders.org.uk

Helpline: 0808 801 0677

YOUTHLINE: 0808 801 0711

STUDENTLINE: 0808 801 0811

Eating Disorders Support

Website: www.eatingdisorderssupport.co.uk

Helpline: 01494 793223

Some of these services have their telephone support lines and additional signposting.

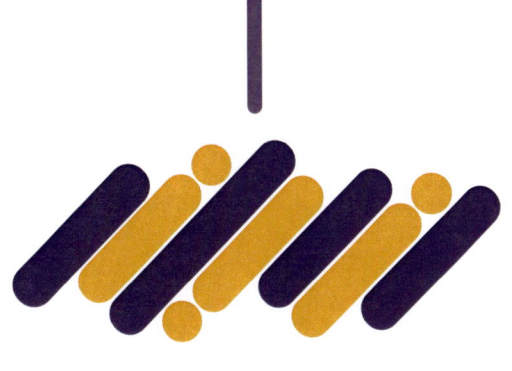

ਬੁਲੀਮੀਆ ਕੀ ਹੁੰਦਾ ਹੈ?

What is Bulimia?

ਬੁਲੀਮੀਆ ਇੱਕ ਬਿਮਾਰੀ ਹੈ ਜਿਸ ਵਿੱਚ ਕੋਈ ਵਿਅਕਤੀ ਬਹੁਤ ਜ਼ਿਆਦਾ ਭੋਜਨ ਖਾਂਦਾ ਹੈ ਜਾਂ ਨਿਯਮਿਤ ਤੌਰ 'ਤੇ ਜ਼ਿਆਦਾ ਖਾਣ ਦੀਆਂ ਘਟਨਾਵਾਂ ਹੁੰਦੀਆਂ ਹਨ ਅਤੇ ਨਿਯੰਤਰਣ ਦੀ ਘਾਟ ਮਹਿਸੂਸ ਕਰਦਾ ਹੈ। ਫਿਰ ਵਿਅਕਤੀ ਭਾਰ ਵੱਧਣ ਤੋਂ ਬਚਣ ਲਈ ਵੱਖ-ਵੱਖ ਤਰੀਕਿਆਂ ਦੀ ਵਰਤੋਂ ਕਰਦਾ ਹੈ ਜਿਵੇਂ ਕਿ ਉਲਟੀਆਂ ਜਾਂ ਜੁਲਾਬ।

ਬੁਲੀਮੀਆ ਵਾਲੇ ਕਈ ਲੋਕਾਂ (ਸਾਰਿਆਂ ਨਹੀਂ) ਨੂੰ ਐਨੋਰੈਕਸੀਆ ਨਰਵੋਸਾ ਵੀ ਹੁੰਦਾ ਹੈ।

ਲੱਛਣ

Symptoms

ਬੁਲੀਮੀਆ ਵਿੱਚ, ਕਈ ਮਹੀਨਿਆਂ ਲਈ ਬਹੁਤ ਜ਼ਿਆਦਾ ਭੋਜਨ ਖਾਣਾ ਦਿਨ ਵਿੱਚ ਕਈ ਵਾਰ ਹੁੰਦਾ ਹੈ।

ਬੁਲੀਮੀਆ ਵਾਲੇ ਲੋਕ ਅਕਸਰ ਜ਼ਿਆਦਾ ਮਾਤਰਾ ਵਿੱਚ ਉੱਚ-ਕੈਲੋਰੀ ਭੋਜਨ ਲੈਂਦੇ ਹਨ, ਆਮ ਤੌਰ 'ਤੇ ਗੁਪਤ ਤੌਰ 'ਤੇ। ਲੋਕ ਇਹਨਾਂ ਘਟਨਾਵਾਂ ਦੌਰਾਨ ਆਪਣੇ ਖਾਣ 'ਤੇ ਨਿਯੰਤਰਣ ਦੀ ਕਮੀ ਮਹਿਸੂਸ ਕਰ ਸਕਦੇ ਹਨ।

ਬਹੁਤ ਜ਼ਿਆਦਾ ਖਾਣ ਦੇ ਨਤੀਜੇ ਵਜੋਂ ਸਵੈ-ਨਫ਼ਰਤ ਪੈਦਾ ਹੁੰਦੀ ਹੈ, ਜੋ ਕਿ ਭਾਰ ਵਧਾਉਣ ਤੋਂ ਰੋਕਣ ਲਈ ਖੁਦ ਨੂੰ ਖਾਲੀ ਕਰਨ ਦਾ ਕਾਰਨ ਬਣਦੀ ਹੈ। ਖਾਲੀ ਕਰਨ ਵਿੱਚ ਸ਼ਾਮਲ ਹੋ ਸਕਦੇ ਹਨ:

- ਆਪਣੇ ਆਪ ਨੂੰ ਉਲਟੀਆਂ ਕਰਨ ਲਈ ਮਜਬੂਰ ਕਰਨਾ
- ਬਹੁਤ ਜ਼ਿਆਦਾ ਕਸਰਤ
- ਜੁਲਾਬ, ਐਨੀਮਾ ਜਾਂ ਡਿਊਰੈਟਿਕਸ (ਪਾਣੀ ਦੀਆਂ ਗੋਲੀਆਂ) ਦੀ ਵਰਤੋਂ

ਖਾਲੀ ਕਰਨਾ ਅਕਸਰ ਰਾਹਤ ਦੀ ਭਾਵਨਾ ਲਿਆਉਂਦਾ ਹੈ।

ਜੇ ਕੋਈ ਵਿਅਕਤੀ ਆਪਣੇ ਆਪ ਨੂੰ ਖਾਲੀ ਕਰਨ ਲਈ ਉਲਟੀਆਂ ਕਰਦਾ ਹੈ, ਤਾਂ ਪੇਟ ਦਾ ਐਸਿਡ ਦੰਦਾਂ ਅਤੇ ਗਲੇ ਦੀ ਪਰਤ ਨੂੰ ਨੁਕਸਾਨ ਪਹੁੰਚਾ ਸਕਦਾ ਹੈ।

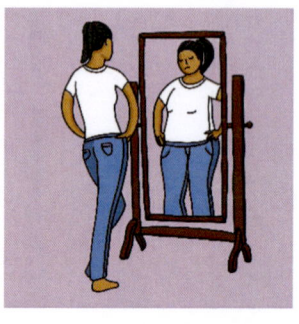

ਬੁਲੀਮੀਆ ਵਾਲੇ ਲੋਕ ਅਕਸਰ ਸਧਾਰਨ ਭਾਰ 'ਤੇ ਹੁੰਦੇ ਹਨ, ਪਰ ਉਹ ਆਪਣੇ ਆਪ ਨੂੰ ਬਹੁਤ ਜ਼ਿਆਦਾ ਭਾਰ ਦੇ ਰੂਪ ਵਿੱਚ ਦੇਖ ਸਕਦੇ ਹਨ। ਕਿਉਂਕਿ ਵਿਅਕਤੀ ਦਾ ਭਾਰ ਅਕਸਰ ਸਧਾਰਨ ਹੁੰਦਾ ਹੈ, ਹੋ ਸਕਦਾ ਹੈ ਕਿ ਦੂਸਰੇ ਲੋਕ ਖਾਣ ਪੀਣ ਦੇ ਇਸ ਵਿਕਾਰ ਨੂੰ ਦੇਖ ਨਾ ਸਕਣ।

ਲੱਛਣ ਜੋ ਦੂਸਰੇ ਲੋਕ ਦੇਖ ਸਕਦੇ ਹਨ ਉਹਨਾਂ ਵਿੱਚ ਸ਼ਾਮਲ ਹਨ:

- ਜ਼ਬਰਦਸਤੀ ਕਸਰਤ
- ਅਚਾਨਕ ਵੱਡੀ ਮਾਤਰਾ ਵਿੱਚ ਖਾਣਾ ਖਾਣਾ ਜਾਂ ਬਹੁਤ ਸਾਰੀ ਮਾਤਰਾ ਵਿੱਚ ਭੋਜਨ ਖਰੀਦਣਾ ਜੋ ਤੁਰੰਤ ਅਲੋਪ ਹੋ ਜਾਂਦਾ ਹੈ
- ਨਿਯਮਿਤ ਤੌਰ 'ਤੇ ਖਾਣੇ ਤੋਂ ਬਾਅਦ ਬਾਥਰੂਮ ਵਿੱਚ ਜਾਣਾ
- ਜੁਲਾਬਾਂ, ਖੁਰਾਕ ਦੀਆਂ ਗੋਲੀਆਂ, ਈਮੈਟਿਕਸ (ਉਲਟੀਆਂ ਕਰਵਾਉਣ ਵਾਲੀਆਂ ਦਵਾਈਆਂ), ਜਾਂ ਪਾਣੀ ਦੀਆਂ ਗੋਲੀਆਂ ਦੇ ਪੈਕੇਜ ਸੁੱਟਣੇ

ਕਾਰਨ

Causes

ਮਰਦਾਂ ਨਾਲੋਂ ਬਹੁਤ ਜ਼ਿਆਦਾ ਔਰਤਾਂ ਨੂੰ ਬੁਲੀਮੀਆ ਹੈ। ਇਹ ਵਿਕਾਰ ਅੱਲ੍ਹੜ ਉਮਰ ਦੀਆਂ ਲੜਕੀਆਂ ਅਤੇ ਮੁਟਿਆਰਾਂ ਵਿੱਚ ਆਮ ਹੁੰਦਾ ਹੈ। ਪ੍ਰਭਾਵਿਤ ਵਿਅਕਤੀ ਨੂੰ ਆਮ ਤੌਰ 'ਤੇ ਪਤਾ ਹੁੰਦਾ ਹੈ ਕਿ ਉਸਦਾ ਖਾਣ ਦਾ ਤਰੀਕਾ ਅਸਧਾਰਨ ਹੈ ਅਤੇ ਉਹ ਆਨੰਦ ਲਈ ਖਾਣ ਅਤੇ ਖਾਲੀ ਕਰਨ ਦੀਆਂ ਘਟਨਾਵਾਂ ਕਰਕੇ ਡਰ ਜਾਂ ਦੋਸ਼ੀ ਮਹਿਸੂਸ ਕਰ ਸਕਦਾ ਹੈ।

ਬੁਲੀਮੀਆ ਦੇ ਸਹੀ ਕਾਰਨਾਂ ਦਾ ਪਤਾ ਨਹੀਂ ਹੈ। ਅਨੁਵੰਸ਼ਕ, ਮਨੋਵਿਗਿਆਨਕ, ਸਦਮਾ, ਪਰਿਵਾਰ, ਸਮਾਜ ਜਾਂ ਸਭਿਆਚਾਰਕ ਕਾਰਕ ਇੱਕ ਭੂਮਿਕਾ ਨਿਭਾ ਸਕਦੇ ਹਨ। ਬੁਲੀਮੀਆ ਦੀ ਸੰਭਾਵਨਾ ਇੱਕ ਤੋਂ ਵੱਧ ਕਾਰਕਾਂ ਕਰਕੇ ਹੁੰਦੀ ਹੈ।

ਬੁਲੀਮੀਆ ਦਾ ਉਪਚਾਰ

Treatment of Bulimia

ਬੁਲੀਮੀਆ ਨੂੰ ਸਮਰਥਨ ਅਤੇ ਮਦਦ ਦੇ ਮਿਸ਼ਰਿਤ ਉਪਚਾਰਾਂ ਨਾਲ ਨਜਿੱਠਿਆ ਜਾਂਦਾ ਹੈ ਜੋ ਗੱਲਬਾਤ ਥੈਰੇਪੀ[65] 'ਤੇ ਨਿਰਭਰ ਕਰਦੇ ਹਨ, ਜਿਸ ਵਿੱਚ ਸਪੇਸ਼ਲਿਸਟ ਸਪੋਰਟ ਕਲੀਨਿਕਲ ਮੈਨੇਜਮੈਂਟ (SSCM), CBT ਫੂਡ ਈਟਿੰਗ ਡਿਸਆਰਡਰ (CBT-ED) ਦੀ ਵਰਤੋਂ, ਅਤੇ ਨਾਲ ਹੀ ਖੁਰਾਕ ਬਾਰੇ ਸਲਾਹ[66] ਅਤੇ ਦਵਾਈਆਂ ਦੀ ਵਰਤੋਂ ਜਿਵੇਂ ਉਦਾਸੀਨਤਾ ਵਿਰੋਧੀ ਦਵਾਈਆਂ (ਜਿਵੇਂ ਕਿ Fluoxetine) ਸ਼ਾਮਲ ਹਨ।[67]

ਇਹ ਸਾਰੇ ਤਰੀਕੇ ਬੁਲੀਮੀਆ ਵਾਲੇ ਕਿਸੇ ਵਿਅਕਤੀ ਦੀਆਂ ਆਦਤਾਂ ਨੂੰ ਖਤਮ ਕਰਨ ਅਤੇ ਉਹਨਾਂ ਦੇ ਸਰੀਰ ਅਤੇ ਦਿਮਾਗ ਦੇ ਵਿਕਾਸ ਨੂੰ ਉਤਸ਼ਾਹਿਤ ਕਰਨ ਵਾਲੀਆਂ ਨਵੀਆਂ ਆਦਤਾਂ ਸਥਾਪਿਤ ਕਰਨ ਲਈ ਇਲਾਜ ਕਰਨ ਲਈ ਸੁਮੇਲ ਵਿੱਚ ਵਰਤੇ ਜਾਣਗੇ।

ਬੁਲੀਮੀਆ ਵਾਲੇ ਨੌਜਵਾਨਾਂ ਲਈ, ਖਾਣ ਦੇ ਵਿਕਾਰਾਂ 'ਤੇ ਕੇਂਦ੍ਰਿਤ ਪਰਿਵਾਰਕ ਦਖ਼ਲ[68], ਸਵੈ-ਸਹਾਇਤਾ ਸਮੂਹਾਂ ਅਤੇ ਆਨਲਾਈਨ ਸਵੈ-ਸਹਾਇਤਾ ਅਤੇ ਸਹਾਇਤਾ ਸੇਵਾਵਾਂ ਰਾਹੀਂ ਪਰਿਵਾਰ ਦੇ ਮੈਂਬਰਾਂ ਨੂੰ ਵਾਧੂ ਸਹਾਇਤਾ ਦਿੱਤੀ ਜਾ ਸਕਦੀ ਹੈ।[69]

ਚਰਮ ਸਥਿਤੀਆਂ ਵਿੱਚ, ਬੁਲੀਮੀਆ ਵਰਗੀਆਂ ਖਾਣ ਦੇ ਵਿਕਾਰਾਂ ਵਾਲੇ ਲੋਕਾਂ ਨੂੰ ਮਾਨਸਿਕ ਸਿਹਤ ਐਕਟ (1983, 2007) ਦੇ ਤਹਿਤ ਨਜ਼ਰਬੰਦ ਕੀਤਾ ਜਾ ਸਕਦਾ ਹੈ ਅਤੇ ਤੁਹਾਡੀ ਨਬਜ਼, ਬਲੱਡ ਪ੍ਰੈਸ਼ਰ, ਕੇਂਦਰੀ ਤਾਪਮਾਨ, ਮਾਸਪੇਸ਼ੀ ਦੀ ਸ਼ਕਤੀ, ਦਿਲ ਦੀ ਗਤੀ ਅਤੇ ਖ਼ੂਨ ਦੇ ਟੈਸਟਾਂ ਦੇ ਨਤੀਜੇ ਨੂੰ ਧਿਆਨ ਵਿੱਚ ਰੱਖਿਆ ਜਾਵੇਗਾ।[70]

ਜੇ ਕਿਸੇ ਵਿਅਕਤੀ ਨੂੰ ਮਾਨਸਿਕ ਸਿਹਤ ਐਕਟ ਦੇ ਅਧੀਨ ਹਿਰਾਸਤ ਵਿੱਚ ਲਿਆ ਜਾਂਦਾ ਹੈ, ਤਾਂ ਕਿਸੇ ਜ਼ਿੰਮੇਵਾਰ ਕਲੀਨਿਕ ਕਰਮਚਾਰੀਆਂ ਵਜੋਂ ਜਾਣੇ ਜਾਂਦੇ ਵਿਅਕਤੀ, ਜੋ ਕਿ ਮਾਹਰ ਸਿਖਲਾਈ ਵਾਲਾ ਵਿਅਕਤੀ ਹੁੰਦਾ ਹੈ, ਦੁਆਰਾ ਉਪਾਅ ਵਜੋਂ ਜ਼ਬਰਦਸਤੀ ਖੁਆਉਣ ਦੀ ਤਜਵੀਜ਼ ਕੀਤੀ ਜਾ ਸਕਦੀ ਹੈ।[71]

ਵਾਧੂ ਸਹਾਇਤਾ
Additional Support

ਦੋਸਤ, ਦੇਖਭਾਲ ਕਰਨ ਵਾਲੇ ਅਤੇ ਪਰਿਵਾਰ ਕਿਸੇ ਦੀ ਬੁਲੀਮੀਆ ਤੋਂ ਠੀਕ ਹੋਣ ਵਿੱਚ ਸਹਾਇਤਾ ਕਰਨ ਦਾ ਇੱਕ ਮਹੱਤਵਪੂਰਨ ਹਿੱਸਾ ਹੁੰਦੇ ਹਨ।

ਉਹਨਾਂ ਨੂੰ ਖਾਣ ਨਾਲ ਸੰਬੰਧਿਤ ਵਿਕਾਰ ਵਾਲੇ ਕਿਸੇ ਵਿਅਕਤੀ ਦੀ ਮਦਦ ਕਰਨ ਲਈ ਵਾਧੂ ਸਹਾਇਤਾ ਦੀ ਪੇਸ਼ਕਸ਼ ਕਰਨ ਦੀ ਵੀ ਲੋੜ ਹੁੰਦੀ ਹੈ।

ਉਹਨਾਂ ਨੂੰ ਕਿਸੇ ਦੇਖਭਾਲਕਰਤਾ ਦੀ ਸੇਵਾ, ਕਿਸੇ ਸਹਾਇਤਾ ਸਮੂਹ ਵਿੱਚ ਸ਼ਾਮਲ ਹੋਣ, ਸਹਾਇਤਾ ਟੈਲੀਫੋਨ ਲਾਈਨਾਂ ਦੀ ਵਰਤੋਂ ਅਤੇ ਬੁਲੀਮੀਆ ਬਾਰੇ ਹੋਰ ਪੜ੍ਹਨ ਦੁਆਰਾ ਸਹਾਇਤਾ ਦੀ ਪੇਸ਼ਕਸ਼ ਕੀਤੀ ਜਾ ਸਕਦੀ ਹੈ।

ਸਹਾਇਤਾ ਇਹਨਾਂ ਸਥਾਨਾਂ ਤੋਂ ਮਿਲ ਸਕਦੀ ਹੈ ਜਿਵੇਂ ਕਿ:

ਦਿ ਨਿਊ ਮੌਡਸਲੇ ਵਿਧੀ

ਵੈੱਬਸਾਈਟ: http://thenewmaudsleyapproach.co.uk/

ABC - ਐਨੋਰੈਕਸੀਆ, ਬੁਲੀਮੀਆ ਕੇਅਰ
ਵੈੱਬਸਾਈਟ: http://www.anorexiabulimiacare.org.uk/family-and-friends

ਹੈਲਪਲਾਈਨ: 03000 11 12 13
ਵਿਕਲਪ 1: ਸਹਾਇਤਾ ਲਾਈਨ
ਵਿਕਲਪ 2: ਪਰਿਵਾਰ ਅਤੇ ਦੋਸਤ

BEAT

ਵੈੱਬਸਾਈਟ: www.beateatingdisorders.org.uk

ਹੈਲਪਲਾਈਨ: 0808 801 0677

ਯੂਥਲਾਈਨ: 0808 801 0711

ਵਿਦਿਆਰਥੀ ਲਾਈਨ: 0808 801 0811

ਖਾਣ ਪੀਣ ਦੇ ਵਿਕਾਰ ਸੰਬੰਧੀ ਸਹਾਇਤਾ

ਵੈੱਬਸਾਈਟ: www.eatingdisorderssupport.co.uk

ਹੈਲਪਲਾਈਨ: 01494 793223

ਇਹਨਾਂ ਵਿੱਚੋਂ ਕੁਝ ਸੇਵਾਵਾਂ ਕੋਲ ਉਹਨਾਂ ਦੀਆਂ ਆਪਣੀਆਂ ਟੈਲੀਫੋਨ ਸਹਾਇਤਾ ਲਾਈਨਾਂ ਹਨ ਅਤੇ ਉਹ ਵਾਧੂ ਸੰਗਠਨਾਂ ਕੋਲ ਵੀ ਭੇਜਦੀਆਂ ਹਨ।

References

65. Ibid., 58

66. Ibid., 58

67. Ibid., 58

68. Ibid., 61

69. Ibid., 62

70. Ibid., 63

71. Ibid., 63

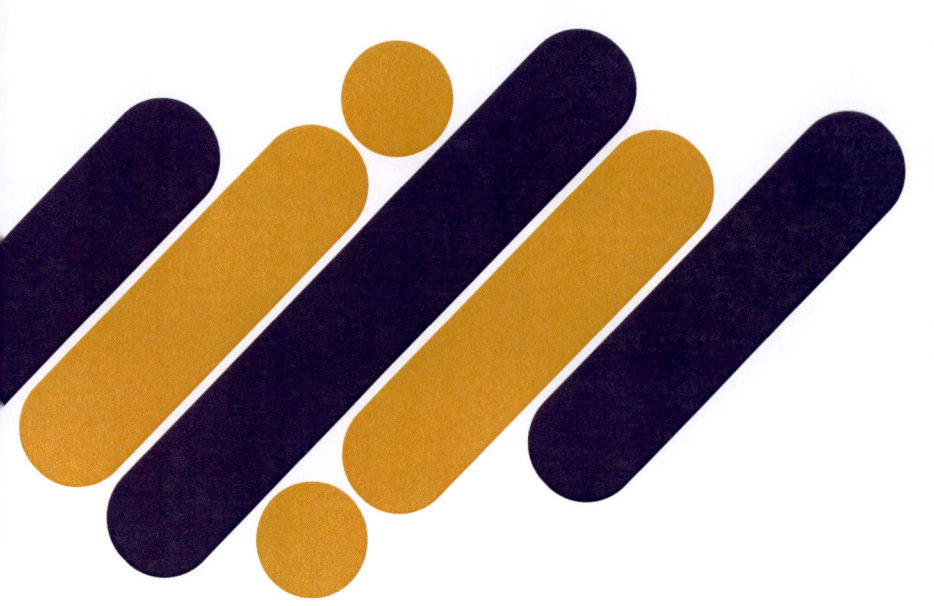

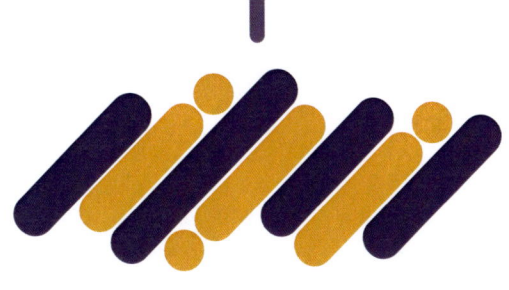

WHAT IS BINGE EATING

ਬਹੁਤ ਜ਼ਿਆਦਾ ਖਾਣਾ ਕੀ ਹੁੰਦਾ ਹੈ?

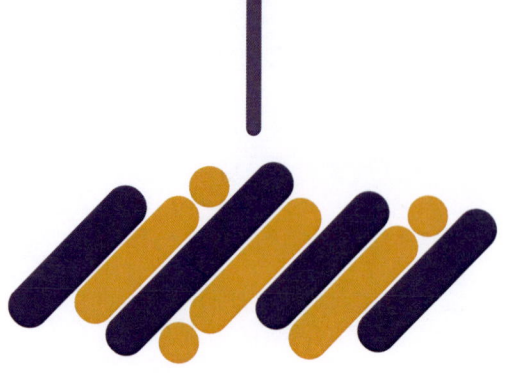

What is Binge Eating?

Binge eating is defined as recurring episodes of eating significantly more food in a short period of time than most people would eat under similar circumstances, with episodes marked by feelings of lack of control.[72]

Someone binge eating may eat too quickly, even when he or she is not hungry. The person may have feelings of guilt, embarrassment, or disgust and may binge eat alone to hide the behaviour. Binge Eating is associated with marked distress and occurs, on average, at least once a week over three months.

Recurrent Episodes of Binge Eating

An episode of binge eating is characterized by both of the following:

- Eating, in an unconnected period (e.g. within any 2 hours), an amount of food that is larger than most people would eat in a similar period under similar circumstances.

- The sense of lack of control overeating during the episode (e.g. a feeling that one cannot stop eating or control what or how much one is eating).[73]

Symptoms of Binge Eating

The main symptom of binge eating is eating very large amounts of food in a short time, often in an out-of-control way. But symptoms may also include:

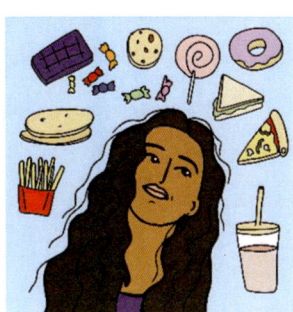

- Eating very fast during a binge
- Eating until you feel uncomfortably full
- Eating when you're not hungry
- Eating alone or secretly
- Feeling depressed, guilty, ashamed or disgusted after binge eating.

People who regularly eat in this way may be experiencing binge eating issue.[74]

Treatments for Binge Eating

Psychological treatment for binge eating in adults:

- Explain to people with binge eating that psychological treatments aimed at treating binge eating have a limited effect on body weight and that weight loss is not a therapy target in itself.

155

- Offer a binge eating–focused guided self–help programme to adults experiencing binge eating symptoms.

Binge eating–focused guided self–help programmes for adults should:

- Use cognitive behavioural self–help materials
- Focus on adherence to the self–help programme
- Supplement the self–help programme with brief supportive sessions (for example, 4 to 9 sessions lasting 20 minutes each over 16 weeks, running weekly at first)
- Focus exclusively on helping the person follow the programme.[75]

If guided self–help is unacceptable, contraindicated or ineffective after four weeks, offer group eating –focused cognitive behavioural therapy (CBT–ED). Group CBT–ED programmes for adults with binge eating should:

- Typically consist of 16 weekly 90–minute group sessions over four months
- Focus on psychoeducation, self–monitoring of the eating behaviour and helping the person analyse their problems and goals
- Include making a daily food intake plan and identifying binge eating cues
- Include body exposure training and helping the person to identify and change negative beliefs about their body
- Help with avoiding relapses and coping with current and future risks and triggers.

If group CBT–ED is not available or the person declines it, consider individual CBT–ED for adults experiencing binge eating symptoms.

Individual CBT–ED for adults with binge eating condition should:

- Typically consist of 16–20 sessions
- Develop a formulation of the person's psychological issues, to determine how dietary and emotional factors contribute to their binge eating

Based on the formulation:

- Advise people to eat regular meals and snacks to avoid feeling hungry
- Address the emotional triggers for their binge eating, using cognitive restructuring, behavioural experiments, and exposure
- Include weekly monitoring of binge eating behaviours, dietary intake and weight
- Share the weight record with the person
- Address body–image issues if present
- Explain to the person that although CBT–ED does not aim at weight loss, stopping binge eating can have this effect in the long term
- Advise the person not to try to lose weight (for example by dieting) during treatment, because this is likely to trigger binge eating.

Psychological treatment for binge eating in children and young people can be offered the same treatments recommended for adults as medication for binge eating, however, do not offer medication as the only treatment for binge eating condition.

If you are worried and think you are binge eating or another eating disorder, contact your GP. The GP should refer you to an eating disorder specialist or team of specialists. It may make things easier if you bring a friend or loved one with you to your appointment.

Additional Support

The New Maudsley Approach
Website: www.thenewmaudsleyapproach.co.uk

BEAT
Website: www.beateatingdisorders.org.uk
Helpline: 0808 801 0677
YOUTHLINE: 0808 801 0711
STUDENTLINE: 0808 801 0811

Eating Disorders Support
Website: www.eatingdisorderssupport.co.uk
Helpline: 01494 793223

Some of these services have their telephone support lines and additional signposting.

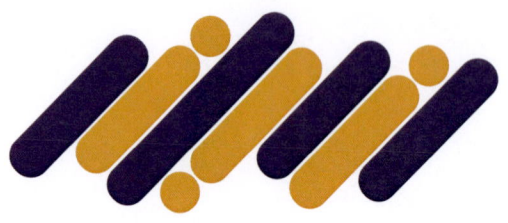

ਬਹੁਤ ਜ਼ਿਆਦਾ ਖਾਣਾ ਕੀ ਹੁੰਦਾ ਹੈ?

What is Binge Eating?

ਬਹੁਤ ਜ਼ਿਆਦਾ ਖਾਣ ਦੀ ਪਰਿਭਾਸ਼ਾ ਹੈ, ਨਿਯੰਤ੍ਰਣ ਦੀ ਘਾਟ ਦੀਆਂ ਭਾਵਨਾਵਾਂ ਵਾਲੀਆਂ ਘਟਨਾਵਾਂ ਦੇ ਨਾਲ, ਥੋੜ੍ਹੇ ਸਮੇਂ ਵਿੱਚ ਉਸ ਨਾਲੋਂ ਕਾਫ਼ੀ ਜ਼ਿਆਦਾ ਭੋਜਨ ਖਾਣ ਦੀਆਂ ਵਾਰ-ਵਾਰ ਹੋਣ ਵਾਲੀਆਂ ਘਟਨਾਵਾਂ, ਜੋ ਕਿ ਸਮਾਨ ਹਾਲਾਤ ਵਿੱਚ ਜ਼ਿਆਦਾਤਰ ਲੋਕ ਖਾਣਗੇ।[72]

ਬਹੁਤ ਜ਼ਿਆਦਾ ਖਾਣ ਵਾਲਾ ਕੋਈ ਵਿਅਕਤੀ ਬਹੁਤ ਜਲਦੀ ਖਾ ਸਕਦਾ ਹੈ, ਭਾਵੇਂ ਉਸ ਨੂੰ ਭੁੱਖ ਨਾ ਹੋਵੇ। ਵਿਅਕਤੀ ਕਸੂਰਵਾਰ, ਸ਼ਰਮਿੰਦਗੀ ਜਾਂ ਸ਼ਰਮ ਦੀਆਂ ਭਾਵਨਾਵਾਂ ਮਹਿਸੂਸ ਕਰ ਸਕਦਾ ਹੈ ਅਤੇ ਵਿਵਹਾਰ ਨੂੰ ਲੁਕਾਉਣ ਲਈ ਉਹ ਇਕੱਲਾ ਖਾਣਾ ਖਾ ਸਕਦਾ ਹੈ। ਬਹੁਤ ਜ਼ਿਆਦਾ ਖਾਣਾ ਨਿਸ਼ਚਿਤ ਪਰੇਸ਼ਾਨੀ ਨਾਲ ਜੁੜਿਆ ਹੋਇਆ ਹੈ ਅਤੇ ਔਸਤਨ, ਤਿੰਨ ਮਹੀਨਿਆਂ ਦੌਰਾਨ ਹਫ਼ਤੇ ਵਿੱਚ ਘੱਟੋ-ਘੱਟ ਇੱਕ ਵਾਰ ਹੁੰਦਾ ਹੈ।

ਬਹੁਤ ਜ਼ਿਆਦਾ ਖਾਣ ਦੀਆਂ ਵਾਰ-ਵਾਰ ਹੋਣ ਵਾਲੀਆਂ ਘਟਨਾਵਾਂ

Recurrent Episodes of Binge Eating

ਬਹੁਤ ਜ਼ਿਆਦਾ ਖਾਣ ਦੀ ਘਟਨਾ ਨੂੰ ਹੇਠ ਲਿਖੀਆਂ ਦੋਵਾਂ ਵਿਸ਼ੇਸ਼ਤਾਵਾਂ ਦੁਆਰਾ ਦਰਸਾਇਆ ਜਾਂਦਾ ਹੈ:

- ਕਿਸੇ ਨਾ-ਜੁੜੀ ਮਿਆਦ ਵਿੱਚ (ਜਿਵੇਂ ਕਿ ਕਿਸੇ ਵੀ 2-ਘੰਟੇ ਦੀ ਮਿਆਦ ਦੇ ਅੰਦਰ), ਭੋਜਨ ਦੀ ਇੰਨੀ ਮਾਤਰਾ ਖਾਈ ਜੋ ਸਮਾਨ ਹਾਲਾਤ ਵਿੱਚ ਜ਼ਿਆਦਾਤਰ ਲੋਕ ਉਸੇ ਸਮੇਂ ਵਿੱਚ ਖਾਣਗੇ।
- ਘਟਨਾ ਦੇ ਦੌਰਾਨ ਬਹੁਤ ਜ਼ਿਆਦਾ ਖਾਣ 'ਤੇ ਨਿਯੰਤਰਣ ਦੀ ਘਾਟ ਦੀ ਭਾਵਨਾ (ਉਦਾਹਰਨ ਵਜੋਂ ਇਹ ਭਾਵਨਾ ਕਿ ਖਾਣਾ ਬੰਦ ਨਹੀਂ ਕੀਤਾ ਜਾ ਸਕਦਾ ਜਾਂ ਕੰਟਰੋਲ ਨਹੀਂ ਕੀਤਾ ਜਾ ਸਕਦਾ ਕਿ ਕੀ ਜਾਂ ਕਿੰਨਾ ਖਾਧਾ ਜਾ ਰਿਹਾ ਹੈ)।[73]

ਬਹੁਤ ਜ਼ਿਆਦਾ ਖਾਣ ਦੇ ਲੱਛਣ

Symptoms of Binge Eating

ਬਹੁਤ ਜ਼ਿਆਦਾ ਖਾਣ ਦਾ ਮੁੱਖ ਲੱਛਣ ਥੋੜ੍ਹੇ ਸਮੇਂ ਵਿੱਚ ਬਹੁਤ ਜ਼ਿਆਦਾ ਮਾਤਰਾ ਵਿੱਚ ਭੋਜਨ ਖਾਣਾ ਹੈ, ਅਕਸਰ ਨਿਯੰਤਰਣ ਤੋਂ

ਬਾਹਰ ਵਾਲੇ ਢੰਗ ਨਾਲ। ਪਰ ਲੱਛਣਾਂ ਵਿੱਚ ਇਹ ਵੀ ਸ਼ਾਮਲ ਹੋ ਸਕਦੇ ਹਨ:

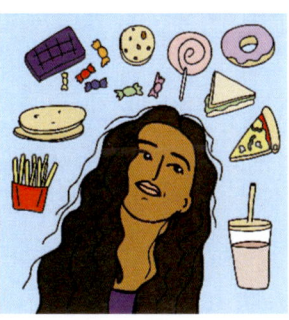

- ਇਸ ਦੌਰਾਨ ਬਹੁਤ ਤੇਜ਼ੀ ਨਾਲ ਖਾਣਾ
- ਉਦੋਂ ਤਕ ਖਾਣਾ ਜਦੋਂ ਤਕ ਤੁਸੀਂ ਪੇਟ ਭਰਨ ਕਰਕੇ ਬੇਅਰਾਮ ਮਹਿਸੂਸ ਨਾ ਕਰੋ
- ਉਦੋਂ ਵੀ ਖਾਣਾ ਜਦੋਂ ਤੁਹਾਨੂੰ ਭੁੱਖ ਨਾ ਹੋਵੇ
- ਇਕੱਲੇ ਜਾਂ ਗੁਪਤ ਰੂਪ ਵਿੱਚ ਖਾਣਾ

- ਬਹੁਤ ਜ਼ਿਆਦਾ ਖਾਣ ਤੋਂ ਬਾਅਦ ਉਦਾਸ, ਦੋਸ਼ੀ, ਸ਼ਰਮਿੰਦਾ ਜਾਂ ਘਿਰਣਾਯੋਗ ਮਹਿਸੂਸ ਕਰਨਾ

ਜੋ ਲੋਕ ਨਿਯਮਿਤ ਤੌਰ 'ਤੇ ਇਸ ਤਰ੍ਹਾਂ ਖਾਂਦੇ ਹਨ ਤਾਂ ਉਹ ਸ਼ਾਇਦ ਬਹੁਤ ਜ਼ਿਆਦਾ ਖਾਣ ਦੇ ਮੁੱਦਿਆਂ ਦਾ ਅਨੁਭਵ ਕਰ ਰਹੇ ਹੋ ਸਕਦੇ ਹਨ।[74]

ਬਹੁਤ ਜ਼ਿਆਦਾ ਖਾਣ ਦਾ ਉਪਚਾਰ

Treatments for Binge Eating

ਬਾਲਗਾਂ ਵਿੱਚ ਬਹੁਤ ਜ਼ਿਆਦਾ ਖਾਣ ਦਾ ਮਨੋਵਿਗਿਆਨਕ ਉਪਚਾਰ:

- ਬਹੁਤ ਜ਼ਿਆਦਾ ਖਾਣ ਵਾਲੇ ਲੋਕਾਂ ਨੂੰ ਸਮਝਾਓ ਕਿ ਬਹੁਤ ਜ਼ਿਆਦਾ ਖਾਣ ਦਾ ਉਪਚਾਰ ਕਰਨ ਦੇ ਉਦੇਸ਼ ਨਾਲ ਮਨੋਵਿਗਿਆਨਕ ਉਪਚਾਰਾਂ ਦਾ ਸਰੀਰ ਦੇ ਭਾਰ 'ਤੇ ਸੀਮਿਤ ਪ੍ਰਭਾਵ ਪੈਂਦਾ ਹੈ ਅਤੇ ਇਹ ਭਾਰ ਘਟਾਉਣਾ ਆਪਣੇ ਆਪ ਵਿੱਚ ਉਪਚਾਰ ਦਾ ਟੀਚਾ ਨਹੀਂ ਹੈ।

- ਬਹੁਤ ਜ਼ਿਆਦਾ ਖਾਣ ਦੇ ਲੱਛਣਾਂ ਦਾ ਅਨੁਭਵ ਕਰਨ ਵਾਲੇ ਬਾਲਗਾਂ ਲਈ ਬਹੁਤ ਜ਼ਿਆਦਾ ਖਾਣ 'ਤੇ ਕੇਂਦ੍ਰਿਤ ਸਵੈ-ਸਹਾਇਤਾ ਪ੍ਰੋਗਰਾਮ ਦੀ ਪੇਸ਼ਕਸ਼ ਕਰੋ।

ਬਾਲਗਾਂ ਲਈ ਬਹੁਤ ਜ਼ਿਆਦਾ ਖਾਣ 'ਤੇ ਕੇਂਦ੍ਰਿਤ ਸਵੈ-ਸਹਾਇਤਾ ਪ੍ਰੋਗਰਾਮ:

- ਬੌਧਿਕ ਵਿਵਹਾਰ ਸੰਬੰਧੀ ਸਵੈ-ਸਹਾਇਤਾ ਸਮੱਗਰੀ ਦੀ ਵਰਤੋਂ ਕਰੋ

- ਸਵੈ-ਸਹਾਇਤਾ ਪ੍ਰੋਗਰਾਮ ਦੀ ਪਾਲਣਾ ਕਰਨ 'ਤੇ ਧਿਆਨ ਕੇਂਦ੍ਰਿਤ ਕਰੋ

- ਸਵੈ-ਸਹਾਇਤਾ ਪ੍ਰੋਗਰਾਮ ਵਿੱਚ ਸੰਖੇਪ ਸਹਾਇਤਾ ਵਾਲੇ ਸੈਸ਼ਨ ਜੋੜੋ (ਉਦਾਹਰਨ ਵਜੋਂ, 16 ਹਫ਼ਤਿਆਂ ਦੌਰਾਨ ਹਰ ਹਫ਼ਤੇ ਵਿੱਚ 20 ਮਿੰਟ ਦੇ 4 ਤੋਂ 9 ਸੈਸ਼ਨ, ਜੋ ਹਫ਼ਤਾਵਾਰ ਅਧਾਰ 'ਤੇ ਚਲਦੇ ਹਨ)

- ਪ੍ਰੋਗਰਾਮ ਦੀ ਪਾਲਣਾ ਕਰਨ ਵਿੱਚ ਵਿਅਕਤੀ ਦੀ ਸਹਾਇਤਾ ਕਰਨ 'ਤੇ ਵਿਸ਼ੇਸ਼ ਧਿਆਨ ਦਿਓ।[75]

ਜੇ ਨਿਰਦੇਸ਼ਤ ਸਵੈ-ਸਹਾਇਤਾ 4 ਹਫ਼ਤਿਆਂ ਬਾਅਦ ਅਸਵੀਕਾਰਨਯੋਗ, ਨਿਰੋਧਕ ਜਾਂ ਬੇਅਸਰ ਹੈ, ਤਾਂ ਸਮੂਹ ਵਿੱਚ ਖਾਣ 'ਤੇ ਕੇਂਦ੍ਰਿਤ ਬੋਧਿਕ ਵਿਹਾਰ ਸਬੰਧੀ ਥੈਰੇਪੀ (CBT-ED) ਦੀ ਪੇਸ਼ਕਸ਼ ਕਰੋ। ਬਹੁਤ ਜ਼ਿਆਦਾ ਖਾਣ ਵਾਲੇ ਬਾਲਗਾਂ ਲਈ ਸਮੂਹ CBT-ED ਪ੍ਰੋਗਰਾਮ:

- ਆਮ ਤੌਰ 'ਤੇ 4 ਮਹੀਨਿਆਂ ਵਿੱਚ 16 ਹਫਤਾਵਾਰੀ 90-ਮਿੰਟ ਦੇ ਸਮੂਹ ਸੈਸ਼ਨ ਹੁੰਦੇ ਹਨ

- ਮਨੋਵਿਗਿਆਨਕ ਸਿੱਖਿਆ, ਖਾਣ-ਪੀਣ ਦੇ ਵਿਵਹਾਰ ਦੀ ਸਵੈ-ਨਿਗਰਾਨੀ ਕਰਨ ਅਤੇ ਵਿਅਕਤੀ ਦੀਆਂ ਮੁਸ਼ਕਲਾਂ ਅਤੇ ਟੀਚਿਆਂ ਦਾ ਵਿਸ਼ਲੇਸ਼ਣ ਕਰਨ ਵਿੱਚ ਉਸਦੀ ਸਹਾਇਤਾ ਕਰਨ 'ਤੇ ਕੇਂਦ੍ਰਿਤ ਕਰੋ

- ਰੋਜ਼ਾਨਾ ਖਾਣ ਪੀਣ ਦੀ ਯੋਜਨਾ ਬਣਾਉਣਾ ਅਤੇ ਬਹੁਤ ਜ਼ਿਆਦਾ ਖਾਣ ਦੇ ਸੰਕੇਤਾਂ ਦੀ ਪਛਾਣ ਕਰਨਾ ਸ਼ਾਮਲ ਕਰੋ

- ਸਰੀਰਕ ਸੰਪਰਕ ਦੀ ਸਿਖਲਾਈ ਸ਼ਾਮਲ ਕਰੋ ਅਤੇ ਉਸਦੇ ਸਰੀਰ ਬਾਰੇ ਨਕਾਰਾਤਮਕ ਵਿਸ਼ਵਾਸਾਂ ਦੀ ਪਛਾਣ ਕਰਨ ਅਤੇ ਉਹਨਾਂ ਨੂੰ ਬਦਲਣ ਵਿੱਚ ਵਿਅਕਤੀ ਦੀ ਸਹਾਇਤਾ ਕਰੋ

- ਬਹੁਤ ਜ਼ਿਆਦਾ ਖਾਣ ਵਿੱਚ ਵਾਪਸੀ ਤੋਂ ਬਚਣ ਅਤੇ ਮੌਜੂਦਾ ਅਤੇ ਭਵਿੱਖ ਦੇ ਜੋਖਮਾਂ ਅਤੇ ਟ੍ਰਿੱਗਰਾਂ ਦਾ ਮੁਕਾਬਲਾ ਕਰਨ ਵਿੱਚ ਮਦਦ ਕਰੋ।

ਜੇ ਸਮੂਹ CBT-ED ਉਪਲਬਧ ਨਹੀਂ ਹੈ ਜਾਂ ਵਿਅਕਤੀ ਇਸ ਨੂੰ ਅਸਵੀਕਾਰ ਕਰਦਾ ਹੈ, ਤਾਂ ਬਹੁਤ ਜ਼ਿਆਦਾ ਖਾਣ ਦੇ ਲੱਛਣਾਂ ਦਾ ਸਾਹਮਣਾ ਕਰਨ ਵਾਲੇ ਬਾਲਗਾਂ ਲਈ ਵਿਅਕਤੀਗਤ CBT-ED 'ਤੇ ਵਿਚਾਰ ਕਰੋ। ਬਹੁਤ ਜ਼ਿਆਦਾ ਖਾਣ ਦੀ ਸਮੱਸਿਆ ਵਾਲੇ ਬਾਲਗਾਂ ਲਈ ਵਿਅਕਤੀਗਤ CBT-ED:

- ਆਮ ਤੌਰ 'ਤੇ 16-20 ਸੈਸ਼ਨ ਹੁੰਦੇ ਹਨ

- ਵਿਅਕਤੀ ਦੇ ਮਨੋਵਿਗਿਆਨਕ ਮਸਲਿਆਂ ਦਾ ਇੱਕ ਰੂਪ ਤਿਆਰ ਕਰੋ, ਇਹ ਨਿਰਧਾਰਤ ਕਰਨ ਲਈ ਕਿ ਖੁਰਾਕ ਅਤੇ ਭਾਵਨਾਤਮਕ ਕਾਰਕ ਉਹਨਾਂ ਦੇ ਬਹੁਤ ਜ਼ਿਆਦਾ ਖਾਣ ਵਿੱਚ ਕਿਵੇਂ ਯੋਗਦਾਨ ਪਾਉਂਦੇ ਹਨ

ਫਾਰਮੂਲੇਸ਼ਨ ਦੇ ਅਧਾਰ ਤੇ:

- ਲੋਕਾਂ ਨੂੰ ਭੁੱਖ ਮਹਿਸੂਸ ਕਰਨ ਤੋਂ ਬਚਣ ਲਈ ਨਿਯਮਿਤ ਭੋਜਨ ਅਤੇ ਸਨੈਕਸ ਖਾਣ ਦੀ ਸਲਾਹ ਦਿਓ
- ਉਹਨਾਂ ਦੇ ਬਹੁਤ ਜ਼ਿਆਦਾ ਖਾਣ, ਭਾਵਨਾਤਮਕ ਪੁਨਰਗਠਨ, ਵਿਵਹਾਰਕ ਪ੍ਰਯੋਗਾਂ ਅਤੇ ਸੰਪਰਕ ਦੀ ਵਰਤੋਂ ਕਰਦਿਆਂ ਭਾਵਨਾਤਮਕ ਟਰਿੱਗਰ 'ਤੇ ਧਿਆਨ ਦਿਓ
- ਬਹੁਤ ਜ਼ਿਆਦਾ ਖਾਣ ਦੇ ਵਿਵਹਾਰਾਂ, ਖੁਰਾਕ ਦੇ ਸੇਵਨ ਅਤੇ ਭਾਰ ਦੀ ਹਫਤਾਵਾਰੀ ਨਿਗਰਾਨੀ ਸ਼ਾਮਲ ਕਰੋ
- ਭਾਰ ਦੇ ਰਿਕਾਰਡ ਨੂੰ ਵਿਅਕਤੀ ਨਾਲ ਸਾਂਝਾ ਕਰੋ
- ਜੇ ਮੌਜੂਦ ਹੋਣ ਤਾਂ ਸਰੀਰ ਬਾਰੇ ਵਿਚਾਰ ਦੇ ਮੁੱਦਿਆਂ 'ਤੇ ਧਿਆਨ ਦਿਓ
- ਵਿਅਕਤੀ ਨੂੰ ਸਮਝਾਓ ਕਿ ਹਾਲਾਂਕਿ CBT-ED ਦਾ ਟੀਚਾ ਭਾਰ ਘਟਾਉਣਾ ਨਹੀਂ ਹੁੰਦਾ, ਪਰ ਬਹੁਤ ਜ਼ਿਆਦਾ ਖਾਣਾ ਬੰਦ ਕਰਨ ਨਾਲ ਲੰਬੇ ਸਮੇਂ ਵਿੱਚ ਇਹ ਅਸਰ ਵੀ ਮਿਲ ਸਕਦਾ ਹੈ
- ਉਪਚਾਰ ਦੇ ਦੌਰਾਨ ਵਿਅਕਤੀ ਨੂੰ ਭਾਰ ਘਟਾਉਣ ਦੀ ਕੋਸ਼ਿਸ਼ ਨਾ ਕਰਨ ਦੀ ਸਲਾਹ ਦਿਓ (ਉਦਾਹਰਨ ਦੇ ਤੌਰ 'ਤੇ ਡਾਈਟਿੰਗ ਕਰਕੇ), ਕਿਉਂਕਿ ਇਸ ਨਾਲ ਬਹੁਤ ਜ਼ਿਆਦਾ ਖਾਣਾ ਸ਼ੁਰੂ ਹੋ ਸਕਦਾ ਹੈ।

ਬੱਚਿਆਂ ਅਤੇ ਜਵਾਨ ਲੋਕਾਂ ਵਿੱਚ ਬਹੁਤ ਜ਼ਿਆਦਾ ਖਾਣ ਦੇ ਉਸੇ ਮਨੋਵਿਗਿਆਨਕ ਉਪਚਾਰ ਦੀ ਪੇਸ਼ਕਸ਼ ਕੀਤੀ ਜਾ ਸਕਦੀ ਹੈ ਜਿਸਦੀ ਬਾਲਗਾਂ ਲਈ ਸਿਫਾਰਸ਼ ਕੀਤੀ ਜਾਂਦੀ ਹੈ, ਹਾਲਾਂਕਿ, ਬਹੁਤ ਜ਼ਿਆਦਾ ਖਾਣ ਦੀ ਸਥਿਤੀ ਲਈ ਇੱਕੋ-ਇੱਕ ਉਪਚਾਰ ਦੇ ਤੌਰ 'ਤੇ ਦਵਾਈ ਦੀ ਪੇਸ਼ਕਸ਼ ਨਾ ਕਰੋ।

ਜੇ ਤੁਸੀਂ ਚਿੰਤਤ ਹੋ ਅਤੇ ਸੋਚਦੇ ਹੋ ਕਿ ਤੁਸੀਂ ਬਹੁਤ ਜ਼ਿਆਦਾ ਖਾ ਰਹੇ ਹੋ, ਜਾਂ ਤੁਹਾਨੂੰ ਖਾਣ-ਪੀਣ ਦਾ ਕੋਈ ਹੋਰ ਵਿਕਾਰ ਹੈ, ਤਾਂ ਆਪਣੇ ਜੀਪੀ ਨਾਲ ਸੰਪਰਕ ਕਰੋ। ਜੀਪੀ ਨੂੰ ਤੁਹਾਨੂੰ ਖਾਣ-ਪੀਣ ਦੇ ਵਿਕਾਰ ਦੇ ਮਾਹਰ ਜਾਂ ਮਾਹਰਾਂ ਦੀ ਟੀਮ ਦੇ ਕੋਲ ਭੇਜਣਾ ਚਾਹੀਦਾ ਹੈ। ਜੇ ਤੁਸੀਂ ਆਪਣੀ ਮੁਲਾਕਾਤ 'ਤੇ ਆਪਣੇ ਕਿਸੇ ਦੋਸਤ ਜਾਂ ਨੇੜਲੇ ਵਿਅਕਤੀ ਨੂੰ ਨਾਲ ਲਿਆਉਂਦੇ ਹੋ ਤਾਂ ਇਸ ਨਾਲ ਚੀਜ਼ਾਂ ਸੌਖੀਆਂ ਬਣ ਸਕਦੀਆਂ ਹਨ।

ਵਾਧੂ ਸਹਾਇਤਾ
Additional Support

ਦਿ ਨਿਊ ਮੌਡਸਲੇ ਵਿਧੀ
ਵੈੱਬਸਾਈਟ: http://thenewmaudsleyapproach.co.uk/

BEAT
ਵੈੱਬਸਾਈਟ: www.beateatingdisorders.org.uk
ਹੈਲਪਲਾਈਨ: 0808 801 0677
ਯੂਥਲਾਈਨ: 0808 801 0711
ਵਿਦਿਆਰਥੀ ਲਾਈਨ: 0808 801 0811

ਖਾਣ ਪੀਣ ਦੇ ਵਿਕਾਰ ਸੰਬੰਧੀ ਸਹਾਇਤਾ
ਵੈੱਬਸਾਈਟ: www.eatingdisorderssupport.co.uk
ਹੈਲਪਲਾਈਨ: 01494 793223

ਇਹਨਾਂ ਵਿੱਚੋਂ ਕੁਝ ਸੇਵਾਵਾਂ ਕੋਲ ਉਹਨਾਂ ਦੀਆਂ ਆਪਣੀਆਂ ਟੈਲੀਫੋਨ ਸਹਾਇਤਾ ਲਾਈਨਾਂ ਹਨ ਅਤੇ ਵਾਧੂ ਸੰਗਠਨਾਂ ਕੋਲ ਭੇਜਣ ਦੀਆਂ ਸਹੂਲਤਾਂ ਵੀ ਹਨ।

References

72. APA DSM-5-Eating-Disorders

73. Berkman ND, Brownley KA, Peat CM, et al, 2015, *Management and Outcomes of Binge-Eating Disorder*, National Center for Biotechnology Information, 16 September 2020 www.ncbi.nlm.nih.gov/books/NBK338301/ table/introduction.t1

74. National Health Service, 2017, *Binge eating disorder*, Crown, 16 September 2020 www.nhs.uk/conditions/binge-eating

75. National Institute for Health and Care Excellence, 2017, *Eating disorders: recognition and treatment*, NICE, 16 September 2020 www.nice.org.uk/guidance/ng69/chapter/ Recommendations#treating-binge-eating-disorder

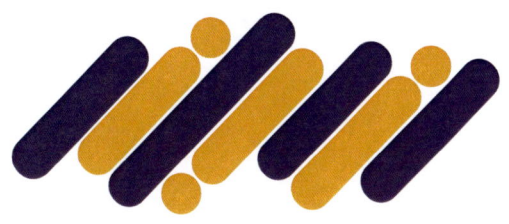

SUBSTANCE USE AND ADDICTIVE DISORDERS

ਨਸ਼ੀਲੇ ਪਦਾਰਥਾਂ ਦੀ ਵਰਤੋਂ ਅਤੇ ਝੱਸ ਦੇ ਵਿਕਾਰ

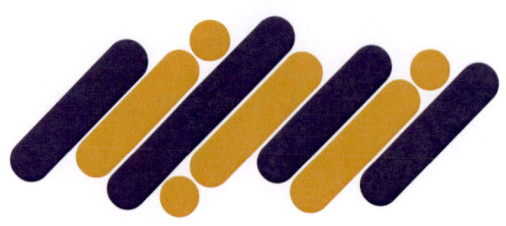

Substance Abuse and Addictive Disorders

What Is Addiction?

Addiction is a complex condition, a brain disease that is manifested by compulsive substance use despite harmful consequence.[76] Individuals with addictions have an intense focus on a specific substance, i.e. alcohol or drugs that they will continue to misuse even when they are aware of the impacts the misuse is taking over their life.[77]

The 10 Categories:

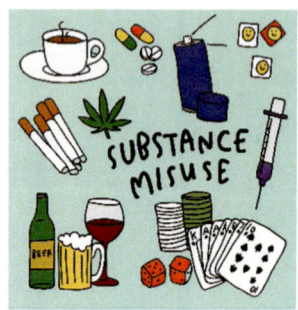

1. Alcohol

2. Caffeine

3. Cannabis

4. Hallucinogens

5. Inhalants

6. Opioids

7. Sedatives, Hypnotics or Anxiolytics

8. Stimulants

9. Tobacco

10. Gambling / Other.

Symptoms of Substance Misuse are grouped into four categories:

- Impaired control: a craving or strong urge to use the substance; desire or failed attempts to cut down or control substance use.

- Social problems: substance use causes failure to complete major tasks at work, school or home; social, work or leisure activities are given up or cut back because of substance use.

- Risky use: the substance is used in risky settings; continued use despite known problems.

- Drug effects: tolerance (need for larger amounts to get the same effect); withdrawal symptoms (different for each substance).[78]

Causes

Many people experience both mental illness and addiction. Mental illnesses may be present before addictions, or the addiction may trigger or make a mental health issue worse.

Substance misuse can be a way for people to cope with other trauma experienced in life which may have manifested into an addiction.

To get help with Substance Abuse

Speak with the GP and discuss the problems and get into treatment. They may offer treatment at the practise or refer you to your local drug service. If you're not comfortable talking to your GP, you can approach your local drug treatment service yourself.[79]

Treatment may include:

- Talking therapies such as Cognitive Behavioural Therapy (CBT) may help you to see how your thoughts and feelings affect your behaviour. Motivational Interviewing (MI) may be used to help empower you to take control over the addiction and create change within addictive behaviours.

- Treatment with Medicines if you're dependent on heroin or another opioid drug. You may be offered a substitute drug, such as methadone.

- This means you can get on with your treatment without having to worry about withdrawing or buying street drugs.

- Detox is for people who want to stop taking substances completely.

- It helps you to cope with the withdrawal symptoms and is built on an abstinence-based model.

- Reducing Harm, your drugs workers will help you reduce the risks associated with your drug-taking. You may be offered testing and treatment for hepatitis or HIV, for example.

Alcohol

Harmful drinking (high-risk drinking) is defined as a pattern of alcohol consumption, causing health problems directly related to alcohol. This could include psychological problems such as depression, alcohol-related accidents or physical illness. In the longer term, harmful drinkers may go on to develop high blood pressure, heart disease and some types of cancer, such as mouth, liver, bowel or breast cancer.

Alcohol dependence is characterised by craving, tolerance, a preoccupation with alcohol and continued drinking despite harmful consequences (for example, liver disease or depression caused by drinking). Alcohol dependence is also associated with increased criminal activity and domestic violence and an increased rate of significant mental and physical disorders.[80]

Symptoms

As per Substance Use and Addictive disorders.

Causes

Some risk factors can include:

- Childhood trauma
- Lack of parental support
- Poor social skills
- Alcohol and drug experimentation
- Availability of alcohol

- Genetic or close family links to alcoholism
- Peer pressure
- Abuse.[81]

Alcohol Misuse Treatment

Detox and Withdrawal – If you're dependent on alcohol to function, it's recommended you seek medical advice to manage your withdrawal.

Some people may be prescribed medication to help achieve self-discipline. You may also choose to attend self-help groups, receive comprehensive counselling, or use a talking therapy such as cognitive behavioural therapy (CBT). Motivational Interviewing (MI) may be used to help empower you to take control over the addiction and create change within addictive behaviours.

How and where you can attempt detoxification will be determined by your level of alcohol dependency.

If your alcohol intake is more than 20 units a day or you intensely dependent on alcohol, you will need to seek specialist treatment at a clinic or the hospital.

Your withdrawal symptoms will be at their worst for the first 48 hours. They should gradually start to improve as your body begins to adjust to being without alcohol. This usually takes 3 to 7 days from the time of your last drink.

You'll also find your sleep is disturbed. You may wake up several times during the night or have problems getting to sleep. This is to be expected, and your sleep patterns should return to normal within a month.

During detox, make sure you drink plenty of fluids (about 3 litres a day). However, avoid drinking large amounts of caffeinated drinks, including tea and coffee, because they can make your sleep problems worse and cause feelings of anxiety. Water, squash or fruit juice are better choices.

Try to eat regular meals, even if you're not feeling hungry. Your appetite will return gradually.[82]

Therapy for Alcohol Dependency

Cognitive behavioural therapy (CBT) is a talking therapy that uses a problem-solving approach to alcohol dependence.

The approach involves identifying unhelpful, unrealistic thoughts and beliefs that may be contributing towards your alcohol dependence, such as:

- "I can't relax without alcohol"
- "My friends would find me boring if I was sober"
- "Just drinking one pint can't hurt."

Once these thoughts and beliefs are identified, you'll be encouraged to base your behaviour on more realistic and helpful thoughts, such as:

- "Lots of people have a good time without alcohol, and I can be one of them"
- "My friends like me for my personality, not for my drinking"
- "I know I can't stop drinking once I start."

CBT also helps you identify triggers that can cause you to drink, such as:

- Stress
- Social anxiety
- Being in "high-risk" environments, such as pubs, clubs, and restaurants.

Your CBT therapist will teach you how to avoid certain triggers and cope effectively with those that are unavoidable.

Family Therapy – Alcohol dependence doesn't just impact on an individual – it can also affect a whole family. Family therapy provides family members with the opportunity to:

- Learn about the nature of alcohol dependence
- Support the member of the family who is trying to abstain from alcohol.

Support is also available for family members. Living with someone who misuses alcohol can be stressful, so receiving support can often be very helpful.

Self-Help – Many people who have alcohol dependency problems find it useful to attend self-help groups.

One of the main beliefs behind AA is that alcohol dependence is a long-term, progressive illness and total abstinence is the only solution.

The treatment plan promoted by AA is based on a 12-step programme designed to help you overcome your addiction.

Additional Support

Al-Anon Family Groups
www.al-anonuk.org.uk
Helpline: 0800 0086 811 from 10 am – 10 pm, 365 days a year.

Narcotics Anonymous
Website: www.ukna.org
Helpline: 0300 999 1212 10.00 am – midnight

Sikh Recovery Network
Website: www.sikhrecoverynetwork.org

Alcoholics Anonymous
Website: www.alcoholics-anonymous.org.uk/About-AA
Helpline: 0800 9177 650

Some of these services have their telephone support lines and additional signposting.

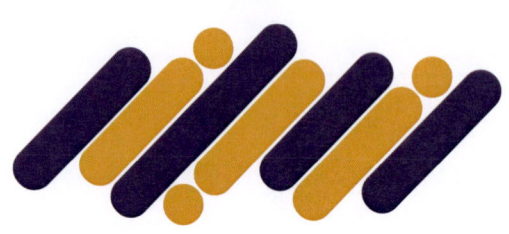

ਨਸ਼ੀਲੇ ਪਦਾਰਥਾਂ ਦੀ ਵਰਤੋਂ ਅਤੇ ਛੱਸ ਦੇ ਵਿਕਾਰ

Substance Abuse and Addictive Disorders

ਛੱਸ ਕੀ ਹੁੰਦਾ ਹੈ?

What is Addiction?

ਛੱਸ ਇੱਕ ਗੁੰਝਲਦਾਰ ਸਥਿਤੀ ਹੈ, ਦਿਮਾਗੀ ਬਿਮਾਰੀ ਹੈ ਜੋ ਨੁਕਸਾਨਦੇਹ ਸਿੱਟੇ ਦੇ ਬਾਵਜੂਦ ਮਜ਼ਬੂਰ ਕਰਨ ਵਾਲੇ ਪਦਾਰਥਾਂ ਦੀ ਵਰਤੋਂ ਨਾਲ ਪ੍ਰਗਟ ਹੁੰਦੀ ਹੈ।[76] ਛੱਸ ਵਾਲੇ ਵਿਅਕਤੀਆਂ ਦਾ ਇੱਕ ਖ਼ਾਸ ਪਦਾਰਥ 'ਤੇ ਡੂੰਘਾ ਧਿਆਨ ਹੁੰਦਾ ਹੈ ਜਿਵੇਂ ਕਿ: ਸ਼ਰਾਬ ਜਾਂ ਨਸ਼ੀਲੇ ਪਦਾਰਥ, ਉਹ ਦੁਰਵਰਤੋਂ ਕਰਦੇ ਰਹਿਣਗੇ ਭਾਵੇਂ ਉਹਨਾਂ ਨੂੰ ਦੁਰਵਰਤੋਂ ਨਾਲ ਉਹਨਾਂ ਦੇ ਜੀਵਨ 'ਤੇ ਪੈਣ ਵਾਲੇ ਪ੍ਰਭਾਵਾਂ ਬਾਰੇ ਪਤਾ ਹੁੰਦਾ ਹੈ।[77]

10 ਸ਼੍ਰੇਣੀਆਂ

The 10 Categories:

1. ਸ਼ਰਾਬ
2. ਕੈਫੀਨ
3. ਕੈਨੇਬੀਸ (ਭੰਗ)

4. ਹੈਲੁਸੀਨੋਜਿਨ
5. ਸਾਹ ਨਾਲ ਅੰਦਰ ਲੈਣ ਵਾਲੇ ਪਦਾਰਥ
6. ਅਫੀਮ ਵਾਲੇ ਪਦਾਰਥ
7. ਸ਼ਾਂਤਕਾਰੀ ਪਦਾਰਥ, ਨੀਂਦਜਨਕ ਪਦਾਰਥ ਜਾਂ ਐਨਸੀਓਲਟਿਕ
8. ਸਟਿਮੂਲੈਂਟ (ਉਤੇਜਨਾ ਵਧਾਉਣ ਵਾਲੇ ਪਦਾਰਥ)
9. ਤਮਾਕੂ
10. ਜੂਆ/ਹੋਰ

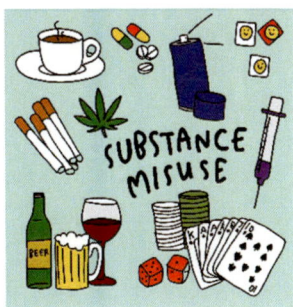

ਪਦਾਰਥਾਂ ਦੀ ਦੁਰਵਰਤੋਂ ਦੇ ਲੱਛਣਾਂ ਨੂੰ ਚਾਰ ਸ਼੍ਰੇਣੀਆਂ ਵਿੱਚ ਵੰਡਿਆ ਗਿਆ ਹੈ:

Symptoms of Substance Misuse are grouped into four categories:

- ਕਮਜ਼ੋਰ ਨਿਯੰਤਰਣ: ਪਦਾਰਥ ਨੂੰ ਵਰਤਣ ਦੀ ਲਾਲਸਾ ਜਾਂ ਜ਼ੋਰਦਾਰ ਇੱਛਾ; ਪਦਾਰਥਾਂ ਦੀ ਵਰਤੋਂ ਨੂੰ ਘਟਾਉਣ ਜਾਂ ਨਿਯੰਤਰਣ ਕਰਨ ਦੀ ਇੱਛਾ ਜਾਂ ਅਸਫਲ ਕੋਸ਼ਿਸ਼ਾਂ
- ਸਮਾਜਿਕ ਸਮੱਸਿਆਵਾਂ: ਪਦਾਰਥਾਂ ਦੀ ਵਰਤੋਂ ਕੰਮ, ਸਕੂਲ ਜਾਂ ਘਰ ਵਿਖੇ ਵੱਡੇ ਕੰਮਾਂ ਨੂੰ ਪੂਰਾ ਕਰਨ ਵਿੱਚ ਅਸਫਲਤਾ ਦਾ ਕਾਰਨ ਬਣਦੀ ਹੈ; ਪਦਾਰਥਾਂ ਦੀ ਵਰਤੋਂ ਕਾਰਨ ਸਮਾਜਕ, ਕੰਮ ਜਾਂ ਮਨੋਰੰਜਨ ਦੀਆਂ ਗਤੀਵਿਧੀਆਂ ਛੱਡ ਦਿੱਤੀਆਂ ਜਾਂਦੀਆਂ ਹਨ ਜਾਂ ਘਟਾ ਦਿੱਤੀਆਂ ਜਾਂਦੀਆਂ ਹਨ
- ਜੋਖਮ ਭਰਪੂਰ ਵਰਤੋਂ: ਪਦਾਰਥ ਜੋਖਮ ਭਰਪੂਰ ਮਾਹੌਲ ਵਿੱਚ ਵਰਤੇ ਜਾਂਦੇ ਹਨ; ਜਾਣੀਆਂ-ਪਛਾਣੀਆਂ ਸਮੱਸਿਆਵਾਂ ਦੇ ਬਾਵਜੂਦ ਨਿਰੰਤਰ ਵਰਤੋਂ
- ਨਸ਼ੀਲੇ ਪਦਾਰਥਾਂ ਦੇ ਪ੍ਰਭਾਵ: ਸਹਿਣਸ਼ੀਲਤਾ (ਸਮਾਨ ਪ੍ਰਭਾਵ ਪਾਉਣ ਲਈ ਵੱਡੀਆਂ ਮਾਤਰਾਵਾਂ ਦੀ ਜ਼ਰੂਰਤ); ਨਸ਼ਾ ਛੱਡਣ ਦੇ ਲੱਛਣ (ਹਰੇਕ ਪਦਾਰਥ ਲਈ ਵੱਖਰੇ)[78]

ਕਾਰਨ

Causes

ਬਹੁਤ ਸਾਰੇ ਲੋਕ ਮਾਨਸਿਕ ਬਿਮਾਰੀ ਅਤੇ ਨਸ਼ਾ ਦੋਵਾਂ ਦਾ ਅਨੁਭਵ ਕਰਦੇ ਹਨ। ਮਾਨਸਿਕ ਬਿਮਾਰੀਆਂ ਡੱਸ ਤੋਂ ਪਹਿਲਾਂ ਹੋ ਸਕਦੀਆਂ ਹਨ, ਜਾਂ ਡੱਸ ਕਿਸੇ ਮਾਨਸਿਕ ਸਿਹਤ ਦੇ ਮੁੱਦੇ ਨੂੰ ਸ਼ੁਰੂ ਕਰ ਸਕਦਾ ਹੈ ਜਾਂ ਬਦਤਰ ਬਣਾ ਸਕਦਾ ਹੈ।

ਨਸ਼ੀਲੇ ਪਦਾਰਥਾਂ ਦੀ ਦੁਰਵਰਤੋਂ ਕਰਨਾ ਲੋਕਾਂ ਲਈ ਜੀਵਨ ਵਿੱਚ ਅਨੁਭਵ ਕੀਤੇ ਹੋਰ ਸਦਮੇ ਦਾ ਸਾਹਮਣਾ ਕਰਨ ਦਾ ਇੱਕ ਤਰੀਕਾ ਹੋ ਸਕਦਾ ਹੈ ਜੋ ਸ਼ਾਇਦ ਕਿਸੇ ਡੱਸ ਨਾਲ ਜੁੜਿਆ ਹੋਵੇ।

ਨਸ਼ੀਲੇ ਪਦਾਰਥਾਂ ਦੇ ਸੰਬੰਧ ਵਿੱਚ ਮਦਦ ਲੈਣ ਲਈ

To get help with Substance Abuse

ਜੀਪੀ ਨਾਲ ਗੱਲ ਕਰੋ ਅਤੇ ਮੁਸ਼ਕਲਾਂ ਬਾਰੇ ਵਿਚਾਰ ਕਰੋ ਅਤੇ ਉਪਚਾਰ ਕਰੋ। ਉਹ ਪ੍ਰੈਕਟਿਸ ਵਿਖੇ ਉਪਚਾਰ ਦੀ ਪੇਸ਼ਕਸ਼ ਕਰ ਸਕਦੇ ਹਨ ਜਾਂ ਤੁਹਾਨੂੰ ਤੁਹਾਡੀ ਸਥਾਨਕ ਡਰੱਗ ਸੇਵਾ ਕੋਲ ਭੇਜ ਸਕਦੇ ਹਨ। ਜੇ ਤੁਸੀਂ ਆਪਣੇ ਜੀਪੀ ਨਾਲ ਗੱਲ ਕਰਨ ਵਿੱਚ ਅਰਾਮਦੇਹ ਨਹੀਂ ਹੋ, ਤਾਂ ਤੁਸੀਂ ਆਪਣੇ-ਆਪ ਆਪਣੀ ਸਥਾਨਕ ਡਰੱਗ ਉਪਚਾਰ ਸੇਵਾ ਕੋਲ ਜਾ ਸਕਦੇ ਹੋ।[79]

ਉਪਚਾਰ ਵਿੱਚ ਸ਼ਾਮਲ ਹੋ ਸਕਦੇ ਹਨ:

Treatment may include:

- ਬੌਧਿਕ ਵਿਹਾਰ ਸਬੰਧੀ ਥੈਰੇਪੀ (CBT) ਵਰਗੇ ਗੱਲਬਾਤ ਕਰਨ ਵਾਲੇ ਉਪਚਾਰਾਂ ਤੋਂ ਤੁਹਾਨੂੰ ਇਹ ਦੇਖਣ ਵਿੱਚ ਮਦਦ ਮਿਲ ਸਕਦੀ ਹੈ ਕਿ ਤੁਹਾਡੇ ਵਿਚਾਰ ਅਤੇ ਭਾਵਨਾਵਾਂ ਤੁਹਾਡੇ ਵਿਵਹਾਰ ਨੂੰ ਕਿਵੇਂ ਪ੍ਰਭਾਵਿਤ ਕਰਦੀਆਂ ਹਨ। ਪ੍ਰੇਰਣਾਦਾਇਕ ਇੰਟਰਵਿਊ (MI) ਨੂੰ ਤੁਹਾਨੂੰ ਨਸ਼ੇ 'ਤੇ ਕਾਬੂ ਪਾਉਣ ਅਤੇ ਨਸ਼ਾ ਕਰਨ ਵਾਲੇ ਵਿਵਹਾਰਾਂ ਵਿੱਚ ਤਬਦੀਲੀ ਲਿਆਉਣ ਲਈ ਸ਼ਕਤੀ ਦੇਣ ਵਿੱਚ ਮਦਦ ਲਈ ਵਰਤਿਆ ਜਾ ਸਕਦਾ ਹੈ।
- ਦਵਾਈਆਂ ਨਾਲ ਉਪਚਾਰ ਜੇ ਤੁਸੀਂ ਹੈਰੋਇਨ ਜਾਂ ਕਿਸੇ ਹੋਰ ਅਫੀਮ ਅਧਾਰਤ ਡਰੱਗ 'ਤੇ ਨਿਰਭਰ ਹੁੰਦੇ ਹੋ। ਤੁਹਾਨੂੰ ਇੱਕ ਬਦਲ ਵਾਲੀ ਦਵਾਈ,

ਜਿਵੇਂ ਕਿ ਮੇਥੇਡੋਨ ਦੀ ਪੇਸ਼ਕਸ਼ ਕੀਤੀ ਜਾ ਸਕਦੀ ਹੈ।

- ਇਸਦਾ ਮਤਲਬ ਹੈ ਕਿ ਤੁਸੀਂ ਸੜਕਾਂ 'ਤੇ ਮਿਲਣ ਵਾਲੇ ਨਸ਼ੇ ਵਾਪਸ ਲੈਣ ਜਾਂ ਖਰੀਦਣ ਦੀ ਚਿੰਤਾ ਕੀਤੇ ਬਿਨਾਂ ਆਪਣੇ ਉਪਚਾਰ ਨੂੰ ਜਾਰੀ ਰੱਖ ਸਕਦੇ ਹੋ।
- ਡੀਟੌਕਸ ਉਹਨਾਂ ਲੋਕਾਂ ਲਈ ਹੈ ਜੋ ਪਦਾਰਥਾਂ ਨੂੰ ਪੂਰੀ ਤਰ੍ਹਾਂ ਲੈਣਾ ਬੰਦ ਕਰਨਾ ਚਾਹੁੰਦੇ ਹਨ।
- ਇਹ ਤੁਹਾਨੂੰ ਨਸ਼ਾ ਛੱਡਣ ਦੇ ਲੱਛਣਾਂ ਨਾਲ ਸਿੱਝਣ ਵਿੱਚ ਸਹਾਇਤਾ ਕਰਦਾ ਹੈ ਅਤੇ ਇੱਕ ਪਰਹੇਜ਼-ਅਧਾਰਤ ਮਾਡਲ 'ਤੇ ਬਣਾਇਆ ਗਿਆ ਹੈ।
- ਨੁਕਸਾਨ ਨੂੰ ਘੱਟ ਕਰਦੇ ਹੋਏ ਤੁਹਾਡੇ ਡਰੱਗ ਵਰਕਰ ਤੁਹਾਡੇ ਨਸ਼ਾ ਕਰਨ ਨਾਲ ਜੁੜੇ ਜੋਖਮਾਂ ਨੂੰ ਘਟਾਉਣ ਵਿੱਚ ਤੁਹਾਡੀ ਸਹਾਇਤਾ ਕਰਨਗੇ। ਉਦਾਹਰਨ ਵਜੋਂ, ਤੁਹਾਨੂੰ ਹੈਪੇਟਾਈਟਸ ਜਾਂ HIV ਦੀ ਜਾਂਚ ਅਤੇ ਉਪਚਾਰ ਦੀ ਪੇਸ਼ਕਸ਼ ਕੀਤੀ ਜਾ ਸਕਦੀ ਹੈ।

ਸ਼ਰਾਬ

Alcohol

ਨੁਕਸਾਨਦੇਹ ਢੰਗ ਨਾਲ ਪੀਣ (ਵਧੇਰੇ ਜੋਖਮ ਵਾਲੇ ਢੰਗ ਨਾਲ ਪੀਣ) ਨੂੰ ਸ਼ਰਾਬ ਪੀਣ ਦੇ ਅਜਿਹੇ ਨਮੂਨੇ ਵਜੋਂ ਪਰਿਭਾਸ਼ਿਤ ਕੀਤਾ ਜਾਂਦਾ ਹੈ ਜਿਸ ਕਰਕੇ ਸਿਹਤ ਸਮੱਸਿਆਵਾਂ ਸਿੱਧੇ ਤੌਰ 'ਤੇ ਸ਼ਰਾਬ ਨਾਲ ਸੰਬੰਧਿਤ ਹੁੰਦੀਆਂ ਹਨ। ਇਸ ਵਿੱਚ ਮਾਨਸਿਕ ਸਮੱਸਿਆਵਾਂ ਜਿਵੇਂ ਉਦਾਸੀ, ਸ਼ਰਾਬ ਨਾਲ ਸੰਬੰਧਿਤ ਹਾਦਸੇ ਜਾਂ ਸਰੀਰਕ ਬਿਮਾਰੀ ਸ਼ਾਮਲ ਹੋ ਸਕਦੀ ਹੈ। ਲੰਬੇ ਸਮੇਂ ਤੱਕ, ਨੁਕਸਾਨਦੇਹ ਢੰਗ ਨਾਲ ਪੀਣ ਵਾਲੇ ਲੋਕ ਹਾਈ ਬਲੱਡ ਪ੍ਰੈਸ਼ਰ, ਦਿਲ ਦੀ ਬਿਮਾਰੀ ਅਤੇ ਕੈਂਸਰ ਦੀਆਂ ਕੁਝ ਕਿਸਮਾਂ, ਜਿਵੇਂ ਕਿ ਮੂੰਹ, ਜਿਗਰ, ਆਂਦਰ ਜਾਂ ਛਾਤੀ ਦੇ ਕੈਂਸਰ ਵਿਕਸਿਤ ਕਰ ਸਕਦੇ ਹਨ।

ਸ਼ਰਾਬ 'ਤੇ ਨਿਰਭਰਤਾ ਨੂੰ ਲਾਲਸਾ, ਸਹਿਣਸ਼ੀਲਤਾ, ਸ਼ਰਾਬ ਪ੍ਰਤੀ ਰੁਝਾਨ ਅਤੇ ਹਾਨੀਕਾਰਕ ਨਤੀਜਿਆਂ (ਉਦਾਹਰਨ ਲਈ, ਜਿਗਰ ਦੀ ਬਿਮਾਰੀ ਜਾਂ ਪੀਣ ਕਾਰਨ ਉਦਾਸੀਨਤਾ) ਦੇ ਬਾਵਜੂਦ ਨਿਰੰਤਰ ਪੀਣ ਦੁਆਰਾ ਦਰਸਾਇਆ ਜਾਂਦਾ ਹੈ। ਸ਼ਰਾਬ 'ਤੇ ਨਿਰਭਰਤਾ ਵੱਧ ਰਹੀ ਅਪਰਾਧਿਕ ਗਤੀਵਿਧੀਆਂ ਅਤੇ ਘਰੇਲੂ ਹਿੰਸਾ, ਅਤੇ ਮਹੱਤਵਪੂਰਨ ਮਾਨਸਿਕ ਅਤੇ ਸਰੀਰਕ ਵਿਕਾਰਾਂ ਦੀ ਵੱਧਦੀ ਦਰ ਨਾਲ ਵੀ ਜੁੜੀ ਹੋਈ ਹੈ।[80]

ਲੱਛਣ

Symptoms

ਨਸ਼ੀਲੇ ਪਦਾਰਥਾਂ ਦੀ ਵਰਤੋਂ ਅਤੇ ਲੱਤ ਦੇ ਵਿਕਾਰਾਂ ਦੇ ਅਨੁਸਾਰ

ਕਾਰਨ

Causes

ਕੁਝ ਜੋਖਮ ਦੇ ਕਾਰਕਾਂ[81] ਵਿੱਚ ਸ਼ਾਮਲ ਹੋ ਸਕਦੇ ਹਨ:

- ਬਚਪਨ ਦਾ ਸਦਮਾ
- ਮਾਪਿਆਂ ਦੇ ਸਮਰਥਨ ਦੀ ਘਾਟ
- ਮਾੜੀ ਸਮਾਜਿਕ ਕੁਸ਼ਲਤਾ
- ਸ਼ਰਾਬ ਅਤੇ ਨਸ਼ੀਲੇ ਪਦਾਰਥਾਂ ਨਾਲ ਪ੍ਰਯੋਗ
- ਸ਼ਰਾਬ ਦੀ ਉਪਲਬਧਤਾ
- ਸ਼ਰਾਬ ਦੀ ਲੱਤ ਦਾ ਅਨੁਵੰਸ਼ਕ ਜਾਂ ਨਜ਼ਦੀਕੀ ਪਰਿਵਾਰਕ ਸੰਬੰਧ
- ਸਾਥੀਆਂ ਦਾ ਦਬਾਉ
- ਦੁਰਵਿਹਾਰ[81]

ਸ਼ਰਾਬ ਦੀ ਦੁਰਵਰਤੋਂ ਦਾ ਉਪਚਾਰ

Treatment of Alcohol Abuse

ਡੀਟੌਕਸ ਅਤੇ ਨਸ਼ਾ ਛੱਡਣ ਦੇ ਲੱਛਣ[82]

ਜੇ ਤੁਸੀਂ ਕੰਮ ਕਰਨ ਲਈ ਸ਼ਰਾਬ 'ਤੇ ਨਿਰਭਰ ਹੋ, ਤਾਂ ਇਹ ਸਿਫਾਰਸ਼ ਕੀਤੀ ਜਾਂਦੀ ਹੈ ਕਿ ਤੁਸੀਂ ਆਪਣੇ ਨਸ਼ਾ ਛੱਡਣ ਦੇ ਲੱਛਣਾਂ ਦੇ ਪ੍ਰਬੰਧਨ ਲਈ ਡਾਕਟਰੀ ਸਲਾਹ ਲਓ।

ਕੁਝ ਲੋਕਾਂ ਨੂੰ ਸਵੈ-ਅਨੁਸ਼ਾਸਨ ਪ੍ਰਾਪਤ ਕਰਨ ਵਿੱਚ ਮਦਦ ਕਰਨ ਲਈ ਦਵਾਈ ਦਿੱਤੀ ਜਾ ਸਕਦੀ ਹੈ। ਤੁਸੀਂ ਸਵੈ-ਸਹਾਇਤਾ ਸਮੂਹਾਂ ਵਿੱਚ ਸ਼ਾਮਲ ਹੋਣਾ, ਵਧਾਏ

ਗਏ ਸਲਾਹ-ਮਸ਼ਵਰੇ, ਜਾਂ ਬੋਧਿਕ ਵਿਹਾਰ ਸਬੰਧੀ ਥੈਰੇਪੀ (CBT) ਵਰਗੀ ਗੱਲਬਾਤ ਥੈਰੇਪੀ ਦੀ ਵਰਤੋਂ ਕਰਨ ਦੀ ਚੋਣ ਵੀ ਕਰ ਸਕਦੇ ਹੋ। ਪ੍ਰੇਰਣਾਦਾਇਕ ਇੰਟਰਵਿਊ (MI) ਨੂੰ ਤੁਹਾਨੂੰ ਨਸ਼ੇ 'ਤੇ ਕਾਬੂ ਪਾਉਣ ਅਤੇ ਨਸ਼ਾ ਕਰਨ ਵਾਲੇ ਵਿਵਹਾਰਾਂ ਵਿੱਚ ਤਬਦੀਲੀ ਲਿਆਉਣ ਲਈ ਸ਼ਕਤੀ ਦੇਣ ਵਿੱਚ ਮਦਦ ਲਈ ਵਰਤਿਆ ਜਾ ਸਕਦਾ ਹੈ।

ਤੁਸੀਂ ਡਿਟੌਕਸੀਫਿਕੇਸ਼ਨ (ਸ਼ਰਾਬ ਦੀ ਲੱਤ ਦਾ ਇਲਾਜ) ਦੀ ਕੋਸ਼ਿਸ਼ ਕਿਵੇਂ ਅਤੇ ਕਿੱਥੇ ਕਰ ਸਕਦੇ ਹੋ ਇਹ ਤੁਹਾਡੀ ਸ਼ਰਾਬ 'ਤੇ ਨਿਰਭਰਤਾ ਦੇ ਪੱਧਰ ਦੁਆਰਾ ਨਿਰਧਾਰਤ ਕੀਤਾ ਜਾਵੇਗਾ।

ਜੇ ਤੁਹਾਡਾ ਸ਼ਰਾਬ ਦਾ ਸੇਵਨ ਦਿਨ ਵਿੱਚ 20 ਯੂਨਿਟ ਤੋਂ ਵੱਧ ਹੈ ਜਾਂ ਤੁਸੀਂ ਸ਼ਰਾਬ 'ਤੇ ਬਹੁਤ ਜ਼ਿਆਦਾ ਨਿਰਭਰ ਰਹਿੰਦੇ ਹੋ, ਤਾਂ ਤੁਹਾਨੂੰ ਕਿਸੇ ਕਲੀਨਿਕ ਜਾਂ ਹਸਪਤਾਲ ਵਿੱਚ ਮਾਹਰ ਉਪਚਾਰ ਦੀ ਜ਼ਰੂਰਤ ਹੋਏਗੀ।

ਤੁਹਾਡੇ ਨਸ਼ਾ ਛੱਡਣ ਦੇ ਲੱਛਣ ਪਹਿਲੇ 48 ਘੰਟਿਆਂ ਲਈ ਸਭ ਤੋਂ ਮਾੜੀ ਹਾਲਤ ਵਿੱਚ ਹੋਣਗੇ। ਉਹਨਾਂ ਵਿੱਚ ਹੌਲੀ-ਹੌਲੀ ਸੁਧਾਰ ਆਉਣਾ ਸ਼ੁਰੂ ਹੋਣਾ ਚਾਹੀਦਾ ਹੈ ਕਿਉਂਕਿ ਤੁਹਾਡਾ ਸਰੀਰ ਸ਼ਰਾਬ ਤੋਂ ਬਿਨਾਂ ਰਹਿਣ ਦੇ ਅਨੁਕੂਲ ਹੋਣਾ ਸ਼ੁਰੂ ਕਰਦਾ ਹੈ। ਇਸ ਵਿੱਚ ਆਮ ਤੌਰ 'ਤੇ ਤੁਹਾਡੇ ਆਖਰੀ ਪੀਣ ਦੇ ਸਮੇਂ ਤੋਂ 3 ਤੋਂ 7 ਦਿਨ ਲੱਗਦੇ ਹਨ।

ਤੁਹਾਨੂੰ ਇਹ ਵੀ ਪਤਾ ਲੱਗੇਗਾ ਕਿ ਤੁਹਾਡੀ ਨੀਂਦ ਪਰੇਸ਼ਾਨੀ ਭਰੀ ਹੈ। ਤੁਸੀਂ ਰਾਤ ਦੇ ਸਮੇਂ ਕਈ ਵਾਰ ਜਾਗ ਸਕਦੇ ਹੋ ਜਾਂ ਤੁਹਾਨੂੰ ਨੀਂਦ ਆਉਣ ਵਿੱਚ ਮੁਸ਼ਕਲ ਆ ਸਕਦੀ ਹੈ। ਇਸਦੀ ਉਮੀਦ ਕੀਤੀ ਜਾਂਦੀ ਹੈ, ਅਤੇ ਇੱਕ ਮਹੀਨੇ ਦੇ ਅੰਦਰ ਤੁਹਾਡੀ ਨੀਂਦ ਦੀ ਸਥਿਤੀ ਆਮ ਹੋਣੀ ਚਾਹੀਦੀ ਹੈ।

ਡੀਟੌਕਸ ਦੇ ਦੌਰਾਨ, ਇਹ ਪੱਕਾ ਕਰੋ ਕਿ ਤੁਸੀਂ ਕਾਫ਼ੀ ਤਰਲ ਪਦਾਰਥ (ਦਿਨ ਵਿੱਚ ਲਗਭਗ 3 ਲੀਟਰ) ਪੀਂਦੇ ਹੋ। ਹਾਲਾਂਕਿ, ਚਾਹ ਅਤੇ ਕੌਫੀ ਸਮੇਤ ਵੱਡੀ ਮਾਤਰਾ ਵਿੱਚ ਕੈਫੀਨ ਵਾਲੇ ਪਦਾਰਥ ਪੀਣ ਤੋਂ ਪਰਹੇਜ਼ ਕਰੋ, ਕਿਉਂਕਿ ਉਹ ਤੁਹਾਡੀ ਨੀਂਦ ਦੀਆਂ ਸਮੱਸਿਆਵਾਂ ਨੂੰ ਹੋਰ ਵਿਗਾੜ ਸਕਦੇ ਹਨ ਅਤੇ ਵਿਆਕੁਲਤਾ ਦੀਆਂ ਭਾਵਨਾਵਾਂ ਦਾ ਕਾਰਨ ਬਣ ਸਕਦੇ ਹਨ। ਪਾਣੀ, ਸਕਵੈਸ਼ ਜਾਂ ਫਲਾਂ ਦਾ ਜੂਸ ਬਿਹਤਰ ਵਿਕਲਪ ਹਨ।

ਨਿਯਮਿਤ ਭੋਜਨ ਖਾਣ ਦੀ ਕੋਸ਼ਿਸ਼ ਕਰੋ, ਭਾਵੇਂ ਤੁਹਾਨੂੰ ਭੁੱਖ ਨਾ ਲੱਗੇ। ਤੁਹਾਡੀ ਭੁੱਖ ਹੌਲੀ-ਹੌਲੀ ਵਾਪਸ ਆ ਜਾਵੇਗੀ।[82]

ਸ਼ਰਾਬ 'ਤੇ ਨਿਰਭਰਤਾ ਲਈ ਥੈਰੇਪੀ

Therapy for Alcohol Dependancy

CBT

ਬੋਧਿਕ ਵਿਹਾਰ ਸਬੰਧੀ ਥੈਰੇਪੀ (CBT) ਇੱਕ ਗੱਲਬਾਤ ਕਰਨ ਵਾਲੀ ਥੈਰੇਪੀ ਹੈ ਜੋ ਸ਼ਰਾਬ 'ਤੇ ਨਿਰਭਰਤਾ ਪ੍ਰਤੀ ਸਮੱਸਿਆ-ਹੱਲ ਕਰਨ ਵਾਲੀ ਪੱਧਤੀ ਦੀ ਵਰਤੋਂ ਕਰਦੀ ਹੈ।

ਇਸ ਪੱਧਤੀ ਵਿੱਚ ਉਹਨਾਂ ਗੈਰ-ਮਦਦਗਾਰ, ਗੈਰ-ਵਾਸਤਵਿਕ ਵਿਚਾਰਾਂ ਅਤੇ ਵਿਸ਼ਵਾਸਾਂ ਦੀ ਪਛਾਣ ਕਰਨਾ ਸ਼ਾਮਲ ਹੁੰਦਾ ਹੈ ਜੋ ਤੁਹਾਡੀ ਸ਼ਰਾਬ 'ਤੇ ਨਿਰਭਰਤਾ ਵਿੱਚ ਯੋਗਦਾਨ ਪਾ ਸਕਦੇ ਹਨ, ਜਿਵੇਂ ਕਿ:

- "ਮੈਂ ਸ਼ਰਾਬ ਤੋਂ ਬਿਨਾਂ ਆਰਾਮ ਨਹੀਂ ਕਰ ਸਕਦਾ/ਸਕਦੀ।"
- "ਜੇ ਮੈਂ ਸੰਜੀਦਾ ਹੋਵਾਂ ਤਾਂ ਮੇਰੇ ਦੋਸਤ ਮੈਨੂੰ ਬੋਰਿੰਗ ਲੱਗਣਗੇ।"
- "ਬੱਸ ਇੱਕ ਪਾਇੰਟ ਪੀਣ ਨਾਲ ਕੋਈ ਨੁਕਸਾਨ ਨਹੀਂ ਹੋ ਸਕਦਾ।"

ਇੱਕ ਵਾਰ ਜਦੋਂ ਇਹਨਾਂ ਵਿਚਾਰਾਂ ਅਤੇ ਵਿਸ਼ਵਾਸਾਂ ਦੀ ਪਛਾਣ ਹੋ ਜਾਂਦੀ ਹੈ, ਤਾਂ ਤੁਹਾਨੂੰ ਆਪਣੇ ਵਿਵਹਾਰ ਨੂੰ ਵਧੇਰੇ ਯਥਾਰਥਵਾਦੀ ਅਤੇ ਮਦਦਗਾਰ ਵਿਚਾਰਾਂ 'ਤੇ ਅਧਾਰਤ ਕਰਨ ਲਈ ਉਤਸ਼ਾਹਿਤ ਕੀਤਾ ਜਾਂਦਾ ਹੈ, ਜਿਵੇਂ ਕਿ:

- "ਬਹੁਤ ਸਾਰੇ ਲੋਕ ਸ਼ਰਾਬ ਦੇ ਬਿਨਾਂ ਚੰਗਾ ਸਮਾਂ ਬਿਤਾਉਂਦੇ ਹਨ, ਅਤੇ ਮੈਂ ਉਹਨਾਂ ਵਿਚੋਂ ਇੱਕ ਹੋ ਸਕਦਾ ਹਾਂ।"
- "ਮੇਰੇ ਦੋਸਤ ਮੈਨੂੰ ਮੇਰੀ ਸਖਸ਼ਿਅਤ ਲਈ ਪਸੰਦ ਕਰਦੇ ਹਨ, ਮੇਰੇ ਪੀਣ ਲਈ ਨਹੀਂ।"
- "ਮੈਂ ਜਾਣਦਾ ਹਾਂ ਕਿ ਇੱਕ ਵਾਰ ਸ਼ੁਰੂ ਕਰਨ 'ਤੇ ਮੈਂ ਸ਼ਰਾਬ ਪੀਣਾ ਬੰਦ ਨਹੀਂ ਕਰ ਸਕਦਾ।"

CBT ਤੁਹਾਨੂੰ ਉਹਨਾਂ ਟ੍ਰਿਗਰਾਂ ਦੀ ਪਛਾਣ ਕਰਨ ਵਿੱਚ ਵੀ ਮਦਦ ਕਰਦੀ ਹੈ ਜਿਹੜੀਆਂ ਤੁਹਾਡੇ ਪੀਣ ਦਾ ਕਾਰਨ ਬਣ ਸਕਦੀਆਂ ਹਨ, ਜਿਵੇਂ ਕਿ:

- ਤਣਾਉ
- ਸਮਾਜਕ ਵਿਆਕੁਲਤਾ

- "ਉੱਚ-ਜੋਖਮ" ਵਾਲੇ ਵਾਤਾਵਰਣ ਵਿੱਚ ਹੋਣਾ, ਜਿਵੇਂ ਪੱਬ, ਕਲੱਬ ਅਤੇ ਰੈਸਟੋਰੈਂਟ

ਤੁਹਾਡਾ CBT ਥੈਰੇਪਿਸਟ ਤੁਹਾਨੂੰ ਸਿਖਾਏਗਾ ਕਿ ਕਿਵੇਂ ਕੁਝ ਟ੍ਰਿੱਗਰਾਂ ਤੋਂ ਬਚਣਾ ਹੈ ਅਤੇ ਕਿਵੇਂ ਉਹਨਾਂ ਨਾਲ ਪ੍ਰਭਾਵਸ਼ਾਲੀ ਢੰਗ ਨਾਲ ਮੁਕਾਬਲਾ ਕਰਨਾ ਹੈ ਜਿਨ੍ਹਾਂ ਤੋਂ ਬਚਿਆ ਨਹੀਂ ਜਾ ਸਕਦਾ।

ਪਰਿਵਾਰਕ ਥੈਰੇਪੀ

Family Therapy

ਸ਼ਰਾਬ 'ਤੇ ਨਿਰਭਰਤਾ ਸਿਰਫ ਇੱਕ ਵਿਅਕਤੀ 'ਤੇ ਅਸਰ ਨਹੀਂ ਪਾਉਂਦੀ - ਇਹ ਪੂਰੇ ਪਰਿਵਾਰ ਨੂੰ ਵੀ ਪ੍ਰਭਾਵਿਤ ਕਰ ਸਕਦੀ ਹੈ। ਪਰਿਵਾਰਕ ਥੈਰੇਪੀ ਪਰਿਵਾਰਕ ਮੈਂਬਰਾਂ ਨੂੰ ਇਹ ਮੌਕੇ ਮੁਹੱਈਆ ਕਰਦੀ ਹੈ:

- ਸ਼ਰਾਬ 'ਤੇ ਨਿਰਭਰਤਾ ਦੇ ਸੁਭਾਅ ਬਾਰੇ ਸਿੱਖਣਾ
- ਪਰਿਵਾਰ ਦੇ ਉਸ ਮੈਂਬਰ ਦਾ ਸਮਰਥਨ ਕਰਨਾ ਜੋ ਸ਼ਰਾਬ ਪੀਣ ਤੋਂ ਪਰਹੇਜ਼ ਕਰਨ ਦੀ ਕੋਸ਼ਿਸ਼ ਕਰ ਰਿਹਾ ਹੈ

ਸਹਾਇਤਾ ਪਰਿਵਾਰ ਦੇ ਮੈਂਬਰਾਂ ਲਈ ਵੀ ਉਪਲਬਧ ਹੁੰਦੀ ਹੈ। ਸ਼ਰਾਬ ਦੀ ਦੁਰਵਰਤੋਂ ਕਰਨ ਵਾਲੇ ਵਿਅਕਤੀ ਨਾਲ ਰਹਿਣਾ ਤਣਾਉਪੂਰਨ ਹੋ ਸਕਦਾ ਹੈ, ਇਸ ਲਈ ਸਹਾਇਤਾ ਪ੍ਰਾਪਤ ਕਰਨਾ ਅਕਸਰ ਬਹੁਤ ਮਦਦਗਾਰ ਹੋ ਸਕਦਾ ਹੈ

ਸਵੈ-ਸਹਾਇਤਾ

Self-Help

ਬਹੁਤ ਸਾਰੇ ਲੋਕ ਜਿਨ੍ਹਾਂ ਨੂੰ ਸ਼ਰਾਬ 'ਤੇ ਨਿਰਭਰਤਾ ਦੀਆਂ ਸਮੱਸਿਆਵਾਂ ਹਨ ਉਹਨਾਂ ਨੂੰ ਸਵੈ-ਸਹਾਇਤਾ ਸਮੂਹਾਂ ਵਿੱਚ ਸ਼ਾਮਲ ਹੋਣਾ ਲਾਭਦਾਇਕ ਲੱਗਦਾ ਹੈ।

AA ਦੇ ਪਿੱਛੇ ਦਾ ਇੱਕ ਮੁੱਖ ਵਿਸ਼ਵਾਸ ਇਹ ਹੈ ਕਿ ਸ਼ਰਾਬ 'ਤੇ ਨਿਰਭਰਤਾ ਇੱਕ ਲੰਬੇ ਸਮੇਂ ਦੀ, ਅਗਾਂਹਵਧੂ ਬਿਮਾਰੀ ਹੈ ਅਤੇ ਸਮੁੱਚਾ ਪਰਹੇਜ਼ ਹੀ ਇਕੋ ਇੱਕ ਹੱਲ ਹੈ।

AA ਦੁਆਰਾ ਉਤਸ਼ਾਹਿਤ ਕੀਤੀ ਜਾਂਦੀ ਉਪਚਾਰ ਯੋਜਨਾ 12-ਕਦਮਾਂ ਦੇ ਪ੍ਰੋਗਰਾਮ 'ਤੇ ਅਧਾਰਤ ਹੈ ਜੋ ਤੁਹਾਡੇ ਝੱਸ ਨੂੰ ਦੂਰ ਕਰਨ ਵਿੱਚ ਤੁਹਾਡੀ ਸਹਾਇਤਾ ਕਰਨ ਲਈ ਤਿਆਰ ਕੀਤੀ ਗਈ ਹੈ।

ਵਾਧੂ ਸਹਾਇਤਾ
Additional Support

ਅਲ-ਅਨਨ ਪਰਿਵਾਰਕ ਸਮੂਹ
https://www.al-anonuk.org.uk/
ਹੈਲਪਲਾਈਨ: 0800 0086 811 ਸਵੇਰੇ 10 ਵਜੇ ਤੋਂ ਰਾਤ 10 ਵਜੇ ਤੱਕ, ਸਾਲ ਦੇ 365 ਦਿਨ।
ਨਾਰਕੋਟਿਕਸ ਅਨੋਨਿਮਸ
ਵੈੱਬਸਾਈਟ: https://ukna.org/
ਹੈਲਪਲਾਈਨ: 0300 999 1212 ਸਵੇਰੇ 10.00 ਤੋਂ ਅੱਧੀ ਰਾਤ

ਸਿੱਖ ਰਿਕਵਰੀ ਨੈੱਟਵਰਕ
ਵੈੱਬਸਾਈਟ: http://sikhrecoverynetwork.org/

ਅਲਕੋਹੋਲਿਕਸ ਅਨੋਨਿਮਸ
ਵੈੱਬਸਾਈਟ: https://www.alcoholics-anonymous.org.uk/About-AA/The-12-Steps-of-AA

ਹੈਲਪਲਾਈਨ: 0800 9177 650

ਇਹਨਾਂ ਵਿੱਚੋਂ ਕੁਝ ਸੇਵਾਵਾਂ ਕੋਲ ਉਹਨਾਂ ਦੀਆਂ ਆਪਣੀਆਂ ਟੈਲੀਫੋਨ ਸਹਾਇਤਾ ਲਾਈਨਾਂ ਹਨ ਅਤੇ ਵਾਧੂ ਸੰਗਠਨਾਂ ਕੋਲ ਭੇਜਣ ਦੀਆਂ ਸਹੂਲਤਾਂ ਵੀ ਹਨ।

References

76. Diagnostic and statistical manual of mental disorders fifth edition DSM-5

77. Parekh R, 2017, *What is Addiction?*, American Psychiatric Association, 16 September 2020 www.psychiatry.org/patients-families/addiction/what-is-addiction

78. Saxon A, 2020, *Help with Addiction and Substance Use Disorders*, American Psychiatric Association, 16 September 2020 www.psychiatry.org/patients-families/addiction

79. National Health Service, 2020, *Drug addiction; getting help*, Crown, 16 September 2020 www.nhs.uk/live-well/healthy-body/drug-addiction-getting-help

80. National Institute for Health and Care Excellence, 2011, *Alcohol-use disorders: diagnosis, assessment and management of harmful drinking and alcohol dependence*, NICE, 16 September 2020 www.nice.org.uk/guidance/cg115

81. Addiction Center, 2020, Homepage, Addiction Center, 16 September 2020 www.addictioncenter.com

82. National Health Service, 2018, *Treatment: Alcohol misuse*, Crown, 16 September 2020 www.nhs.uk/conditions/alcohol-misuse/treatment

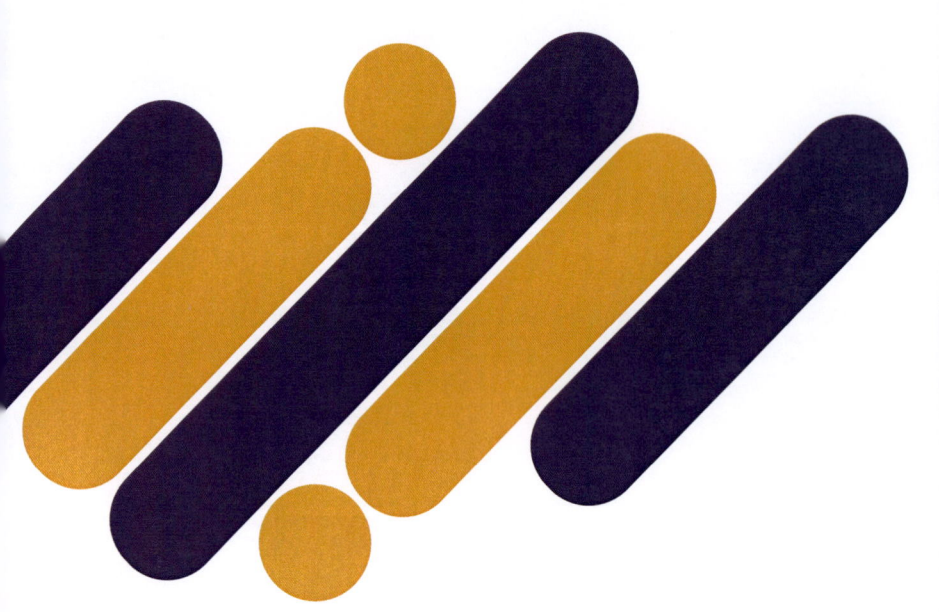

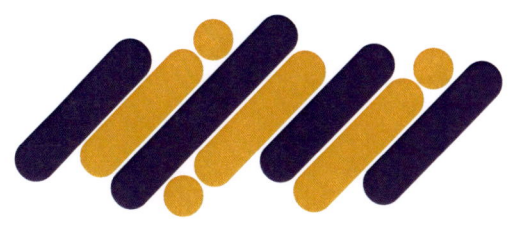

WHAT IS BIPOLAR AFFECTIVE DISORDER?

ਬਾਈਪੋਲਰ ਪ੍ਰਭਾਵੀ ਵਿਕਾਰ ਕੀ ਹੈ?

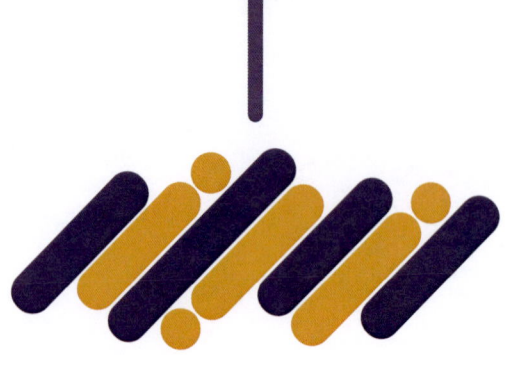

What is Bipolar?

Bipolar Disorder is a disorder in which it affects people's moods in a significant manner. This can mean your mood can be extremely high or low, with lasting for days or weeks. Bipolar has historically been known as Manic Depression. There are three main types of Bipolar; Bipolar 1, Bipolar 2 and Cyclothymia.

Bipolar can be affected by the change in seasons, and this could be a factor in someone's long-term mood state.

There are some associated risks with Bipolar, which can include Suicide and Self-harm, Financial risk, Substance misuse, Driving risks, and Physical health risks.

Types of Bipolar

Bipolar 1 – You may be told you have bipolar (I) if you have experienced:

- At least one episode of mania which has lasted longer than a week

188

- You might also have experienced depressive episodes, although not everyone does.

Bipolar 2 – You may get a diagnosis of bipolar (II) if you have experienced both:

- At least one episode of severe depression
- Symptoms of hypomania.[83]

Cyclothymia – You may get a diagnosis of cyclothymia if:

- You have experienced both hypomanic and depressive mood states over two years or more
- Your symptoms aren't severe enough to meet the criteria for a diagnosis of Bipolar I or Bipolar II.

Cyclothymia can be a difficult diagnosis to receive, because you may feel that you are being told your symptoms are 'not serious enough', but this is not the case.

Mental health is a spectrum that encompasses lots of different experiences, and cyclothymia can have a serious impact on you.

Symptoms of Bipolar Affective Disorder

Manic Symptoms

The manic phase of bipolar disorder may include:

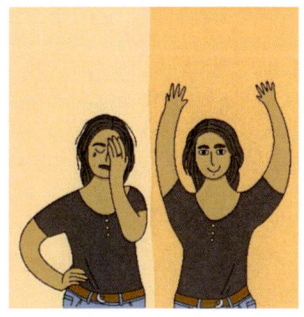

- Feeling irritable
- Feeling very happy, delighted or overjoyed

- Talking too much or too quickly

- Making risky decisions

- Racing thoughts

- Feeling self-important

- Difficulty in concentrating, constant changes in plans

- Overconfidence and inflated ideas about yourself or your abilities

- Being delusional, hallucinating and disturbed or illogical thinking

- Not eating

- Not looking after yourself

- Increased sociability or over-familiarity

- Increased sexual energy

- Feeling full of great new ideas and having important plans

- Overspending of money or other types of reckless or extreme behaviour.[84]

'Hypomania' is a milder form of mania (less severe and for shorter periods). During these periods, people can become very productive and creative and so see these experiences as positive and valuable.

However, hypomania, if left untreated, can become more severe, and may be followed by an episode of depression.

At the extreme end, some people also develop something called psychosis (see Psychosis pages for full description).

Depressive Symptoms

The depressive phase of Bipolar can include:

- Feeling very sad most of the time
- Lack of energy and activity
- Not being able to enjoy things you normally like doing
- Lack of appetite
- Disturbed sleep or waking up early
- Thoughts of self-harm or suicide
- Feeling sad, hopeless or irritable most of the time
- Difficulty concentrating and remembering things
- Loss of interest in everyday activities
- Feelings of emptiness or worthlessness
- feelings of guilt and despair
- Being delusional, hallucinating and disturbed or illogical thinking.
- On the milder end, you may just feel sad and gloomy all the time. Here too, at the extreme end, some people can develop psychosis.

Who has Bipolar Affective Disorder?

Both men and women of any age and from any social or ethnic background can develop the illness. The symptoms can first occur and reoccur when you work, study, when with family or when emotional pressures are at their peak. In women, it can also be triggered by childbirth or by menopause.[85]

Like many other conditions, an early diagnosis is key to coping with the diagnosis, acceptance of the illness and adapting your lifestyle to control and manage the symptoms. Management of the illness can be achieved through, medication, healthcare and therapy.

Medical Treatments

Medications involved in the treatments of Bipolar are complex and many and can take time to get correct. You are advised to speak to your GP regularly if you begin medical treatments. You may be referred to a psychiatrist as part of a community mental health team (CMHT) so that you can be looked after more closely, and time can be spent to change your medications as needed.

Overall medications can include:

- Lithium
- Certain Anti-Psychotic medication
- Certain anti-convulsive medication
- Certain Benzodiazepines.

Medications for Mania can include:

- Olanzapine
- Quetipine
- Respiridone
- Haliperidol.

Medications for depression can include:

- Fluoxitine (with Olanzapine)
- Quetiapine

- Olanzapine, or

- Lamotrigine.

In addition to these medications, your Doctor or Psychiatrist may prescribe Lithium or Sodium Valproate.

In addition to the medications, your doctor should be monitoring your weight, checking your liver and heart, offering you blood and urine tests and checking your blood pressure and pulse regularly.

Psychological Treatments

Psychological treatments should be focussed on helping you to understand how you can identify if you are heading into a depressive phase, or if you are heading into a manic phase. If you enter either of these phases, this is known as a relapse.

Treatment should help you:

- Understand your condition

- Think about the effects of your thoughts on your mood

- Think about risks and distress to yourself and others

- Make plans to remain well

- Make plans in case you relapse

- Be aware of the signs and how you communicate differently through different phases, and

- Help you manage through the day to day difficulties you may face.

If you are living with close family, your family may also be offered 'family intervention,' sessions which will help them to help you through a manic or depressive phase. Family sessions can last between three months and one year.

Money and Benefits

It's important to avoid too much stress, including work-related stress. If you're employed, you may be able to work shorter hours or in a more flexible way, particularly if job pressure triggers your symptoms. Employers must make reasonable adjustments to make the employment of people with disabilities possible. This includes people with bipolar disorder.

A range of benefits is available to you if you cannot work as a result of bipolar disorder. These may include:

- Attendance Allowance
- Carer's Allowance
- Council Tax Benefit
- Employment and Support Allowance (ESA)
- Housing Benefit
- Personal Independent Payment (PIP)
- Statutory Sick Pay.[86]

Physical Health Assessment

A physical health assessment for adults with bipolar disorder should include:

- Weight or BMI, diet, nutritional status and level of physical activity

- Cardiovascular status, including pulse and blood pressure
- Metabolic status, including fasting blood glucose, glycosylated haemoglobin (HbA1c) and blood lipid profile
- Liver function
- Renal and thyroid function, and calcium levels, for adults taking long term lithium.

Hypertension, abnormal lipid levels, obesity or risk of obesity, diabetes or risk of diabetes, or physical inactivity among adults with bipolar disorder should be identified at the earliest opportunity and treated in line with the NICE guidelines on hypertension, lipid modification, prevention of cardiovascular disease, obesity (prevention, identification, assessment and management, weight management services), physical activity and preventing type 2 diabetes.

If you have been diagnosed with a bipolar disorder, you must inform the DVLA regarding your ability to drive and diagnosis www.gov.uk/ bipolar-disorder-and-driving.[87]

Additional Support

Bipolar UK
Website: www.bipolaruk.org

Carers UK
www.carersuk.org/help-and-advice
Helpline: 0808 808 7777
Open on Mondays and Tuesdays between 10 am and 4 pm

Some of these services have their telephone support lines and additional signposting.

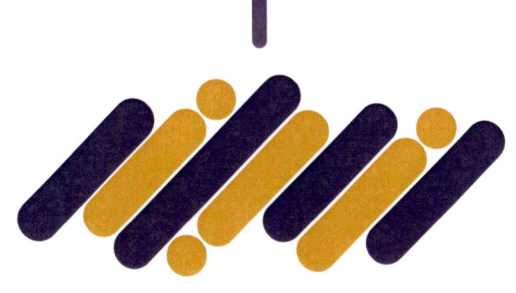

ਬਾਈਪੋਲਰ ਪ੍ਰਭਾਵੀ ਵਿਕਾਰ ਕੀ ਹੈ

What is Bipolar Disorder?

ਬਾਈਪੋਲਰ ਵਿਕਾਰ ਇੱਕ ਅਜਿਹਾ ਵਿਕਾਰ ਹੈ ਜਿਸ ਵਿੱਚ ਇਹ ਲੋਕਾਂ ਦੇ ਮੂਡ ਨੂੰ ਕਾਫ਼ੀ ਜ਼ਿਆਦਾ ਹੱਦ ਤੱਕ ਪ੍ਰਭਾਵਿਤ ਕਰਦਾ ਹੈ। ਇਸਦਾ ਅਰਥ ਹੈ ਕਿ ਤੁਹਾਡਾ ਮੂਡ ਬਹੁਤ ਵਧੀਆ ਜਾਂ ਉਦਾਸ ਹੋ ਸਕਦਾ ਹੈ, ਜੋ ਕਈ ਦਿਨਾਂ ਜਾਂ ਹਫ਼ਤਿਆਂ ਤਕ ਚੱਲਦਾ ਹੈ।

ਬਾਈਪੋਲਰ ਨੂੰ ਇਤਿਹਾਸਕ ਤੌਰ 'ਤੇ ਮੈਨਿਕ ਡਿਪਰੈਸ਼ਨ ਵਜੋਂ ਜਾਣਿਆ ਜਾਂਦਾ ਹੈ।

ਬਾਈਪੋਲਰ ਦੀਆਂ ਤਿੰਨ ਮੁੱਖ ਕਿਸਮਾਂ ਹਨ; ਬਾਈਪੋਲਰ 1, ਬਾਈਪੋਲਰ 2 ਅਤੇ ਸਾਈਕਲੋਥੀਮੀਆ।

ਬਾਈਪੋਲਰ ਮੌਸਮ ਵਿੱਚ ਤਬਦੀਲੀ ਦੁਆਰਾ ਪ੍ਰਭਾਵਿਤ ਹੋ ਸਕਦਾ ਹੈ ਅਤੇ ਇਹ ਕਿਸੇ ਦੇ ਲੰਬੇ ਸਮੇਂ ਦੇ ਮੂਡ ਦੀ ਸਥਿਤੀ ਵਿੱਚ ਇੱਕ ਕਾਰਕ ਹੋ ਸਕਦਾ ਹੈ।

ਬਾਈਪੋਲਰ ਨਾਲ ਜੁੜੇ ਕੁਝ ਜੋਖਮ ਹਨ, ਜਿਨ੍ਹਾਂ ਵਿੱਚ ਆਤਮ ਹੱਤਿਆ ਅਤੇ ਖੁਦ ਨੂੰ ਨੁਕਸਾਨ ਪਹੁੰਚਾਉਣਾ, ਵਿੱਤੀ ਜੋਖਮ, ਪਦਾਰਥਾਂ ਦੀ ਦੁਰਵਰਤੋਂ, ਡ੍ਰਾਇਵਿੰਗ ਨਾਲ ਸੰਬੰਧਿਤ ਜੋਖਮ ਅਤੇ ਸਰੀਰਕ ਸਿਹਤ ਦੇ ਜੋਖਮ ਸ਼ਾਮਲ ਹੋ ਸਕਦੇ ਹਨ।

ਬਾਈਪੋਲਰ ਦੀਆਂ ਕਿਸਮਾਂ

Types of Bipolar

ਬਾਈਪੋਲਰ 1 - ਤੁਹਾਨੂੰ ਦੱਸਿਆ ਜਾ ਸਕਦਾ ਹੈ ਤੁਹਾਨੂੰ ਬਾਈਪੋਲਰ ਹੈ ਜੇ ਤੁਸੀਂ ਹੇਠਾਂ ਦਿੱਤੇ ਦਾ ਅਨੁਭਵ ਕੀਤਾ ਹੈ:

- ਘੱਟੋ-ਘੱਟ ਇੱਕ ਮੈਨੀਆ (ਸ਼ੁਦਾਅ) ਦਾ ਐਪੀਸੋਡ ਜੋ ਇੱਕ ਹਫ਼ਤੇ ਤੋਂ ਵੀ ਜ਼ਿਆਦਾ ਸਮੇਂ ਤਕ ਰਿਹਾ ਹੈ
- ਸ਼ਾਇਦ ਤੁਸੀਂ ਉਦਾਸੀਨਤਾ ਦੀਆਂ ਘਟਨਾਵਾਂ ਦਾ ਅਨੁਭਵ ਕੀਤਾ ਹੋਵੇ, ਹਾਲਾਂਕਿ ਹਰ ਕੋਈ ਅਜਿਹਾ ਨਹੀਂ ਕਰਦਾ[83]

ਬਾਈਪੋਲਰ 2 - ਤੁਹਾਨੂੰ ਬਾਈਪੋਲਰ II ਦਾ ਨਿਦਾਨ ਮਿਲ ਸਕਦਾ ਹੈ ਜੇ ਤੁਸੀਂ ਦੋਵਾਂ ਨੂੰ ਅਨੁਭਵ ਕੀਤਾ ਹੈ:

- ਗੰਭੀਰ ਉਦਾਸੀਨਤਾ ਦੀ ਘੱਟੋ-ਘੱਟ ਇੱਕ ਘਟਨਾ
- ਹਾਈਪੋਮੈਨੀਆ ਦੇ ਲੱਛਣ

ਸਾਈਕਲੋਥੀਮੀਆ - ਤੁਹਾਡਾ ਸਾਈਕਲੋਥੀਮੀਆ ਦੀ ਨਿਦਾਨ ਕੀਤਾ ਜਾ ਸਕਦਾ ਹੈ ਜੇ:

- ਤੁਸੀਂ ਦੋ ਸਾਲਾਂ ਜਾਂ ਇਸ ਤੋਂ ਵੱਧ ਸਮੇਂ ਦੌਰਾਨ ਹਾਈਪੋਮੈਨਿਕ ਅਤੇ ਉਦਾਸੀਨਤਾ ਦੇ ਮਿਜ਼ਾਜ ਵਾਲੀਆਂ ਸਥਿਤੀਆਂ, ਦੋਵਾਂ ਦਾ ਅਨੁਭਵ ਕੀਤਾ ਹੈ
- ਤੁਹਾਡੇ ਲੱਛਣ ਇੰਨੇ ਗੰਭੀਰ ਨਹੀਂ ਹਨ ਕਿ ਬਾਈਪੋਲਰ I ਜਾਂ ਬਾਈਪੋਲਰ II ਦੇ ਨਿਦਾਨ ਲਈ ਮਾਪਦੰਡ ਪੂਰੇ ਕਰਦੇ ਹੋਣ

ਸਾਈਕਲੋਥੀਮੀਆ ਦਾ ਨਿਦਾਨ ਪ੍ਰਾਪਤ ਕਰਨਾ ਮੁਸ਼ਕਲ ਹੋ ਸਕਦਾ ਹੈ, ਕਿਉਂਕਿ ਤੁਸੀਂ ਮਹਿਸੂਸ ਕਰ ਸਕਦੇ ਹੋ ਕਿ ਤੁਹਾਨੂੰ ਦੱਸਿਆ ਜਾ ਰਿਹਾ ਹੈ ਕਿ ਤੁਹਾਡੇ ਲੱਛਣ 'ਗੰਭੀਰ ਨਹੀਂ ਹਨ', ਪਰ ਅਜਿਹਾ ਨਹੀਂ ਹੈ।

ਮਾਨਸਿਕ ਸਿਹਤ ਇੱਕ ਅਜਿਹਾ ਦਾਇਰਾ ਹੈ ਜਿਸ ਵਿੱਚ ਬਹੁਤ ਸਾਰੇ ਵੱਖ-ਵੱਖ ਤਜਰਬੇ ਸ਼ਾਮਲ ਹੁੰਦੇ ਹਨ ਅਤੇ ਸਾਈਕਲੋਥੀਮੀਆ ਦਾ ਤੁਹਾਡੇ 'ਤੇ ਗੰਭੀਰ ਪ੍ਰਭਾਵ ਪੈ ਸਕਦਾ ਹੈ।

ਬਾਈਪੋਲਰ ਪ੍ਰਭਾਵੀ ਵਿਕਾਰ ਦੇ ਲੱਛਣ

Symptoms of Bipolar Affective Disorder

ਮੈਨਿਕ ਲੱਛਣ

Manic Symptoms

ਬਾਈਪੋਲਰ ਵਿਕਾਰ ਦੇ ਮੈਨਿਕ ਪੜਾਅ ਵਿੱਚ ਸ਼ਾਮਲ ਹੋ ਸਕਦੇ ਹਨ:

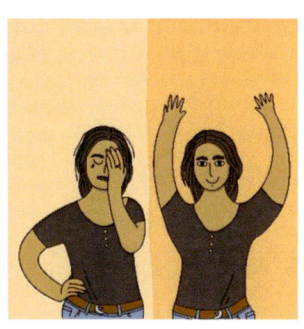

- ਚਿੜਚਿੜਾ ਮਹਿਸੂਸ ਕਰਨਾ
- ਬਹੁਤ ਜ਼ਿਆਦਾ ਖੁਸ਼ੀ, ਹੁਲਾਸ ਜਾਂ ਅਤਿਅੰਤ ਪ੍ਰਸੰਨਤਾ ਮਹਿਸੂਸ ਕਰਨੀ
- ਬਹੁਤ ਜ਼ਿਆਦਾ ਜਾਂ ਬਹੁਤ ਜਲਦੀ-ਜਲਦੀ ਬੋਲਣਾ
- ਜੋਖਮ ਭਰਪੂਰ ਫੈਸਲੇ ਲੈਣੇ
- ਆਉਂਦੇ-ਜਾਂਦੇ ਵਿਚਾਰ
- ਆਪਣੇ ਆਪ ਨੂੰ ਮਹੱਤਵਪੂਰਨ ਮਹਿਸੂਸ ਕਰਨਾ
- ਧਿਆਨ ਕੇਂਦ੍ਰਿਤ ਕਰਨ ਵਿੱਚ ਮੁਸ਼ਕਲ, ਯੋਜਨਾਵਾਂ ਵਿੱਚ ਨਿਰੰਤਰ ਤਬਦੀਲੀਆਂ
- ਵਧੇਰੇ ਆਤਮ-ਵਿਸ਼ਵਾਸ ਅਤੇ ਆਪਣੇ ਬਾਰੇ ਜਾਂ ਆਪਣੀਆਂ ਕਾਬਲੀਅਤਾਂ ਬਾਰੇ ਅਭਿਮਾਨੀ ਵਿਚਾਰ
- ਭਰਮ, ਮਨੋਭ੍ਰਾਂਤ ਅਤੇ ਪਰੇਸ਼ਾਨ ਕਰਨ ਵਾਲੀ ਜਾਂ ਗੈਰ-ਤਰਕਸ਼ੀਲ ਸੋਚ ਹੋਣੀ
- ਕੁਝ ਨਹੀਂ ਖਾਣਾ
- ਖੁਦ ਦਾ ਧਿਆਨ ਨਹੀਂ ਰੱਖਣਾ
- ਵਧੀ ਹੋਈ ਸਮਾਜਿਕਤਾ ਜਾਂ ਲੋੜ ਤੋਂ ਵੱਧ ਵਾਕਫ਼ੀਅਤ
- ਜਿਨਸੀ ਊਰਜਾ ਵਿੱਚ ਵਾਧਾ

- ਬਹੁਤ ਵਧੀਆ ਨਵੇਂ ਵਿਚਾਰਾਂ ਨਾਲ ਭਰਪੂਰ ਮਹਿਸੂਸ ਕਰਨਾ ਅਤੇ ਮਹੱਤਵਪੂਰਨ ਯੋਜਨਾਵਾਂ ਦਾ ਹੋਣਾ
- ਬਹੁਤ ਜ਼ਿਆਦਾ ਪੈਸਾ ਖਰਚਣਾ ਜਾਂ ਹੋਰ ਕਿਸਮ ਦੇ ਲਾਪਰਵਾਹੀ ਵਾਲਾ ਜਾਂ ਅਤਿਅੰਤ ਵਿਵਹਾਰ।[84]

'ਹਾਈਪੋਮੈਨੀਆ', ਮੈਨੀਆ ਦਾ ਹਲਕਾ ਰੂਪ ਹੈ (ਘੱਟ ਗੰਭੀਰ ਅਤੇ ਥੋੜ੍ਹੇ ਸਮੇਂ ਲਈ)। ਇਸ ਮਿਆਦ ਦੇ ਦੌਰਾਨ, ਲੋਕ ਬਹੁਤ ਸਿਰਜਣਾਤਮਕ ਅਤੇ ਰਚਨਾਤਮਕ ਬਣ ਸਕਦੇ ਹਨ ਅਤੇ ਇਸ ਲਈ ਇਨ੍ਹਾਂ ਤਜਰਬਿਆਂ ਨੂੰ ਸਕਾਰਾਤਮਕ ਅਤੇ ਕੀਮਤੀ ਸਮਝਦੇ ਹਨ। ਹਾਲਾਂਕਿ, ਹਾਈਪੋਮੈਨੀਆ, ਜੇ ਇਲਾਜ ਨਾ ਕੀਤਾ ਜਾਵੇ ਤਾਂ ਇਹ ਵਧੇਰੇ ਗੰਭੀਰ ਹੋ ਸਕਦਾ ਹੈ, ਅਤੇ ਇਸਦੇ ਬਾਅਦ ਉਦਾਸੀਨਤਾ ਦੀਆਂ ਘਟਨਾਵਾਂ ਹੋ ਸਕਦੀਆਂ ਹਨ।

ਅਖੀਰਲੇ ਸਿਰੇ 'ਤੇ, ਕੁਝ ਲੋਕ ਕੁਝ ਅਜਿਹਾ ਵੀ ਵਿਕਸਿਤ ਕਰਦੇ ਹਨ ਜਿਸਨੂੰ ਸਾਈਕੋਸਿਸ ਕਹਿੰਦੇ ਹਨ (ਪੂਰੇ ਵੇਰਵਿਆਂ ਲਈ ਸਾਈਕੋਸਿਸ ਪੰਨੇ ਵੇਖੋ)।

ਤਣਾਉ ਦੇ ਲੱਛਣ

Depressive Symptoms

ਬਾਈਪੋਲਰ ਦੇ ਉਦਾਸੀਨਤਾ ਵਾਲੇ ਪੜਾਅ ਵਿੱਚ ਸ਼ਾਮਲ ਹੋ ਸਕਦੇ ਹਨ:

- ਜ਼ਿਆਦਾਤਰ ਸਮੇਂ ਬਹੁਤ ਦੁਖੀ ਮਹਿਸੂਸ ਕਰਨਾ
- ਊਰਜਾ ਅਤੇ ਗਤੀਵਿਧੀ ਦੀ ਘਾਟ
- ਉਹਨਾਂ ਚੀਜ਼ਾਂ ਦਾ ਅਨੰਦ ਨਾ ਲੈ ਸਕਣਾ ਜੋ ਤੁਸੀਂ ਆਮ ਤੌਰ 'ਤੇ ਕਰਨਾ ਪਸੰਦ ਕਰਦੇ ਹੋ
- ਭੁੱਖ ਦੀ ਕਮੀ
- ਪਰੇਸ਼ਾਨ ਨੀਂਦ ਜਾਂ ਛੇਤੀ ਜਾਗ ਜਾਣਾ
- ਆਪਣੇ ਆਪ ਨੂੰ ਨੁਕਸਾਨ ਪਹੁੰਚਾਉਣ ਜਾਂ ਖ਼ੁਦਕੁਸ਼ੀ ਕਰਨ ਦੇ ਵਿਚਾਰ।
- ਜ਼ਿਆਦਾਤਰ ਸਮਾਂ ਉਦਾਸ, ਨਿਰਾਸ਼ ਜਾਂ ਚਿੜਚਿੜਾ ਮਹਿਸੂਸ ਕਰਨਾ
- ਚੀਜ਼ਾਂ ਨੂੰ ਕੇਂਦ੍ਰਿਤ ਕਰਨ ਅਤੇ ਯਾਦ ਰੱਖਣ ਵਿੱਚ ਮੁਸ਼ਕਲ

- ਰੋਜ਼ਾਨਾ ਦੀਆਂ ਗਤੀਵਿਧੀਆਂ ਵਿੱਚ ਦਿਲਚਸਪੀ ਨਾ ਰਹਿਣੀ

- ਖਾਲੀਪਨ ਜਾਂ ਨਿਕੰਮੇਪਣ ਦੀ ਭਾਵਨਾ

- ਕਸੂਰਵਾਰ ਅਤੇ ਨਿਰਾਸ਼ਾ ਦੀਆਂ ਭਾਵਨਾਵਾਂ

- ਭਰਮ, ਮਨੋਭ੍ਰਾਂਤ ਅਤੇ ਪਰੇਸ਼ਾਨ ਕਰਨ ਵਾਲੀ ਜਾਂ ਗੈਰ-ਤਰਕਸ਼ੀਲ ਸੋਚ ਹੋਣੀ

- ਹਲਕੇ ਸਿਰੇ 'ਤੇ, ਤੁਸੀਂ ਹਰ ਸਮੇਂ ਉਦਾਸ ਅਤੇ ਨਿਰਾਸ਼ਾਜਨਕ ਮਹਿਸੂਸ ਕਰ ਸਕਦੇ ਹੋ। ਇੱਥੇ ਵੀ, ਚਰਮ ਸਿਰੇ 'ਤੇ, ਕੁਝ ਲੋਕ ਸਾਈਕੋਸਿਸ ਵਿਕਸਿਤ ਕਰ ਸਕਦੇ ਹਨ।

ਬਾਈਪੋਲਰ ਪ੍ਰਭਾਵੀ ਵਿਕਾਰ ਕਿਸ ਨੂੰ ਹੁੰਦਾ ਹੈ?

Who has Bipolar Affective Disorder?

ਇਹ ਕਿਸੇ ਵੀ ਉਮਰ ਦੇ ਅਤੇ ਕਿਸੇ ਵੀ ਸਮਾਜਿਕ ਜਾਂ ਨਸਲੀ ਪਿਛੋਕੜ ਦੇ ਆਦਮੀ ਅਤੇ ਔਰਤਾਂ ਦੋਵਾਂ ਨੂੰ ਹੋ ਸਕਦਾ ਹੈ।

ਲੱਛਣ ਪਹਿਲਾਂ ਆ ਸਕਦੇ ਹਨ ਅਤੇ ਉਸ ਵੇਲੇ ਦੁਬਾਰਾ ਆ ਸਕਦੇ ਹਨ ਜਦੋਂ ਤੁਸੀਂ ਕੰਮ ਕਰਦੇ ਹੋ, ਪੜ੍ਹਦੇ ਹੋ, ਜਦੋਂ ਪਰਿਵਾਰ ਨਾਲ ਹੁੰਦੇ ਹੋ ਜਾਂ ਜਦੋਂ ਭਾਵਨਾਤਮਕ ਦਬਾਅ ਆਪਣੇ ਚਰਮ 'ਤੇ ਹੁੰਦੇ ਹਨ।

ਔਰਤਾਂ ਵਿੱਚ ਇਹ ਜਨਮ ਦੇਣ ਦੇ ਸਮੇਂ ਜਾਂ ਮੀਨੋਪੌਜ਼ ਦੁਆਰਾ ਵੀ ਹੋ ਸਕਦਾ ਹੈ।[85]

ਕਈ ਹੋਰ ਸਰੀਰਕ ਸਮੱਸਿਆਵਾਂ ਵਾਂਗ, ਨਿਦਾਨ ਦਾ ਸਾਹਮਣਾ ਕਰਨ, ਬਿਮਾਰੀ ਨੂੰ ਸਵੀਕਾਰ ਕਰਨ ਅਤੇ ਆਪਣੀ ਜੀਵਨ ਸ਼ੈਲੀ ਨੂੰ ਅਨੁਕੂਲ ਬਣਾਉਣ ਲਈ ਜਲਦੀ ਨਿਦਾਨ ਸਭ ਤੋਂ ਵੱਧ ਮਹੱਤਵਪੂਰਨ ਹੈ, ਤਾਂ ਜੋ ਲੱਛਣਾਂ ਨੂੰ ਨਿਯੰਤ੍ਰਿਤ ਕੀਤਾ ਜਾ ਸਕੇ ਅਤੇ ਉਹਨਾਂ 'ਤੇ ਕਾਬੂ ਪਾਇਆ ਜਾ ਸਕੇ।

ਬਿਮਾਰੀ ਦਾ ਪ੍ਰਬੰਧਨ, ਦਵਾਈ, ਸਿਹਤ ਸੰਭਾਲ ਅਤੇ ਥੈਰੇਪੀ ਦੁਆਰਾ ਪ੍ਰਾਪਤ ਕੀਤਾ ਜਾ ਸਕਦਾ ਹੈ।

ਉਪਚਾਰ

Medical Treatments

ਬਾਈਪੋਲਰ ਦੇ ਇਲਾਜਾਂ ਵਿੱਚ ਸ਼ਾਮਲ ਦਵਾਈਆਂ ਜਟਿਲ ਅਤੇ ਬਹੁਤ ਸਾਰੀਆਂ ਹਨ ਅਤੇ ਸਹੀ ਦਵਾਈ ਦਾ ਪਤਾ ਲਗਾਉਣ ਵਿੱਚ ਸਮਾਂ ਲੱਗ ਸਕਦਾ ਹੈ। ਜੇ ਤੁਸੀਂ ਡਾਕਟਰੀ ਇਲਾਜ ਸ਼ੁਰੂ ਕਰਦੇ ਹੋ ਤਾਂ ਤੁਹਾਨੂੰ ਆਪਣੇ ਜੀਪੀ ਨਾਲ ਬਕਾਇਦਾ ਗੱਲ ਕਰਨ ਦੀ ਸਲਾਹ ਦਿੱਤੀ ਜਾਂਦੀ ਹੈ। ਤੁਹਾਨੂੰ ਕਮਿਊਨਿਟੀ ਮਾਨਸਿਕ ਸਿਹਤ ਟੀਮ (CMHT) ਦੇ ਹਿੱਸੇ ਵਜੋਂ ਕਿਸੇ ਮਨੋਚਿਕਿਤਸਕ (ਮਾਨਸਿਕ ਰੋਗਾਂ ਦੇ ਡਾਕਟਰ) ਕੋਲ ਭੇਜਿਆ ਸਕਦਾ ਹੈ ਤਾਂ ਜੋ ਤੁਹਾਡੀ ਵਧੇਰੇ ਦੇਖਭਾਲ ਕੀਤੀ ਜਾ ਸਕੇ, ਅਤੇ ਤੁਹਾਡੀਆਂ ਦਵਾਈਆਂ ਨੂੰ ਲੋੜ ਅਨੁਸਾਰ ਬਦਲਣ ਲਈ ਸਮਾਂ ਲਗਾਇਆ ਜਾ ਸਕੇ।

ਸਮੁੱਚੀਆਂ ਦਵਾਈਆਂ ਵਿੱਚ ਸ਼ਾਮਲ ਹੋ ਸਕਦੀਆਂ ਹਨ:

- ਲਿਥੀਅਮ
- ਕੁਝ ਮਨੋਰੋਗ ਵਿਰੋਧੀ ਦਵਾਈਆਂ
- ਕੁਝ ਦੌਰਾ-ਰੋਧੀ ਦਵਾਈਆਂ
- ਕੁਝ ਬੇਂਜ਼ੋਡਿਆਜ਼ੇਪਾਈਨ

ਮੈਨੀਆ ਦੀਆਂ ਦਵਾਈਆਂ ਵਿੱਚ ਸ਼ਾਮਲ ਹੋ ਸਕਦੇ ਹਨ:

- ਓਲੈਂਜ਼ਾਪਾਈਨ (Olanzapine)
- ਕਵਾਟੀਪੀਨ (Quetipine)
- ਰੈਸਪੀਰੀਡੋਨ (Respiridone)
- ਹੈਲੀਪਰੀਡੋਲ (Haliperidol)

ਤਣਾਉ ਦੀਆਂ ਦਵਾਈਆਂ ਵਿੱਚ ਸ਼ਾਮਲ ਹੋ ਸਕਦੀਆਂ ਹਨ:

- ਫਲੂਕਸੀਟਾਈਨ (Fluoxitine) (ਓਲੰਜ਼ਾਪਾਈਨ (Olanzapine) ਦੇ ਨਾਲ)
- ਕੁਏਟਿਆਪਾਈਨ (Quetiapine)
- ਓਲੈਂਜ਼ਾਪਾਈਨ (Olanzapine)
- ਲੈਮੋਟ੍ਰਾਈਜਾਈਨ (Lamotrigine)

ਇਹਨਾਂ ਦਵਾਈਆਂ ਤੋਂ ਇਲਾਵਾ, ਤੁਹਾਡਾ ਡਾਕਟਰ ਜਾਂ ਮਨੋਚਿਕਿਤਸਕ ਲਿਥੀਅਮ ਜਾਂ ਸੋਡੀਅਮ ਵਾਲਪ੍ਰੋਏਟ (Sodium Valproate) ਲਿਖ ਸਕਦੇ ਹਨ।

ਦਵਾਈਆਂ ਤੋਂ ਇਲਾਵਾ, ਤੁਹਾਡੇ ਡਾਕਟਰ ਨੂੰ ਤੁਹਾਡੇ ਭਾਰ ਦੀ ਨਿਗਰਾਨੀ ਕਰਨੀ ਚਾਹੀਦੀ ਹੈ, ਤੁਹਾਡੇ ਜਿਗਰ ਅਤੇ ਦਿਲ ਦੀ ਜਾਂਚ ਕਰਨੀ ਚਾਹੀਦੀ ਹੈ, ਤੁਹਾਨੂੰ ਖ਼ੂਨ ਅਤੇ ਪਿਸ਼ਾਬ ਦੀ ਜਾਂਚ ਦੀ ਪੇਸ਼ਕਸ਼ ਕਰਨੀ ਚਾਹੀਦੀ ਹੈ ਅਤੇ ਨਿਯਮਿਤ ਤੌਰ 'ਤੇ ਤੁਹਾਡੇ ਬਲੱਡ ਪ੍ਰੈਸ਼ਰ ਅਤੇ ਨਬਜ਼ ਦੀ ਜਾਂਚ ਕਰਨੀ ਚਾਹੀਦੀ ਹੈ।

ਮਨੋਵਿਗਿਆਨਕ ਉਪਚਾਰ

Psychological Treatments

ਮਨੋਵਿਗਿਆਨਕ ਇਲਾਜਾਂ ਦਾ ਟੀਚਾ ਉਹਨਾਂ ਤਰੀਕਿਆਂ ਨੂੰ ਸਮਝਣ ਵਿੱਚ ਤੁਹਾਡੀ ਸਹਾਇਤਾ ਕਰਨ 'ਤੇ ਕੇਂਦ੍ਰਿਤ ਹੋਣਾ ਚਾਹੀਦਾ ਹੈ ਜਿਸ ਨਾਲ ਤੁਸੀਂ ਪਛਾਣ ਸਕੋ ਕਿ ਜੇ ਤੁਸੀਂ ਉਦਾਸੀ ਦੇ ਪੜਾਅ ਵਿੱਚ ਜਾ ਰਹੇ ਹੋ, ਜਾਂ ਕੀ ਤੁਸੀਂ ਮੈਨਿਕ ਪੜਾਅ ਵਿੱਚ ਜਾ ਰਹੇ ਹੋ। ਜੇ ਤੁਸੀਂ ਇਹਨਾਂ ਵਿੱਚੋਂ ਕਿਸੇ ਵੀ ਪੜਾਅ ਵਿੱਚ ਦਾਖਲ ਹੋ ਜਾਂਦੇ ਹੋ, ਤਾਂ ਇਸ ਨੂੰ ਮੁੜ ਵਾਪਸੀ ਵਜੋਂ ਜਾਣਿਆ ਜਾਂਦਾ ਹੈ।

ਇਲਾਜ ਨੂੰ ਤੁਹਾਡੀ ਇਸ ਵਿੱਚ ਮਦਦ ਕਰਨੀ ਚਾਹੀਦੀ ਹੈ:

- ਆਪਣੀ ਸਥਿਤੀ ਨੂੰ ਸਮਝੋ
- ਤੁਹਾਡੇ ਮਿਜ਼ਾਜ 'ਤੇ ਤੁਹਾਡੇ ਵਿਚਾਰਾਂ ਦੇ ਪ੍ਰਭਾਵਾਂ ਬਾਰੇ ਸੋਚੋ
- ਆਪਣੇ ਅਤੇ ਦੂਜਿਆਂ ਲਈ ਜੋਖਮਾਂ ਅਤੇ ਪਰੇਸ਼ਾਨੀ ਬਾਰੇ ਸੋਚੋ
- ਤੰਦਰੁਸਤ ਰਹਿਣ ਲਈ ਯੋਜਨਾਵਾਂ ਬਣਾਓ
- ਰੋਗ ਦੇ ਵਾਪਸ ਆਉਣ ਦੀ ਸਥਿਤੀ ਲਈ ਯੋਜਨਾਵਾਂ ਬਣਾਓ
- ਸੰਕੇਤਾਂ ਬਾਰੇ ਅਤੇ ਵੱਖ-ਵੱਖ ਪੜਾਵਾਂ ਵਿੱਚ ਵੱਖਰੇ ਢੰਗ ਨਾਲ ਸੰਚਾਰ ਕਰਨ ਦੇ ਤਰੀਕੇ ਬਾਰੇ ਸਚੇਤ ਰਹੋ
- ਤੁਹਾਡੇ ਸਾਹਮਣੇ ਆਉਣ ਵਾਲੀਆਂ ਦਿਨ ਪ੍ਰਤੀ ਦਿਨ ਦੀਆਂ ਮੁਸ਼ਕਲ ਦਾ ਪ੍ਰਬੰਧਨ ਕਰਨ ਵਿੱਚ ਤੁਹਾਡੀ ਸਹਾਇਤਾ ਕਰਨੀ

ਜੇ ਤੁਸੀਂ ਨਜ਼ਦੀਕੀ ਪਰਿਵਾਰ ਨਾਲ ਰਹਿ ਰਹੇ ਹੋ, ਤਾਂ ਤੁਹਾਡੇ ਪਰਿਵਾਰ ਨੂੰ ਵੀ 'ਪਰਿਵਾਰਕ ਦਖਲ,' ਸੈਸ਼ਨ ਦੀ ਪੇਸ਼ਕਸ਼ ਕੀਤੀ ਜਾ ਸਕਦੀ ਹੈ ਜੋ ਮੈਨਿਕ ਜਾਂ ਉਦਾਸੀਨਤਾ ਪੜਾਅ ਵਿੱਚ ਤੁਹਾਡੀ ਮਦਦ ਕਰਨ ਵਿੱਚ ਉਹਨਾਂ ਦੀ ਸਹਾਇਤਾ ਕਰੇਗੀ। ਪਰਿਵਾਰਕ ਸੈਸ਼ਨ ਤਿੰਨ ਮਹੀਨੇ ਤੋਂ ਇੱਕ ਸਾਲ ਤੱਕ ਦੇ ਹੋ ਸਕਦੇ ਹਨ।

ਪੈਸਾ ਅਤੇ ਬੈਨਿਫ਼ਿਟ

Money and Benefits

ਬਹੁਤ ਜ਼ਿਆਦਾ ਤਣਾਉ ਤੋਂ ਬਚਣਾ ਮਹੱਤਵਪੂਰਨ ਹੈ, ਜਿਸ ਵਿੱਚ ਕੰਮ ਸੰਬੰਧੀ ਤਣਾਉ ਵੀ ਸ਼ਾਮਲ ਹੈ।

ਜੇ ਤੁਸੀਂ ਨੌਕਰੀ ਕਰਦੇ ਹੋ, ਤਾਂ ਤੁਸੀਂ ਥੋੜ੍ਹੇ ਸਮੇਂ ਲਈ ਜਾਂ ਵਧੇਰੇ ਲਚਕਦਾਰ ਢੰਗ ਨਾਲ ਕੰਮ ਕਰਨ ਦੇ ਯੋਗ ਹੋ ਸਕਦੇ ਹੋ, ਖ਼ਾਸਕਰ ਜੇ ਨੌਕਰੀ ਦਾ ਦਬਾਅ ਤੁਹਾਡੇ ਲੱਛਣਾਂ ਨੂੰ ਚਾਲੂ ਕਰਦਾ ਹੈ।

ਅਪਾਹਜ ਲੋਕਾਂ ਦੇ ਰੁਜ਼ਗਾਰ ਨੂੰ ਸੰਭਵ ਬਣਾਉਣ ਲਈ ਰੁਜ਼ਗਾਰਦਾਤਾਵਾਂ ਨੂੰ ਵਾਜਬ ਵਿਵਸਥਾਵਾਂ ਕਰਨੀਆਂ ਚਾਹੀਦੀਆਂ ਹਨ। ਇਸ ਵਿੱਚ ਬਾਈਪੋਲਰ ਵਿਕਾਰ ਵਾਲੇ ਲੋਕ ਸ਼ਾਮਲ ਹਨ।

ਜੇ ਬਾਈਪੋਲਰ ਵਿਕਾਰ ਦੇ ਨਤੀਜੇ ਵਜੋਂ ਤੁਸੀਂ ਕੰਮ ਨਹੀਂ ਕਰ ਸਕਦੇ ਹੋ ਤਾਂ ਤੁਹਾਡੇ ਲਈ ਕਈ ਤਰ੍ਹਾਂ ਦੇ ਬੈਨਿਫ਼ਿਟ ਉਪਲਬਧ ਹਨ। ਇਹਨਾਂ ਵਿਚ ਸ਼ਾਮਲ ਹੋ ਸਕਦੇ ਹਨ:

- ਅਟੈਂਡੰਸ ਅਲਾਉਂਸ
- ਦੇਖਭਾਲਕਰਤਾ ਦਾ ਅਲਾਉਂਸ
- ਕਾਉਂਸਿਲ ਟੈਕਸ ਬੈਨਿਫ਼ਿਟ
- ਇੰਪਲੋਇਮੈਂਟ ਐਂਡ ਸਪੋਰਟ ਅਲਾਉਂਸ (ESA)
- ਹਾਉਸਿੰਗ ਬੈਨਿਫ਼ਿਟ
- ਪਰਸਨਲ ਇੰਡਿਪੈਨਡੰਸ ਪੇਮੈਂਟ (PIP)
- ਕਾਨੂੰਨੀ ਬਿਮਾਰੀ ਦੀ ਤਨਖਾਹ[86]

ਸਰੀਰਕ ਸਿਹਤ ਦਾ ਮੁਲਾਂਕਣ

Physical Health Assessment

ਬਾਈਪੋਲਰ ਵਿਕਾਰ ਵਾਲੇ ਬਾਲਗਾਂ ਲਈ ਸਰੀਰਕ ਸਿਹਤ ਮੁਲਾਂਕਣ ਵਿੱਚ ਇਹ ਸ਼ਾਮਲ ਹੋ ਸਕਦੇ ਹਨ:

- ਭਾਰ ਜਾਂ BMI, ਖੁਰਾਕ, ਪੋਸ਼ਣ ਸੰਬੰਧੀ ਸਥਿਤੀ ਅਤੇ ਸਰੀਰਕ ਗਤੀਵਿਧੀ ਦਾ ਪੱਧਰ
- ਨਬਜ਼ ਅਤੇ ਬਲੱਡ ਪ੍ਰੈਸ਼ਰ ਸਮੇਤ ਦਿਲ ਦੀਆਂ ਨਾੜੀਆਂ ਦੀ ਸਥਿਤੀ
- ਪਾਚਕ ਸਥਿਤੀ, ਜਿਸ ਵਿੱਚ ਖਾਲੀ ਪੇਟ ਖੂਨ ਵਿਚਲੀ ਗਲੂਕੋਜ਼, ਗਲਾਈਕੋਸਾਈਲੇਟਿਡ ਹੀਮੋਗਲੋਬਿਨ (HbA_{1c}) ਅਤੇ ਬਲੱਡ ਲਿਪਿਡ ਪ੍ਰੋਫਾਈਲ ਸ਼ਾਮਲ ਹਨ
- ਜਿਗਰ ਦਾ ਕਾਰਜ
- ਲੰਬੇ ਸਮੇਂ ਲਈ ਲਿਥੀਅਮ ਲੈਣ ਵਾਲੇ ਬਾਲਗਾਂ ਲਈ ਪਿਸ਼ਾਬ ਅਤੇ ਥਾਇਰੌਇਡ ਕਾਰਜ ਅਤੇ ਕੈਲਸੀਅਮ ਦੇ ਪੱਧਰ।

ਹਾਈਪਰਟੈਨਸ਼ਨ, ਲਿਪਿਡ ਦੇ ਅਸਧਾਰਨ ਪੱਧਰ, ਮੋਟਾਪਾ ਜਾਂ ਮੋਟਾਪੇ ਦਾ ਜੋਖਮ, ਡਾਇਬਿਟੀਜ਼ ਜਾਂ ਡਾਇਬਿਟੀਜ਼ ਦਾ ਜੋਖਮ ਜਾਂ ਬਾਈਪੋਲਰ ਵਿਕਾਰ ਵਾਲੇ ਬਾਲਗਾਂ ਵਿੱਚ ਸਰੀਰਕ ਸਰਗਰਮੀ ਦੇ ਜੋਖਮ ਨੂੰ ਜਲਦੀ ਤੋਂ ਜਲਦੀ ਪਛਾਣਿਆ ਜਾਣਾ ਚਾਹੀਦਾ ਹੈ ਅਤੇ ਹਾਈਪਰਟੈਨਸ਼ਨ, ਲਿਪਿਡ ਸੋਧ, ਦਿਲ ਦੀਆਂ ਨਾੜੀਆਂ ਦੀ ਬਿਮਾਰੀ ਦੀ ਰੋਕਥਾਮ, ਮੋਟਾਪਾ (ਰੋਕਥਾਮ, ਪਛਾਣ, ਮੁਲਾਂਕਣ ਅਤੇ ਪ੍ਰਬੰਧਨ, ਭਾਰ ਪ੍ਰਬੰਧਨ ਸੇਵਾਵਾਂ), ਸਰੀਰਕ ਗਤੀਵਿਧੀ ਅਤੇ ਟਾਈਪ ੧ ਡਾਇਬਿਟੀਜ਼ ਤੋਂ ਰੋਕਥਾਮ ਬਾਰੇ NICE ਸੇਧਾਂ ਦੇ ਅਨੁਸਾਰ ਇਲਾਜ ਹੋਣਾ ਚਾਹੀਦਾ ਹੈ।

ਜੇ ਤੁਹਾਨੂੰ ਬਾਈਪੋਲਰ ਵਿਕਾਰ ਹੋ ਗਿਆ ਹੈ ਤਾਂ ਤੁਹਾਨੂੰ ਆਪਣੀ ਡ੍ਰਾਇਵਿੰਗ ਕਰਨ ਦੀ ਸਮਰੱਥਾ ਅਤੇ ਨਿਦਾਨ ਬਾਰੇ DVLA ਨੂੰ ਜ਼ਰੂਰ ਦੱਸਣਾ ਚਾਹੀਦਾ ਹੈ https://www.gov.uk/bipolar-disorder-and-driving[87]

ਵਾਧੂ ਸਹਾਇਤਾ
Additional Support

ਬਾਈਪੋਲਰ ਯੂਕੇ
ਵੈੱਬਸਾਈਟ: https://www.bipolaruk.org/

ਕੇਅਰਰਜ਼ ਯੂਕੇ
https://www.carersuk.org/help-and-advice
ਹੈਲਪਲਾਈਨ: 0808 808 7777
ਸੋਮਵਾਰ ਅਤੇ ਮੰਗਲਵਾਰ ਨੂੰ ਸਵੇਰੇ 10 ਤੋਂ ਸ਼ਾਮ 4 ਵਜੇ ਤੱਕ ਖੁੱਲ੍ਹਦੀ ਹੈ

ਇਹਨਾਂ ਵਿੱਚੋਂ ਕੁਝ ਸੇਵਾਵਾਂ ਕੋਲ ਉਹਨਾਂ ਦੀਆਂ ਆਪਣੀਆਂ ਟੈਲੀਫੋਨ ਸਹਾਇਤਾ ਲਾਈਨਾਂ ਹਨ ਅਤੇ ਵਾਧੂ ਸੰਗਠਨਾਂ ਕੋਲ ਭੇਜਣ ਦੀਆਂ ਸਹੂਲਤਾਂ ਵੀ ਹਨ।

References

83. Mind, 2018, *Bipolar disorder*, Mind, 16 September 2020 www.mind.org.uk/information-support/types-of-mental-health-problems/bipolar-disorder/types-of-bipolar/#.XY-bYHdFzIU

84. National Health Service, 2019, *Symptoms: Bipolar Disorder*, Crown, 16 September 2020 www.nhs.uk/conditions/bipolar-disorder/symptoms

85. Bipolar UK, 2020, *What is bipolar?*, Bipolar UK, 16 September 2020 www.bipolaruk.org/FAQs/what-is-bipolar

86. National Health Service, 2019, *Living With: Bipolar Disorder*, Crown, 16 September 2020 www.nhs.uk/conditions/bipolar-disorder/living-with

87. National Institute for Health and Care Excellence, 2015, *Bipolar disorder in adults*, NICE, 16 September 2020 www.nice.org.uk/guidance/qs95/chapter/quality-statement-7-assessing-physical-health

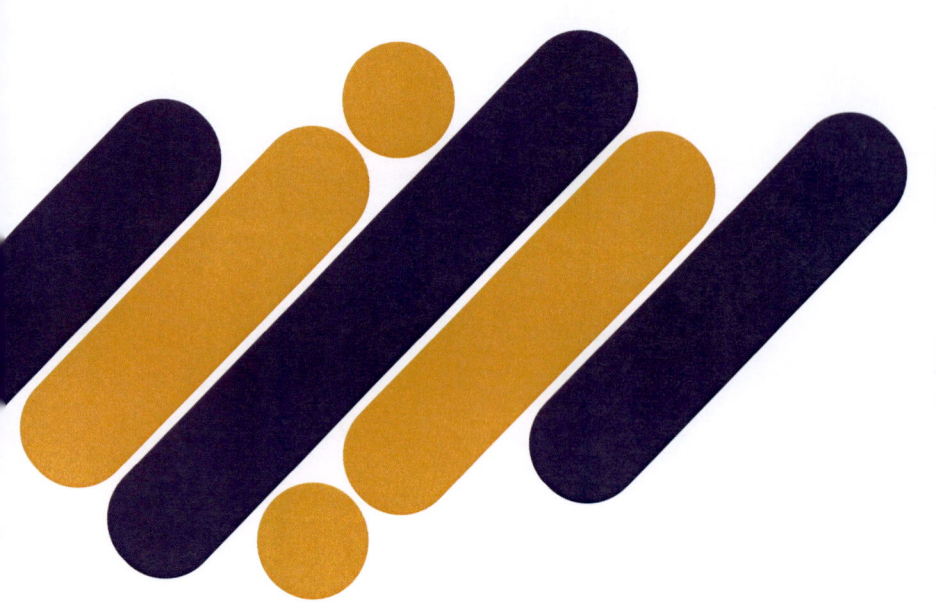

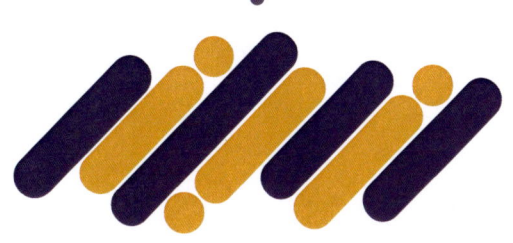

WHAT IS PSYCHOSIS?
ਮਨੋਰੋਗ ਕੀ ਹੁੰਦਾ ਹੈ?

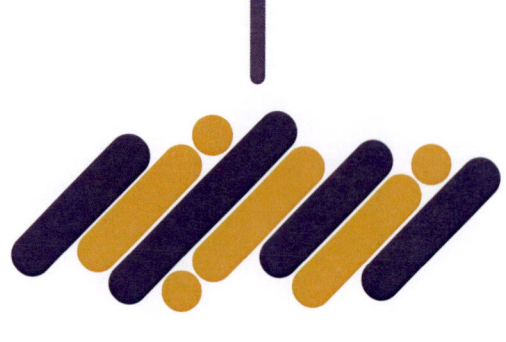

What is Psychosis?

Psychosis is a mental health problem that causes people to perceive or interpret things differently from those around them. This might involve hallucinations or delusions.[88]

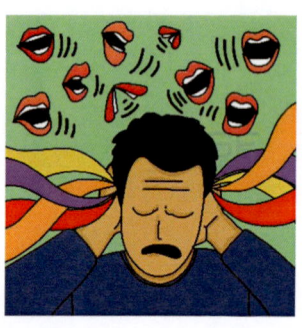

Hallucinations – where a person hears, sees and in some cases, feels, smells or tastes things that are not there; a common hallucination is hearing voices.

Delusions – where a person has strong beliefs that are not shared by others; a common delusion is someone believing there's a conspiracy to harm them.

The combination of hallucinations and delusional thinking can cause severe distress and a change in behaviour.

Triggers

Psychosis can also be triggered by:

- A traumatic experience
- Stress
- Drug misuse
- Alcohol misuse
- Side effects of prescribed medication
- A physical condition, such as a brain tumour.

How often a psychotic episode occurs and how long it lasts can depend on the underlying cause.

Causes of Psychosis

Causes of psychosis include:

- Schizophrenia / Schizophrenia
- Bipolar
- Depression
- Delusion / Paranoid Disorder
- Post-Partum.[89]

Treatments

Treatments are diagnosable by a medical practitioner and include:

- Community Care
- Early Invention Teams

211

- Talking Treatments
- Family Therapy
- Art therapies.[90]

Crisis Support

The Mental Health Act (1983) recommends an application for admission to hospital for assessment may be made in respect of a patient on the grounds that:

a) They are suffering from mental disorder of a nature or degree which warrants the detention of the patient in a hospital for assessment (or for assessment followed by medical treatment) for at least a limited period; and

b) they ought to be so detained in the interests of their health or safety or with a view to the protection of other persons.[91]

Additional Support

For further details refer to Gov.UK website www.legislation.gov.uk/ukpga/1983/20/part/II

If in need of urgent support in a crisis contact, call 999.

Go to your nearest Accident and Emergency department (A&E).

NHS 111 has replaced NHS Direct. You can call 111 when you need medical help, but it's not a 999 emergency.

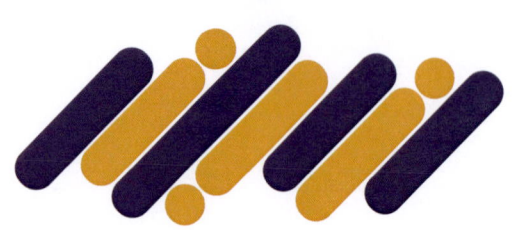

ਮਨੋਰੋਗ ਕੀ ਹੁੰਦਾ ਹੈ?

What is Psychosis?

ਮਨੋਰੋਗ ਕੀ ਹੁੰਦਾ ਹੈ?

What is Psychosis?

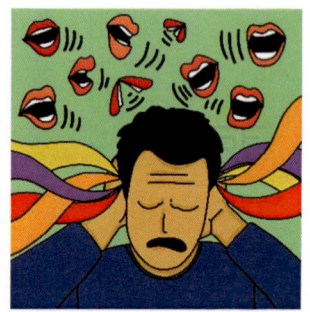

ਮਨੋਰੋਗ (ਸਾਈਕੋਸਿਸ) ਇੱਕ ਮਾਨਸਿਕ ਸਿਹਤ ਸਮੱਸਿਆ ਹੈ ਜਿਸ ਕਾਰਨ ਲੋਕ ਆਪਣੇ ਆਲੇ ਦੁਆਲੇ ਦੀਆਂ ਚੀਜ਼ਾਂ ਦਾ ਵੱਖਰੇ ਢੰਗ ਨਾਲ ਅਨੁਭਵ ਕਰਦੇ ਹਨ ਜਾਂ ਉਹਨਾਂ ਨੂੰ ਵੱਖਰੇ ਤਰੀਕੇ ਨਾਲ ਸਮਝਦੇ ਹਨ। ਇਸ ਵਿੱਚ ਸ਼ਾਇਦ ਭਰਮ ਜਾਂ ਭੁਲੇਖੇ ਸ਼ਾਮਲ ਹੋ ਸਕਦੇ ਹਨ।[88]

ਭਰਮ - ਜਿੱਥੇ ਕੋਈ ਵਿਅਕਤੀ ਅਜਿਹੀਆਂ ਚੀਜ਼ਾਂ ਸੁਣਦਾ ਹੈ, ਦੇਖਦਾ ਹੈ ਅਤੇ ਕੁਝ ਮਾਮਲਿਆਂ ਵਿੱਚ ਮਹਿਸੂਸ ਕਰਦਾ, ਸੁੰਘਦਾ ਜਾਂ ਸੁਆਦ ਲੈਂਦਾ ਹੈ ਜੋ ਉਥੇ ਨਹੀਂ ਹਨ; ਇੱਕ ਆਮ ਭਰਮ ਆਵਾਜ਼ਾਂ ਨੂੰ ਸੁਣਨਾ ਹੈ।

ਭੁਲੇਖੇ - ਜਿਥੇ ਇੱਕ ਵਿਅਕਤੀ ਦੇ ਪੱਕੇ ਵਿਸ਼ਵਾਸ ਹੁੰਦੇ ਹਨ ਜੋ ਦੂਜਿਆਂ ਦੁਆਰਾ ਮਹਿਸੂਸ ਨਹੀਂ ਕੀਤੇ ਜਾਂਦੇ ਹਨ; ਇੱਕ ਆਮ ਭਰਮ ਵਿਅਕਤੀ ਦੁਆਰਾ ਇਹ ਵਿਸ਼ਵਾਸ ਕਰਨਾ ਹੁੰਦਾ ਹੈ ਕਿ ਉਹਨਾਂ ਨੂੰ ਨੁਕਸਾਨ ਪਹੁੰਚਾਏ ਜਾਣ ਦੀ ਸਾਜ਼ਿਸ਼ ਹੈ।

ਭਰਮ ਅਤੇ ਭੁਲੇਖੇ ਵਾਲੀ ਸੋਚ ਦਾ ਸੁਮੇਲ ਗੰਭੀਰ ਪਰੇਸ਼ਾਨੀ ਅਤੇ ਵਿਵਹਾਰ ਵਿੱਚ ਤਬਦੀਲੀ ਲਿਆਉਣ ਦਾ ਕਾਰਨ ਬਣ ਸਕਦਾ ਹੈ।

ਟ੍ਰਿਗਰ

Triggers

ਮਨੋਰੋਗ ਹੇਠਾਂ ਦਿੱਤਿਆਂ ਦੁਆਰਾ ਸ਼ੁਰੂ ਹੋ ਸਕਦਾ ਹੈ:

- ਇੱਕ ਦੁਖਦਾਈ ਤਜਰਬਾ
- ਤਣਾਉ
- ਨਸ਼ਿਆਂ ਦੀ ਦੁਰਵਰਤੋਂ
- ਸ਼ਰਾਬ ਦੀ ਦੁਰਵਰਤੋਂ
- ਤਜਵੀਜ਼ ਕੀਤੀ ਦਵਾਈ ਦੇ ਮਾੜੇ ਪ੍ਰਭਾਵ
- ਇੱਕ ਸਰੀਰਕ ਸਥਿਤੀ, ਜਿਵੇਂ ਕਿ ਦਿਮਾਗ ਦੀ ਰਸੌਲੀ

ਮਨੋਰੋਗ ਘਟਨਾ ਕਿੰਨੀ-ਕਿੰਨੀ ਦੇਰ ਬਾਅਦ ਵਾਪਰਦੀ ਹੈ ਅਤੇ ਇਹ ਕਿੰਨੀ ਦੇਰ ਚਲਦੀ ਹੈ ਇਸਦੇ ਮੂਲ ਕਾਰਨਾਂ 'ਤੇ ਨਿਰਭਰ ਕਰ ਸਕਦਾ ਹੈ।

ਮਨੋਰੋਗ ਦੇ ਕਾਰਨ

Causes of Psychosis

- ਸਕੀਜ਼ੋਫ੍ਰੀਨੀਆ / ਸਕੀਜ਼ੋਫ੍ਰੀਨੀਆ
- ਬਾਈਪੋਲਰ
- ਉਦਾਸੀਨਤਾ
- ਭੁਲੇਖਾ / ਸਵੈਭਰਮੀ ਵਿਕਾਰ
- ਪੋਸਟ-ਪਾਰਟਮ[89]

215

ਉਪਚਾਰ

Treatments

ਉਪਚਾਰ ਦੀ ਪਛਾਣ ਮੈਡੀਕਲ ਪ੍ਰੈਕਟੀਸ਼ਨਰ ਦੁਆਰਾ ਕੀਤੀ ਜਾ ਸਕਦੀ ਹੈ

- ਭਾਈਚਾਰਕ ਦੇਖਭਾਲ
- ਸ਼ੁਰੂਆਤੀ ਦਖ਼ਲ ਟੀਮਾਂ
- ਗੱਲਬਾਤ ਨਾਲ ਉਪਚਾਰ
- ਪਰਿਵਾਰਕ ਥੈਰੇਪੀ
- ਕਲਾ ਉਪਚਾਰ[90]

ਸੰਕਟ ਵਿੱਚ ਸਹਾਇਤਾ

Crisis Support

ਮਾਨਸਿਕ ਸਿਹਤ ਕਾਨੂੰਨ (Mental Health Act (1983)

ਮੁਲਾਂਕਣ ਲਈ ਦਾਖ਼ਲੇ ਲਈ ਬਿਨੈ-ਪੱਤਰ ਕਿਸੇ ਮਰੀਜ਼ ਦੇ ਸਬੰਧ ਵਿੱਚ ਇਸ ਆਧਾਰ 'ਤੇ ਕੀਤਾ ਜਾ ਸਕਦਾ ਹੈ ਕਿ

a) ਉਹ ਅਜਿਹੀ ਪ੍ਰਕਿਰਤੀ ਜਾਂ ਪੱਧਰ ਦੇ ਮਾਨਸਿਕ ਵਿਕਾਰ ਤੋਂ ਪੀੜਤ ਹਨ ਜੋ ਮਰੀਜ਼ ਨੂੰ ਘੱਟੋ-ਘੱਟ ਸੀਮਿਤ ਮਿਆਦ ਲਈ ਮੁਲਾਂਕਣ (ਜਾਂ ਡਾਕਟਰੀ ਉਪਚਾਰ ਤੋਂ ਬਾਅਦ ਮੁਲਾਂਕਣ) ਲਈ ਹਸਪਤਾਲ ਵਿੱਚ ਨਜ਼ਰਬੰਦੀ ਦੀ ਮੰਗ ਕਰਦਾ ਹੈ; ਅਤੇ

b) ਉਹਨਾਂ ਨੂੰ ਆਪਣੀ ਸਿਹਤ ਜਾਂ ਸੁਰੱਖਿਆ ਦੇ ਹਿੱਤਾਂ ਵਿੱਚ ਜਾਂ ਦੂਜੇ ਵਿਅਕਤੀਆਂ ਦੀ ਸੁਰੱਖਿਆ ਦੇ ਮੱਦੇਨਜ਼ਰ ਨਜ਼ਰਬੰਦ ਕੀਤਾ ਜਾਣਾ ਚਾਹੀਦਾ ਹੈ।[91]

ਵਾਧੂ ਸਹਾਇਤਾ

Additional Support

ਹੋਰ ਵੇਰਵਿਆਂ ਲਈ Gov.UK ਵੈੱਬਸਾਈਟ 'ਤੇ ਜਾਓ http://www.legislation.gov.uk/ukpga/1983/20/part/II

ਜੇ ਕਿਸੇ ਸੰਕਟ ਵਾਲੇ ਸੰਪਰਕ ਵਿੱਚ ਤੁਰੰਤ ਸਹਾਇਤਾ ਦੀ ਲੋੜ ਹੋਵੇ, ਤਾਂ 999 'ਤੇ ਕਾਲ ਕਰੋ।

ਆਪਣੇ ਨਜ਼ਦੀਕੀ ਦੁਰਘਟਨਾ ਅਤੇ ਐਮਰਜੈਂਸੀ ਵਿਭਾਗ (A&E) ਵਿੱਚ ਜਾਓ।

NHS 111 ਨੇ NHS ਡਾਇਰੈਕਟ ਦੀ ਜਗ੍ਹਾ ਲੈ ਲਈ ਹੈ। ਜਦੋਂ ਤੁਹਾਨੂੰ ਡਾਕਟਰੀ ਸਹਾਇਤਾ ਦੀ ਲੋੜ ਹੁੰਦੀ ਹੈ ਤਾਂ ਤੁਸੀਂ 111 'ਤੇ ਕਾਲ ਕਰ ਸਕਦੇ ਹੋ ਪਰ ਇਹ 999 ਐਮਰਜੈਂਸੀ ਨਹੀਂ ਹੈ।

References

88. National Health Service, 2019, *Psychosis*, Crown, 16 September 2020 www.nhs.uk/conditions/psychosis

89. MIND https://www.mind.org.uk/information-support/ types-of-mental-health-problems/psychosis/causes-of-psychosis/#.XbnH03d2vIU

90. Ibid., 84, 85

91. Mental Health Act 1983, c. 20(ii)

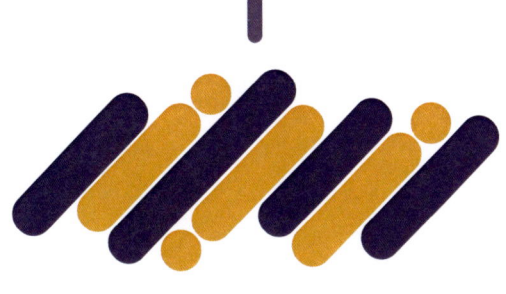

WHAT IS SCHIZOPHRENIA?

ਸਕੀਜ਼ੋਫ੍ਰੀਨੀਆ ਕੀ ਹੁੰਦਾ ਹੈ?

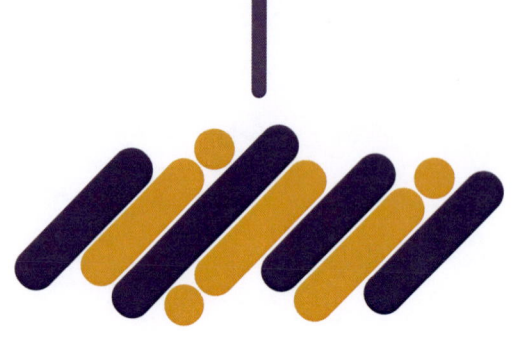

What is Schizophrenia?

Schizophrenia is a mental health condition that affects one in one hundred people.[92]

It is characterized by abnormal behaviour, strange speech and a decreased ability to understand the reality which continues in acute episodes over a duration of time.

Schizophrenia is typically a chronic condition, and people with this diagnosis cope with symptoms throughout life. However, many people with schizophrenia can lead to rewarding and meaningful lives in their communities.

People living with schizophrenia will often experience "positive" and "negative" symptoms.

These symptoms are called "positive" because they add to life experiences, or "negative" because they take away from life experiences. Examples of these different experiences are listed below.

Symptoms usually begin between the ages of 18 and 24 and the difference between men and women are approximately two years, as men tend to show signs at an earlier age.

Schizophrenia is found in similar rates in all ethnic groups around the world. Symptoms such as hallucinations and delusions usually start between ages 16 and 30.

It is not common for schizophrenia to be diagnosed in a person younger than 12 or older than 40. Schizophrenia rarely occurs in children, but awareness of childhood-onset schizophrenia is increasing. Additionally, it can be difficult to diagnose schizophrenia in teens; this is because the first signs of the illness can include a change of friends, failing at school, sleep difficulties and irritability—common behaviours among teens. A combination of factors can contribute to schizophrenia in up to 80 percent of youth who are at high risk of developing the illness.

Symptoms

The signs of schizophrenia can often appear as confusing or unrecognisable changes in behaviour.

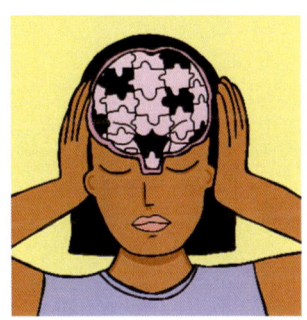

The symptoms of schizophrenia include positive, negative and disorganised symptoms.

Coping with the symptoms can be challenging for not only for the individual suffering but also for family members due to the nature of an individual's behaviour through an acute period.

Positive Symptoms

Positive symptoms are symptoms of schizophrenia which add to the experience of life that a person will have and could include:

- Hallucinations (experiences that affect the senses of sound, sight, touch, taste and smell)
- Delusions
- Disorganised thinking – meaning a person talks about different topics repeatedly with no clear link between topics.

People with positive symptoms often "lose touch" with reality.

These symptoms can come and go. Sometimes they are severe and at other times hardly noticeable, depending on whether the individual is receiving treatment.[93]

Negative Symptoms

Negative symptoms of schizophrenia take away from the experience of life and can include:

- Not interacting much with other people
- Flat affect (slow monotonous speech, with a lack of facial expression)
- No motivation to do anything
- Low sex drive
- Not saying much
- Avoiding eye contact for long periods of time
- Inability to feel pleasure

People with negative symptoms may need help with everyday tasks. They often neglect basic personal hygiene, but the problems are symptoms caused by the experience of Schizophrenia.[94]

Disorganised Symptoms

Disorganised symptoms are ones that seem bizarre and completely out of character for an individual and can include:

- Behavioural swings (from being child-like to being wildly aggressive)
- Unprovoked agitation
- Excessive movement or bizarre movement
- Catatonia (or freezing completely)
- Inability to engage in any conversation.[95][96]

Causes

As of writing, there is no known cause of schizophrenia, although it is likely to be caused by several factors, including; brain chemistry, genetics, birth complications, psychological and environmental factors.

Schizophrenia can be onset by a stressful life event, such as the death of a loved one, the loss of a job or moving to a new environment.

There is a strong link between the use of cannabis and the development of schizophrenia. However, cannabis use does not cause schizophrenia. There is strong evidence that if someone is prone to schizophrenia, then substance misuse can intensify the symptoms.[97]

Diagnosis

There is no blood test or scan that can identify schizophrenia. At present, only a psychiatrist can diagnose someone with schizophrenia after a full psychiatric assessment. Symptoms may only be diagnosed after one month of persistence.[98] They use one of two main manuals:

- The ICD-10, produced by the World Health Organisation (WHO). This is currently the manual used by the NHS.[99]

- The DSM-V which is produced by the American Psychological Association.

There are various types of schizophrenia. Once you receive a diagnosis, a medical professional should advise you about which type of Schizophrenia you may have.

Treatment

At the time of writing, there is no cure for schizophrenia. This means that once someone has been identified as having schizophrenia, then treatment may need to continue for someone to remain well within themselves.

Statistics indicate that three in ten people can have a lasting recovery and one in five people have a significant improvement in their experiences if they adhere to treatments.

Treatments for schizophrenia come in the form of medications, psychological treatments and making use of psychosocial supports such as the Early Interventions Team (EIT).

Medications that may be offered are known as "antipsychotics" and reduce the symptoms of schizophrenia but do not cure it.

People often state that when they start on anti-psychotic medication, they find they experience side effects. If after a few weeks of taking medication these side effects do not wear off, then it is best advised to contact the GP or Psychiatrist and inform them, as you may be able to try a different one.

People who have not responded well to two different antipsychotics should be offered Clozapine[100] and medication should be reviewed a least once a year.[101]

Psychological Treatments include CBT, Psychoeducation, Arts therapy or Family therapy that should be offered to all adults with schizophrenia and psychosis. These sessions are designed to help you understand your symptoms better and to help you manage your feelings and emotions. In the case of family therapy, these sessions are designed to help the family improve their relationship with the person living with Schizophrenia.[102]

Early Interventions (EIT) are a team of specialist NHS services which provide support and treatment support for people when they first experience Schizophrenia or Psychosis. They are a multi-disciplinary team made up of Support Workers, Mental Health Nurses, Social Workers, Psychologists and Psychiatrists. The GP can make a referral to EIT, and they should begin treatment with someone with schizophrenia within two weeks of referral.[103]

Additional Support if Living with Schizophrenia

Carers UK
Website: www.carersuk.org/help-and-advice
National Helpline: 0808 808 7777
Available: Mondays and Tuesday 10 am - 4 pm

Hearing Voices
Website: www.hearing-voices.org/hearing-voices-groups

Mental Health Money Advice - Helping you understand, manage & improve your mental health and money issues
Website: www.mentalhealthandmoneyadvice.org/en/

Together UK - Mental Wellbeing
Website: www.together-uk.org/

Some of these services have their telephone support lines and additional signposting.

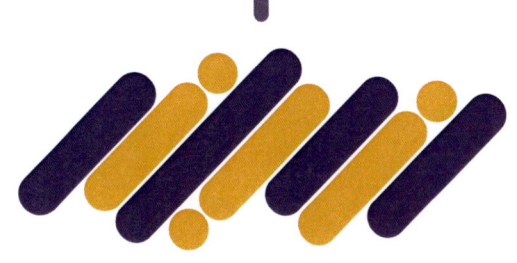

ਸਕੀਜ਼ੋਫ੍ਰੀਨੀਆ ਕੀ ਹੁੰਦਾ ਹੈ?

What is Schizophrenia?

ਸਕੀਜ਼ੋਫ੍ਰੀਨੀਆ ਇੱਕ ਮਾਨਸਿਕ ਸਿਹਤ ਦੀ ਸਥਿਤੀ ਹੈ ਜੋ ਸੌ ਵਿੱਚ ਇੱਕ ਵਿਅਕਤੀ ਨੂੰ ਪ੍ਰਭਾਵਿਤ ਕਰਦੀ ਹੈ।[92]

ਇਸ ਨੂੰ ਅਸਧਾਰਨ ਵਿਵਹਾਰ, ਅਜੀਬ ਬੋਲੀ ਅਤੇ ਹਕੀਕਤ ਨੂੰ ਸਮਝਣ ਦੀ ਘਟੀ ਹੋਈ ਯੋਗਤਾ ਦੁਆਰਾ ਦਰਸਾਇਆ ਜਾਂਦਾ ਹੈ ਜੋ ਸਮੇਂ ਦੇ ਨਾਲ-ਨਾਲ ਗੰਭੀਰ ਘਟਨਾਵਾਂ ਵਿੱਚ ਜਾਰੀ ਰਹਿੰਦੀ ਹੈ।

ਸਕੀਜ਼ੋਫ੍ਰੀਨੀਆ ਆਮ ਤੌਰ ‘ਤੇ ਇੱਕ ਲੰਮੇ ਸਮੇਂ ਤੱਕ ਰਹਿਣ ਵਾਲੀ ਸਥਿਤੀ ਹੈ ਅਤੇ ਇਸ ਤੋਂ ਗ੍ਰਸਤ ਲੋਕ ਪੂਰੀ ਉਮਰ ਲੱਛਣਾਂ ਦਾ ਸਾਹਮਣਾ ਕਰਦੇ ਹਨ। ਹਾਲਾਂਕਿ, ਸਕੀਜ਼ੋਫ੍ਰੀਨੀਆ ਵਾਲੇ ਬਹੁਤ ਸਾਰੇ ਲੋਕ ਆਪਣੇ ਭਾਈਚਾਰਿਆਂ ਵਿੱਚ ਲਾਭਦਾਇਕ ਅਤੇ ਸਾਰਥਕ ਜ਼ਿੰਦਗੀ ਜੀ ਸਕਦੇ ਹਨ।

ਸਕੀਜ਼ੋਫ੍ਰੀਨੀਆ ਨਾਲ ਰਹਿਣ ਵਾਲੇ ਲੋਕ ਅਕਸਰ “ਸਕਾਰਾਤਮਕ” ਅਤੇ “ਨਕਾਰਾਤਮਕ” ਲੱਛਣਾਂ ਦਾ ਅਨੁਭਵ ਕਰਦੇ ਹਨ।

ਇਹਨਾਂ ਲੱਛਣਾਂ ਨੂੰ “ਸਕਾਰਾਤਮਕ” ਕਿਹਾ ਜਾਂਦਾ ਹੈ ਕਿਉਂਕਿ ਉਹ ਜ਼ਿੰਦਗੀ ਦੇ ਤਜਰਬਿਆਂ ਨੂੰ ਜੋੜਦੇ ਹਨ, ਜਾਂ “ਨਕਾਰਾਤਮਕ” ਕਿਉਂਕਿ ਉਹ ਜ਼ਿੰਦਗੀ ਦੇ ਤਜਰਬਿਆਂ ਨੂੰ ਘਟਾਉਂਦੇ ਹਨ। ਇਹਨਾਂ ਵੱਖ-ਵੱਖ ਤਜਰਬਿਆਂ ਦੀਆਂ ਉਦਾਹਰਨਾਂ ਹੇਠਾਂ ਦਿੱਤੀਆਂ ਗਈਆਂ ਹਨ।

ਲੱਛਣ ਆਮ ਤੌਰ 'ਤੇ 18 ਅਤੇ 24 ਸਾਲ ਦੀ ਉਮਰ ਦੇ ਵਿਚਕਾਰ ਸ਼ੁਰੂ ਹੁੰਦੇ ਹਨ ਅਤੇ ਮਰਦਾਂ ਅਤੇ ਔਰਤਾਂ ਵਿੱਚ ਅੰਤਰ ਲਗਭਗ ਦੋ ਸਾਲ ਦਾ ਹੁੰਦਾ ਹੈ, ਕਿਉਂਕਿ ਮਰਦ ਛੋਟੀ ਉਮਰ ਵਿੱਚ ਸੰਕੇਤ ਦਿਖਾਉਂਦੇ ਹਨ।

ਸਕੀਜ਼ੋਫ੍ਰੀਨੀਆ ਦੁਨੀਆ ਭਰ ਦੇ ਸਾਰੇ ਨਸਲੀ ਸਮੂਹਾਂ ਵਿੱਚ ਇੱਕੋ ਜਿਹੀਆਂ ਦਰਾਂ ਵਿੱਚ ਪਾਇਆ ਜਾਂਦਾ ਹੈ। ਭਰਮ ਅਤੇ ਭੁਲੇਖੇ ਵਰਗੇ ਲੱਛਣ ਆਮ ਤੌਰ 'ਤੇ 16 ਅਤੇ 30 ਸਾਲ ਦੀ ਉਮਰ ਦੇ ਵਿਚਕਾਰ ਸ਼ੁਰੂ ਹੁੰਦੇ ਹਨ।

12 ਸਾਲ ਤੋਂ ਘੱਟ ਜਾਂ 40 ਸਾਲ ਤੋਂ ਵੱਧ ਉਮਰ ਦੇ ਵਿਅਕਤੀ ਵਿੱਚ ਸਕੀਜ਼ੋਫ੍ਰੀਨੀਆ ਦਾ ਪਤਾ ਲੱਗਣਾ ਆਮ ਗੱਲ ਨਹੀਂ ਹੈ।

ਸਕੀਜ਼ੋਫ੍ਰੀਨੀਆ ਬੱਚਿਆਂ ਵਿੱਚ ਵਿਰਲੇ ਹੀ ਹੁੰਦਾ ਹੈ, ਪਰ ਬਚਪਨ ਤੋਂ ਸ਼ੁਰੂ ਹੋਣ ਵਾਲੇ ਸਕੀਜ਼ੋਫ੍ਰੀਨੀਆ ਪ੍ਰਤੀ ਜਾਗਰੂਕਤਾ ਵੱਧ ਰਹੀ ਹੈ। ਇਸ ਤੋਂ ਇਲਾਵਾ, ਕਿਸ਼ੋਰਾਂ ਵਿੱਚ ਸਕੀਜ਼ੋਫ੍ਰੀਨੀਆ ਦਾ ਪਤਾ ਲਗਾਉਣਾ ਮੁਸ਼ਕਲ ਹੋ ਸਕਦਾ ਹੈ; ਇਸ ਦਾ ਕਾਰਨ ਇਹ ਹੈ ਕਿ ਬਿਮਾਰੀ ਦੇ ਪਹਿਲੇ ਲੱਛਣਾਂ ਵਿੱਚ ਦੋਸਤ ਬਦਲਣੇ, ਸਕੂਲ ਵਿੱਚ ਅਸਫਲ ਹੋਣਾ, ਨੀਂਦ ਦੀਆਂ ਮੁਸ਼ਕਲਾਂ ਅਤੇ ਚਿੜਚਿੜੇਪਨ ਸ਼ਾਮਲ ਹੋ ਸਕਦੇ ਹਨ - ਜੋ ਕਿ ਕਿਸ਼ੋਰਾਂ ਵਿੱਚ ਆਮ ਵਿਵਹਾਰ ਹਨ। ਕਾਰਕਾਂ ਦਾ ਸੁਮੇਲ 80 ਪ੍ਰਤਿਸ਼ਤ ਤੱਕ ਉਹਨਾਂ ਨੌਜਵਾਨਾਂ ਵਿੱਚ ਸਕੀਜ਼ੋਫ੍ਰੀਨੀਆ ਵਿੱਚ ਯੋਗਦਾਨ ਪਾ ਸਕਦਾ ਹੈ ਜਿਨ੍ਹਾਂ ਨੂੰ ਬਿਮਾਰੀ ਦਾ ਵੱਧ ਖ਼ਤਰਾ ਹੁੰਦਾ ਹੈ।

ਲੱਛਣ

Symptoms

ਸਕੀਜ਼ੋਫ੍ਰੀਨੀਆ ਦੇ ਲੱਛਣ ਅਕਸਰ ਉਲਝਣ ਜਾਂ ਵਿਹਾਰ ਵਿੱਚ ਅਣਜਾਣ ਤਬਦੀਲੀਆਂ ਦੇ ਰੂਪ ਵਿੱਚ ਪ੍ਰਗਟ ਹੋ ਸਕਦੇ ਹਨ।

ਸਕੀਜ਼ੋਫ੍ਰੀਨੀਆ ਦੇ ਲੱਛਣਾਂ ਵਿੱਚ ਸਕਾਰਾਤਮਕ, ਨਕਾਰਾਤਮਕ ਅਤੇ ਅਵਿਵਸਥਿਤ ਲੱਛਣ ਸ਼ਾਮਲ ਹੁੰਦੇ ਹਨ।

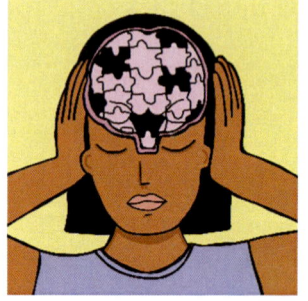

ਗੰਭੀਰ ਮਿਆਦ ਦੌਰਾਨ ਵਿਅਕਤੀ ਦੇ ਵਿਵਹਾਰ ਦੀ ਪ੍ਰਕਿਰਤੀ ਕਾਰਨ ਲੱਛਣਾਂ ਦਾ ਸਾਹਮਣਾ ਕਰਨਾ ਨਾ ਸਿਰਫ ਵਿਅਕਤੀਗਤ ਕਸ਼ਟ ਲਈ, ਬਲਕਿ ਪਰਿਵਾਰ ਦੇ ਮੈਂਬਰਾਂ ਲਈ ਵੀ ਚੁਣੌਤੀ ਭਰਿਆ ਹੋ ਸਕਦਾ ਹੈ।

ਸਕਾਰਾਤਮਕ ਲੱਛਣ

Positive Symptoms

ਸਕਾਰਾਤਮਕ ਲੱਛਣ ਸਕੀਜ਼ੋਫ੍ਰੀਨੀਆ ਦੇ ਉਹ ਲੱਛਣ ਹਨ ਜੋ ਵਿਅਕਤੀ ਦੁਆਰਾ ਅਨੁਭਵ ਕੀਤੇ ਜਾਣ ਵਾਲੇ ਜ਼ਿੰਦਗੀ ਦੇ ਤਜਰਬੇ ਜੋੜਦੇ ਹਨ ਅਤੇ ਇਹਨਾਂ ਵਿੱਚ ਇਹ ਸ਼ਾਮਲ ਹੋ ਸਕਦੇ ਹਨ:

- ਭਰਮ (ਤਜਰਬੇ ਜੋ ਧੁਨੀ, ਨਜ਼ਰ, ਛੋਹ, ਸੁਆਦ ਅਤੇ ਗੰਧ ਦੀਆਂ ਭਾਵਨਾਵਾਂ ਨੂੰ ਪ੍ਰਭਾਵਿਤ ਕਰਦੇ ਹਨ)।
- ਭੁਲੇਖੇ
- ਅਵਿਵਸਥਿਤ ਸੋਚ - ਭਾਵ ਕੋਈ ਵਿਅਕਤੀ ਵਾਰ-ਵਾਰ ਵੱਖ-ਵੱਖ ਵਿਸ਼ਿਆਂ ਬਾਰੇ ਗੱਲਾਂ ਕਰਦਾ ਹੈ ਜਿਨ੍ਹਾਂ ਵਿਚਕਾਰ ਕੋਈ ਸਪਸ਼ਟ ਸੰਬੰਧ ਨਹੀਂ ਹੁੰਦਾ।

ਸਕਾਰਾਤਮਕ ਲੱਛਣ ਵਾਲੇ ਲੋਕ ਅਕਸਰ ਹਕੀਕਤ ਨਾਲ "ਸੰਪਰਕ ਗੁਆ"

ਦਿੰਦੇ ਹਨ। ਇਹ ਲੱਛਣ ਆ-ਜਾ ਸਕਦੇ ਹਨ। ਕਈ ਵਾਰ ਉਹ ਗੰਭੀਰ ਹੁੰਦੇ ਹਨ ਅਤੇ ਦੂਸਰੇ ਸਮੇਂ ਉਹਨਾਂ 'ਤੇ ਮੁਸ਼ਕਿਲ ਨਾਲ ਧਿਆਨ ਜਾਂਦਾ ਹੈ, ਇਸ ਗੱਲ 'ਤੇ ਨਿਰਭਰ ਕਰਦੇ ਹੋਏ ਕਿ ਵਿਅਕਤੀ ਉਪਚਾਰ ਪ੍ਰਾਪਤ ਕਰ ਰਿਹਾ ਹੈ ਜਾਂ ਨਹੀਂ।[93]

ਨਕਾਰਾਤਮਕ ਲੱਛਣ

Negative Symptoms

ਸਕੀਜ਼ੋਫ੍ਰੀਨੀਆ ਦੇ ਨਕਾਰਾਤਮਕ ਲੱਛਣ ਜ਼ਿੰਦਗੀ ਦੇ ਤਜਰਬੇ ਨੂੰ ਘਟਾਉਂਦੇ ਹਨ ਅਤੇ ਇਹਨਾਂ ਵਿੱਚ ਸ਼ਾਮਲ ਹੋ ਸਕਦੇ ਹਨ:

- ਦੂਜੇ ਲੋਕਾਂ ਨਾਲ ਜ਼ਿਆਦਾ ਗੱਲਬਾਤ ਨਹੀਂ ਕਰਨੀ
- ਸਮਤਲ ਪ੍ਰਭਾਵ (ਚਿਹਰੇ ਦੇ ਪ੍ਰਗਟਾਵੇ ਦੀ ਘਾਟ ਦੇ ਨਾਲ, ਹੌਲੀ ਬਿਨਾਂ ਭਾਵ ਵਾਲੀ ਬੋਲੀ)

- ਕੁਝ ਵੀ ਕਰਨ ਦੀ ਪ੍ਰੇਰਣਾ ਨਹੀਂ
- ਸੈਕਸ ਦੀ ਘਟੀ ਹੋਈ ਇੱਛਾ
- ਜ਼ਿਆਦਾ ਕੁਝ ਨਹੀਂ ਕਹਿਣਾ
- ਲੰਬੇ ਅਰਸੇ ਲਈ ਅੱਖਾਂ ਦੇ ਸੰਪਰਕ ਤੋਂ ਬਚਣਾ
- ਖੁਸ਼ੀ ਮਹਿਸੂਸ ਕਰਨ ਵਿੱਚ ਅਸਮਰਥਤਾ

ਨਕਾਰਾਤਮਕ ਲੱਛਣਾਂ ਵਾਲੇ ਲੋਕਾਂ ਨੂੰ ਰੋਜ਼ਾਨਾ ਕੰਮਾਂ ਵਿੱਚ ਸਹਾਇਤਾ ਦੀ ਲੋੜ ਹੋ ਸਕਦੀ ਹੈ। ਉਹ ਅਕਸਰ ਮੁਢਲੀ ਨਿੱਜੀ ਸਾਫ-ਸਫਾਈ ਦੀ ਅਣਦੇਖੀ ਕਰਦੇ ਹਨ, ਪਰ ਸਮੱਸਿਆਵਾਂ ਸਕੀਜ਼ੋਫ੍ਰੀਨੀਆ ਦੇ ਕਾਰਨ ਹੋਣ ਵਾਲੇ ਲੱਛਣ ਹਨ।[94]

ਅਸੰਗਠਿਤ ਲੱਛਣ

Disorganised Symptoms

ਅਵਿਵਸਥਿਤ ਲੱਛਣ ਉਹ ਹੁੰਦੇ ਹਨ ਜੋ ਵਿਅੰਗਾਤਮਕ ਲੱਗਦੇ ਹਨ ਅਤੇ ਕਿਸੇ ਵਿਅਕਤੀ ਦੇ ਚਰਿੱਤਰ ਤੋਂ ਪੂਰੀ ਤਰ੍ਹਾਂ ਬਾਹਰ ਹੁੰਦੇ ਹਨ ਅਤੇ ਇਹਨਾਂ ਵਿੱਚ ਸ਼ਾਮਲ ਹੋ ਸਕਦੇ ਹਨ:

- ਅਚਾਣਕ ਵਿਵਹਾਰਕ ਤਬਦੀਲੀਆਂ (ਬੱਚਿਆਂ ਵਰਗੇ ਹੋਣ ਤੋਂ ਲੈ ਕੇ ਜੰਗਲੀ ਹਮਲਾਵਰ ਹੋਣ ਤੱਕ)
- ਬਿਨਾਂ ਕਿਸੇ ਕਾਰਨ ਦੇ ਉਤੇਜਿਤ ਹੋ ਜਾਣਾ
- ਬਹੁਤ ਜ਼ਿਆਦਾ ਹਰਕਤ ਜਾਂ ਵਿਅੰਗਾਤਮਕ ਹਰਕਤ
- ਕੈਟਾਟੋਨੀਆ (ਜਾਂ ਪੂਰੀ ਤਰ੍ਹਾਂ ਸੁੰਨ ਹੋ ਜਾਣਾ)
- ਕਿਸੇ ਵੀ ਗੱਲਬਾਤ ਵਿੱਚ ਸ਼ਾਮਲ ਹੋਣ ਵਿੱਚ ਅਸਮਰਥਤਾ[95][96]

ਕਾਰਨ

Causes

ਇਹ ਲਿਖਣ ਦੇ ਸਮੇਂ ਤੱਕ, ਸਕੀਜ਼ੋਫ੍ਰੀਨੀਆ ਦਾ ਕੋਈ ਗਿਆਤ ਕਾਰਨ ਨਹੀਂ ਹੈ, ਹਾਲਾਂਕਿ ਇਸ ਦੇ ਕਈ ਕਾਰਕਾਂ ਕਰਕੇ ਹੋਣ ਦੀ ਸੰਭਾਵਨਾ ਹੈ, ਜਿਨ੍ਹਾਂ ਵਿੱਚ ਸ਼ਾਮਲ

ਹਨ; ਦਿਮਾਗ ਦਾ ਰਸਾਇਣ, ਅਨੁਵੰਸ਼ਕ, ਜਨਮ ਵੇਲੇ ਪੇਚੀਦਗੀਆਂ, ਮਨੋਵਿਗਿਆਨਕ ਅਤੇ ਵਾਤਾਵਰਣ ਦੇ ਕਾਰਕ। ਸਕੀਜ਼ੋਫ੍ਰੀਨੀਆ ਤਣਾਉ ਭਰੀ ਜ਼ਿੰਦਗੀ ਦੀ ਸ਼ੁਰੂਆਤ ਹੋ ਸਕਦੀ ਹੈ, ਜਿਵੇਂ ਕਿ ਕਿਸੇ ਅਜ਼ੀਜ਼ ਦੀ ਮੌਤ, ਨੌਕਰੀ ਦਾ ਨੁਕਸਾਨ ਜਾਂ ਨਵੇਂ ਵਾਤਾਵਰਣ ਵਿੱਚ ਜਾਣਾ।

ਕੈਨਾਬਿਸ (ਗਾਂਜੇ) ਦੀ ਵਰਤੋਂ ਅਤੇ ਸਕੀਜ਼ੋਫ੍ਰੀਨੀਆ ਦੇ ਵਿਕਸਿਤ ਹੋਣ ਵਿੱਚ ਇੱਕ ਮਜ਼ਬੂਤ ਸੰਬੰਧ ਹੈ, ਹਾਲਾਂਕਿ, ਕੈਨਾਬਿਸ ਦੀ ਵਰਤੋਂ ਨਾਲ ਸਕੀਜ਼ੋਫ੍ਰੀਨੀਆ ਨਹੀਂ ਹੁੰਦਾ। ਇਸ ਗੱਲ ਦਾ ਪੱਕਾ ਸਬੂਤ ਹੈ ਕਿ ਜੇ ਕੋਈ ਸਕੀਜ਼ੋਫ੍ਰੀਨੀਆ ਦਾ ਸ਼ਿਕਾਰ ਹੈ, ਤਾਂ ਪਦਾਰਥਾਂ ਦੀ ਦੁਰਵਰਤੋਂ ਲੱਛਣਾਂ ਨੂੰ ਤੇਜ਼ ਕਰ ਸਕਦੀ ਹੈ।[97]

ਨਿਦਾਨ

Diagnosis

ਕੋਈ ਖ਼ੂਨ ਦੀ ਜਾਂਚ ਜਾਂ ਸਕੈਨ ਨਹੀਂ ਹੈ ਜੋ ਸਕੀਜ਼ੋਫ੍ਰੀਨੀਆ ਦੀ ਪਛਾਣ ਕਰ ਸਕੇ। ਇਸ ਸਮੇਂ, ਸਿਰਫ ਕੋਈ ਮਨੋਚਿਕਿਤਸਕ ਹੀ ਪੂਰੇ ਮਨੋਰੋਗਾਂ ਦਾ ਮੁਲਾਂਕਣ ਕਰਨ ਤੋਂ ਬਾਅਦ ਕਿਸੇ ਵਿਅਕਤੀ ਦਾ ਸਕੀਜ਼ੋਫ੍ਰੀਨੀਆ ਦਾ ਨਿਦਾਨ ਕਰ ਸਕਦਾ ਹੈ। ਲੱਛਣਾਂ ਦਾ ਨਿਦਾਨ ਸਿਰਫ ਇੱਕ ਮਹੀਨੇ ਦੀ ਨਿਰੰਤਰਤਾ ਦੇ ਬਾਅਦ ਕੀਤਾ ਜਾ ਸਕਦਾਹੈ।[98]

ਉਹ ਦੋ ਮੁੱਖ ਮੈਨੁਅਲਾਂ ਵਿੱਚੋਂ ਇੱਕ ਦੀ ਵਰਤੋਂ ਕਰਦੇ ਹਨ:

- ICD - 10 ਜੋ ਵਰਲਡ ਹੈਲਥ ਆਰਗੇਨਾਈਜ਼ੇਸ਼ਨ (WHO) ਦੁਆਰਾ ਤਿਆਰ ਕੀਤਾ ਗਿਆ ਹੈ।[99] ਇਹ ਵਰਤਮਾਨ ਵਿੱਚ NHS ਦੁਆਰਾ ਵਰਤਿਆ ਜਾਂਦਾ ਮੈਨੁਅਲ ਹੈ।
- DSM-V ਜੋ ਅਮਰੀਕਨ ਸਾਈਕੋਲੋਜੀਕਲ ਐਸੋਸਿਏਸ਼ਨ ਦੁਆਰਾ ਤਿਆਰ ਕੀਤਾ ਗਿਆ ਹੈ।

ਕਈ ਵੱਖ-ਵੱਖ ਕਿਸਮਾਂ ਦੇ ਸਕੀਜ਼ੋਫ੍ਰੀਨੀਆ ਹੁੰਦੇ ਹਨ। ਜਦੋਂ ਤੁਸੀਂ ਨਿਦਾਨ ਪ੍ਰਾਪਤ ਕਰ ਲੈਂਦੇ ਹੋ, ਤਾਂ ਇੱਕ ਡਾਕਟਰੀ ਪੇਸ਼ੇਵਰ ਤੁਹਾਨੂੰ ਦੱਸੇਗਾ ਕਿ ਤੁਹਾਨੂੰ ਕਿਸ ਕਿਸਮ ਦਾ ਸਕੀਜ਼ੋਫ੍ਰੀਨੀਆ ਹੋ ਸਕਦਾ ਹੈ।

ਉਪਚਾਰ

Treatment

ਲਿਖਣ ਸਮੇਂ, ਸਕੀਜ਼ੋਫ੍ਰੀਨੀਆ ਦਾ ਕੋਈ ਇਲਾਜ ਨਹੀਂ ਹੈ। ਇਸਦਾ ਅਰਥ ਇਹ ਹੈ ਕਿ ਜਦੋਂ ਕਿਸੇ ਨੂੰ ਸਕੀਜ਼ੋਫ੍ਰੀਨੀਆ ਹੋਣ ਦੀ ਪਛਾਣ ਕਰ ਲਈ ਜਾਂਦੀ ਹੈ, ਤਾਂ ਕਿਸੇ ਦੇ ਆਪਣੇ ਅੰਦਰ ਠੀਕ ਤਰ੍ਹਾਂ ਰਹਿਣ ਲਈ ਉਪਚਾਰ ਜਾਰੀ ਰੱਖਣ ਦੀ ਲੋੜ ਹੋ ਸਕਦੀ ਹੈ।

ਅੰਕੜੇ ਦਰਸਾਉਂਦੇ ਹਨ ਕਿ ਦਸਾਂ ਵਿੱਚੋਂ ਤਿੰਨ ਵਿਅਕਤੀਆਂ ਦੀ ਸਥਾਈ ਰਿਕਵਰੀ ਹੋ ਸਕਦੀ ਹੈ ਅਤੇ ਪੰਜਾਂ ਵਿੱਚੋਂ ਇੱਕ ਵਿਅਕਤੀ ਆਪਣੇ ਤਜਰਬਿਆਂ ਵਿੱਚ ਮਹੱਤਵਪੂਰਨ ਸੁਧਾਰ ਕਰ ਸਕਦਾ ਹੈ ਜੇ ਉਹ ਉਪਚਾਰ ਦੀ ਪਾਲਣਾ ਕਰਦੇ ਹਨ।

ਸਕੀਜ਼ੋਫ੍ਰੀਨੀਆ ਦੇ ਉਪਚਾਰ ਦਵਾਈਆਂ, ਮਨੋਵਿਗਿਆਨਕ ਉਪਚਾਰਾਂ ਅਤੇ ਅਰਲੀ ਇੰਟਰਵੈਂਸ਼ਨਜ਼ ਟੀਮ (EIT) ਵਰਗੀਆਂ ਮਨੋ-ਸਮਾਜਕ ਸਹਾਇਤਾਵਾਂ ਦੀ ਵਰਤੋਂ ਕਰਨ ਦੇ ਰੂਪ ਵਿੱਚ ਆਉਂਦੇ ਹਨ।

ਜੋ ਦਵਾਈਆਂ ਪੇਸ਼ ਕੀਤੀਆਂ ਜਾ ਸਕਦੀਆਂ ਹਨ ਉਹਨਾਂ ਨੂੰ "ਐਂਟੀਸਾਈਕੋਟਿਕ" ਵਜੋਂ ਜਾਣਿਆ ਜਾਂਦਾ ਹੈ ਅਤੇ ਸਕੀਜ਼ੋਫ੍ਰੀਨੀਆ ਦੇ ਲੱਛਣਾਂ ਨੂੰ ਘਟਾਉਂਦੀਆਂ ਹਨ, ਪਰ ਇਸਦਾ ਇਲਾਜ ਨਹੀਂ ਕਰਦੀਆਂ ਹਨ।

ਲੋਕ ਅਕਸਰ ਕਹਿੰਦੇ ਹਨ ਕਿ ਜਦੋਂ ਉਹ ਐਂਟੀ-ਸਾਈਕੋਟਿਕ ਦਵਾਈਆਂ ਦੀ ਸ਼ੁਰੂਆਤ ਕਰਦੇ ਹਨ, ਤਾਂ ਉਹ ਮਾੜੇ ਪ੍ਰਭਾਵਾਂ ਦਾ ਅਨੁਭਵ ਕਰਦੇ ਹਨ। ਜੇ ਦਵਾਈ ਲੈਣ ਦੇ ਕੁਝ ਹਫ਼ਤਿਆਂ ਬਾਅਦ ਇਹ ਮਾੜੇ ਪ੍ਰਭਾਵ ਖਤਮ ਨਹੀਂ ਹੁੰਦੇ, ਤਾਂ ਫਿਰ ਜੀਪੀ ਜਾਂ ਮਨੋਰੋਗ ਰੋਗਾਂ ਦੇ ਡਾਕਟਰ ਨਾਲ ਸੰਪਰਕ ਕਰਕੇ ਉਹਨਾਂ ਨੂੰ ਸੂਚਿਤ ਕਰਨ ਦੀ ਸਲਾਹ ਦਿੱਤੀ ਜਾਂਦੀ ਹੈ, ਕਿਉਂਕਿ ਸ਼ਾਇਦ ਤੁਸੀਂ ਕੋਈ ਵੱਖਰੀ ਦਵਾਈ ਅਜ਼ਮਾ ਸਕੋ।

ਉਹ ਲੋਕ ਜਿਨ੍ਹਾਂ 'ਤੇ ਦੋ ਵੱਖ-ਵੱਖ ਐਂਟੀਸਾਈਕੋਟਿਕ ਦਵਾਈਆਂ ਦਾ ਚੰਗੀ ਤਰ੍ਹਾਂ ਅਸਰ ਨਹੀਂ ਹੁੰਦਾ ਹੈ, ਉਹਨਾਂ ਨੂੰ ਕਲੋਜ਼ਾਪਾਈਨ[100] ਦੀ ਪੇਸ਼ਕਸ਼ ਕੀਤੀ ਜਾਣੀ ਚਾਹੀਦੀ ਹੈ ਅਤੇ ਦਵਾਈ ਦੀ ਸਾਲ ਵਿੱਚ ਘੱਟੋ-ਘੱਟ ਇੱਕ ਵਾਰ ਸਮੀਖਿਆ ਕੀਤੀ ਜਾਣੀ ਚਾਹੀਦੀ ਹੈ।[101]

ਮਨੋਵਿਗਿਆਨਕ ਉਪਚਾਰਾਂ ਵਿੱਚ CBT, ਮਨੋਵਿਗਿਆਨ-ਸਿੱਖਿਆ, ਆਰਟਸ ਥੈਰੇਪੀ ਜਾਂ ਪਰਿਵਾਰਕ ਥੈਰੇਪੀ ਸ਼ਾਮਲ ਹੈ ਜੋ ਸਕੀਜ਼ੋਫ੍ਰੀਨੀਆ ਅਤੇ ਮਨੋਰੋਗ ਵਾਲੇ

ਸਾਰੇ ਬਾਲਗਾਂ ਲਈ ਪੇਸ਼ ਕੀਤੀ ਜਾਣੀ ਚਾਹੀਦੀ ਹੈ। ਇਹ ਸੈਸ਼ਨ ਤੁਹਾਡੇ ਲੱਛਣਾਂ ਨੂੰ ਬਿਹਤਰ ਤਰੀਕੇ ਨਾਲ ਸਮਝਣ ਅਤੇ ਤੁਹਾਡੀਆਂ ਭਾਵਨਾਵਾਂ ਅਤੇ ਭਾਵਨਾਵਾਂ ਦਾ ਪ੍ਰਬੰਧਨ ਕਰਨ ਵਿੱਚ ਤੁਹਾਡੀ ਮਦਦ ਕਰਨ ਲਈ ਤਿਆਰ ਕੀਤੇ ਜਾਂਦੇ ਹਨ। ਪਰਿਵਾਰਕ ਥੈਰੇਪੀ ਦੇ ਮਾਮਲੇ ਵਿੱਚ, ਇਹ ਸੈਸ਼ਨ ਸਕੀਜ਼ੋਫ੍ਰੀਨੀਆ ਨਾਲ ਜੀ ਰਹੇ ਵਿਅਕਤੀ ਨਾਲ ਆਪਣੇ ਰਿਸ਼ਤੇ ਨੂੰ ਬਿਹਤਰ ਬਣਾਉਣ ਵਿੱਚ ਪਰਿਵਾਰ ਦੀ ਸਹਾਇਤਾ ਲਈ ਤਿਆਰ ਕੀਤੇ ਜਾਂਦੇ ਹਨ।[102]

ਸ਼ੁਰੂਆਤੀ ਦਖਲਅੰਦਾਜ਼ੀ (EIT) ਮਾਹਰ NHS ਸੇਵਾਵਾਂ ਦੀ ਇੱਕ ਟੀਮ ਹੈ ਜੋ ਲੋਕਾਂ ਲਈ ਉਸ ਵੇਲੇ ਸਹਾਇਤਾ ਅਤੇ ਉਪਚਾਰ ਵਿੱਚ ਸਹਾਇਤਾ ਪ੍ਰਦਾਨ ਕਰਦੀ ਹੈ ਜਦੋਂ ਉਹ ਪਹਿਲੀ ਵਾਰ ਸਕੀਜ਼ੋਫ੍ਰੀਨੀਆ ਜਾਂ ਮਨੋਰੋਗ ਦਾ ਅਨੁਭਵ ਕਰਦੇ ਹਨ। ਉਹ ਸਹਿਯੋਗੀ ਵਰਕਰਾਂ, ਮਾਨਸਿਕ ਸਿਹਤ ਨਰਸਾਂ, ਸੋਸ਼ਲ ਵਰਕਰਾਂ, ਮਨੋਵਿਗਿਆਨਕਾਂ ਅਤੇ ਮਾਨਸਿਕ ਰੋਗਾਂ ਤੋਂ ਬਣੀ ਬਹੁ-ਅਨੁਸ਼ਾਸਨੀ ਟੀਮ ਹੈ। ਜੀਪੀ EIT ਦਾ ਹਵਾਲਾ ਦੇ ਸਕਦਾ ਹੈ ਅਤੇ ਉਹਨਾਂ ਨੂੰ ਰੈਫਰਲ ਦੇ ਦੋ ਹਫ਼ਤਿਆਂ ਦੇ ਅੰਦਰ-ਅੰਦਰ ਸਕੀਜ਼ੋਫ੍ਰੀਨੀਆ ਵਾਲੇ ਕਿਸੇ ਵਿਅਕਤੀ ਦਾ ਉਪਚਾਰ ਸ਼ੁਰੂ ਕਰਨਾ ਚਾਹੀਦਾ ਹੈ।[103]

ਜੇ ਸਕੀਜ਼ੋਫ੍ਰੀਨੀਆ ਨਾਲ ਜੀ ਰਹੇ ਹੋ ਤਾਂ ਵਾਧੂ ਸਹਾਇਤਾ
Additional Support if you are Living with Schizophrenia

ਕੇਅਰਰਜ਼ ਯੂਕੇ
ਵੈੱਬਸਾਈਟ: https://www.carersuk.org/help-and-advice
ਰਾਸ਼ਟਰੀ ਹੈਲਪਲਾਈਨ: 0808 808 7777
ਉਪਲਬਧ: ਸੋਮਵਾਰ ਅਤੇ ਮੰਗਲਵਾਰ ਸਵੇਰੇ ਸਵੇਰੇ 10 ਤੋਂ ਸ਼ਾਮ 4 ਵਜੇ

ਅਵਾਜ਼ਾਂ ਸੁਣਨੀਆਂ
ਵੈੱਬਸਾਈਟ: http://www.hearing-voices.org/hearing-voices-groups/

ਮੈਂਟਲ ਹੈਲਥ ਮਨੀ ਅਡਵਾਈਸ (ਮਾਨਸਿਕ ਸਿਹਤ ਵਿੱਚ ਪੈਸੇ ਸੰਬੰਧੀ ਸਲਾਹ)
ਤੁਹਾਡੀ ਮਾਨਸਿਕ ਸਿਹਤ ਅਤੇ ਪੈਸੇ ਦੇ ਮੁੱਦਿਆਂ ਨੂੰ ਸਮਝਣ, ਪ੍ਰਬੰਧਿਤ ਕਰਨ ਅਤੇ ਸੁਧਾਰਨ ਵਿੱਚ ਤੁਹਾਡੀ ਸਹਾਇਤਾ ਕਰਨੀ
ਵੈੱਬਸਾਈਟ: https://www.mentalhealthandmoneyadvice.org/en/

ਟੂਗੈਦਰ ਯੂਕੇ - ਮਾਨਸਿਕ ਤੰਦਰੁਸਤੀ
ਵੈੱਬਸਾਈਟ: https://www.together-uk.org/

ਇਹਨਾਂ ਵਿੱਚੋਂ ਕੁਝ ਸੇਵਾਵਾਂ ਕੋਲ ਉਹਨਾਂ ਦੀਆਂ ਆਪਣੀਆਂ ਟੈਲੀਫੋਨ ਸਹਾਇਤਾ ਲਾਈਨਾਂ ਹਨ ਅਤੇ ਵਾਧੂ ਸੰਗਠਨਾਂ ਕੋਲ ਭੇਜਣ ਦੀਆਂ ਸਹੂਲਤਾਂ ਵੀ ਹਨ।

References

92. Royal College of Psychiatrists, 2015, *Schizophrenia*, Royal College of Psychiatrists 16 September 2020 www.rcpsych. ac.uk/mental-health/problems-disorders/schizophrenia

93. National Health Service, 2019, *Symptoms: Schizophrenia*, Crown, 16 September 2020 www.nhs.uk/Conditions/ Schizophrenia/Pages/Symptoms.aspx

94. Mahintamani T, 2016, *Negative symptoms in schizophrenia*, Industrial Psychiatry Journal, 16 September 2020 www.ncbi. nlm.nih.gov/pmc/articles/PMC5479085

95. Ibid., 90

96. World Health Organization, 2018, *International Classification of Diseases 11*, World Health Organization, 16 September 2020 www.icd.who.int/browse10/2016/en#/F20

97. Libuy N, De Angel V, Ibáñez C, Murray RM, Mundt AP, 2017, *Schizophrenia Research*, Elsevier, 16 September 2020 www.sciencedirect.com/science/article/abs/pii/ S0920996417301974

98. National Health Service, 2019, *Diagnosis: Schizophrenia*, Crown, 16 September 2020 www.nhs.uk/Conditions/ Schizophrenia/Pages/Diagnosis.aspx

99. National Health Service, 2020, *Clinical Classifications*, Crown, 16 September 2020 digital.nhs.uk/article/1117/ Clinical-Classifications digital.nhs.uk/article/1117/Clinical-Classifications

100. National Institute of Health and Care Excellence. Psychosis and schizophrenia in adults: prevention and management, Clinical Guidance 178. London: National Institute for Health and Clinical Excellence.

101. Ibid., 96

102. National Institute of Health and Care Excellence. Psychosis and schizophrenia in adult's quality standard [QS80]. London: National Institute for Health and Clinical Excellence; 2015 Statement 2.

103. National Institute of Health and Care Excellence. Psychosis and schizophrenia in adult's quality standard [QS80]. London: National Institute for Health and Clinical Excellence; 2015 Statement 1

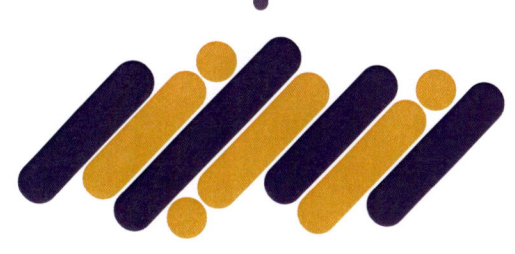

WHAT IS SCHIZOAFFECTIVE DISORDER?

ਸਕੀਜ਼ੋਅਫੈਕਟਿਵ ਡਿਸਆਰਡਰ ਕੀ ਹੁੰਦਾ ਹੈ?

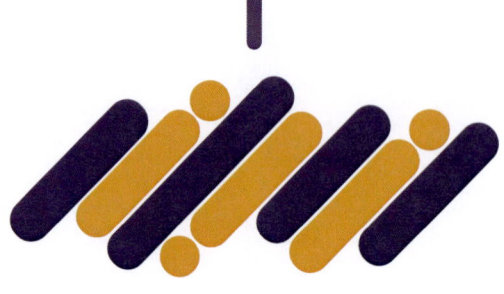

What is Schizoaffective Disorder?

This is a disorder of the mind that affects your thoughts and emotions and may affect your actions.

You may experience episodes that are combinations of both 'psychotic' symptoms and 'bipolar disorder' symptoms. These symptoms are present for most of the time over a period of at least two weeks. [104]

- 'schizo– 'refers to psychotic symptoms
- '–affective' refers to mood symptoms.[105]

Types of Schizoaffective

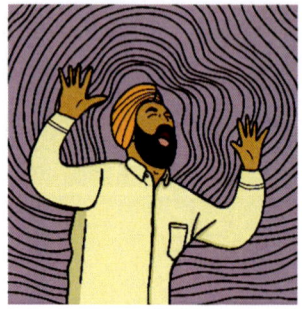

Schizoaffective Disorder, Manic Type – A disorder in which both schizophrenic and manic symptoms are prominent so that the episode of illness does not justify a diagnosis of either schizophrenia or a manic episode. This category should be used for both a single episode and a

238

recurrent disorder in which the majority of episodes are Schizoaffective, manic type.

- Schizoaffective Psychosis, Manic type
- Schizophreniform Psychosis, Manic type.[106]

Schizoaffective Disorder, Depressive Type – A disorder in which both schizophrenic and depressive symptoms are prominent so that the episode of illness does not justify a diagnosis of either schizophrenia or a depressive episode. This category should be used for both a single episode and a recurrent disorder in which the majority of episodes are schizoaffective, depressive type.

- Schizoaffective Psychosis, Depressive type
- Schizophreniform Psychosis, Depressive type.

Causes

Schizoaffective disorder doesn't have one clear cause; however, if you have the condition, there will be a chemical imbalance in your brain. Research has shown that genetic and environmental factors can increase your risk of developing the illness.[107]

- Genetics – Schizoaffective disorder is more likely to develop if other members of your family have schizophrenia, schizoaffective disorder or bipolar disorder.
- Environment – Stress can contribute to a schizoaffective episode. Childhood trauma is shown to make the development of the condition more likely.

Treatments

Treatments include:

- Talking therapies/CBT[108]
- Medication – once diagnosed after your first psychotic episode
- Arts therapies[109]
- Family intervention
- Therapeutic communities.

CBT

People are helped to monitor their thoughts, feelings and actions. The therapist will help you to find out the unhelpful thoughts and behaviours, which may be contributing to your distress.

These thoughts could be linked to your delusions and your behaviours to your hallucinatory experiences.

The therapist will help you to work out helpful ways of thinking and reacting and then to put these positive thoughts and behaviours into a real situation.

CBT is recommended if you are suffering from psychotic symptoms as it can help you cope with troublesome delusions and hallucinations. It equips you with various coping strategies so that you can solve your issues and problems.

Art Therapies

Art, music, dance or drama therapies may help you to express how you are feeling, especially if it is difficult to talk about things.

They can also help you come to terms with traumatic events that you may have experienced in the past and which may be contributing to your psychotic experiences.

As with all treatments, different things work for different people at different times in their lives, and it's not easy to predict which type of therapy you might find useful or effective.

Some people tell us that they have been able to reach a place of balance or recovery through non-medication-based approaches such as arts therapies. In contrast, other people find that ongoing medication is needed to help manage their symptoms. There is no one approach and different treatments and forms of support work for different people.

For further information, see our pages on arts and creative therapies.

Family Intervention

This is a form of treatment that aims to provide support for the whole household. It can help your family, or the people you live with, to understand:

- What you are going through
- How their responses may help or make matters worse for each other as well as for you
- What is helpful and unhelpful for you.

For example, if you are unwell and your family members are very worried about you, they may unintentionally focus too much attention on you, making you feel more distressed. It can help you:

- Understand how your experience and symptoms affect those living with you
- Treat existing problems
- Work on strategies to prevent problems from coming back.

For more information, see the South London and Maudsley NHS Foundation Trust's information leaflet on family intervention in psychosis and ask your community mental health team or psychiatrist to refer you. If you are a friend or family member of someone with schizoaffective disorder, see our page on how friends and family can help.

Therapeutic Communities

Therapeutic communities provide a supportive, live-in environment for people with mental health problems. They usually hold regular meetings with all residents.

You may benefit from the insights that others with similar problems can offer and learn to live successfully in a group. The length of stay is usually limited to a set period of time.

If you are interested in being referred to a therapeutic community, talk to your community mental health team or psychiatrist.

Community Mental Health Services

These services are important in keeping you out of the hospital or in managing your gradual return back into the community after being discharged from the hospital.[110]

Specialist services may be needed, including community psychiatric nursing, social services and occupational therapy as well as support in managing your domestic and financial affairs.

There are different teams that can support you in the community:

Early Intervention Team: provides intensive support to young people who have recently been diagnosed with schizophrenia or schizoaffective disorder.

Assertive Outreach Team: provides extensive help and support for people who have had a diagnosis of schizophrenia or schizoaffective disorder for quite some time, especially for people who find it difficult to work with other services or have not been able to take their medications regularly for various reasons.

Crisis Resolution Home Treatment Team: can help at you at home, prevent hospital admission and provide intensive support after hospital admission.

Vocational Rehabilitation: includes day centres, day hospital or community health centres. These facilities offer different creative activities such as back to work courses, education, art and cooking.

Care Programme Approach (CPA) (England and Wales Only)

This is a way of making sure that you get the right care and support. You may be given a care co-ordinator who is responsible for organising different parts of your treatment.

You will have regular meetings every 6 to 9 months which can include your family or carer(s). A plan will be made about what to do in an emergency, including what has helped in the past.

Your plan will be amended at each CPA meeting to consider what you and your family/carer(s) would like to happen.

Self-Help

If you think you are becoming unwell or need help:

- Call your local mental health team/care co-ordinator
- Call the local Crisis Team or Emergency out-of-hours phone numbers
- Go to your local Emergency Department if the situation is such that it cannot be dealt with at home
- Learn to recognise the early signs that you may be getting unwell, such as not being able to sleep, feeling persecuted or anxious. Some people may start hearing voices or whispers when no one is around. It is important to get help as soon as possible, for example, by calling your care co-ordinator
- Exercise regularly and eat a healthy balanced diet
- Learn to talk to someone you trust in your family or a friend
- Learn relaxation techniques.

Some of these services have their telephone support lines and additional signposting.

ਸਕੀਜ਼ੋਅਫੈਕਟਿਵ ਡਿਸਆਰਡਰ ਕੀ ਹੁੰਦਾ ਹੈ?

What is Schizoaffective Disorder?

ਇਹ ਮਨ ਦਾ ਵਿਕਾਰ ਹੈ ਜੋ ਤੁਹਾਡੇ ਵਿਚਾਰਾਂ ਅਤੇ ਭਾਵਨਾਵਾਂ ਨੂੰ ਪ੍ਰਭਾਵਿਤ ਕਰਦਾ ਹੈ ਅਤੇ ਤੁਹਾਡੀਆਂ ਕਿਰਿਆਵਾਂ ਨੂੰ ਪ੍ਰਭਾਵਿਤ ਕਰ ਸਕਦਾ ਹੈ।

ਤੁਸੀਂ ਅਜਿਹੀਆਂ ਘਟਨਾਵਾਂ ਦਾ ਅਨੁਭਵ ਕਰ ਸਕਦੇ ਹੋ ਜੋ 'ਮਨੋਰੋਗ' ਲੱਛਣਾਂ ਅਤੇ 'ਬਾਈਪੋਲਰ ਡਿਸਆਰਡਰ' ਦੇ ਲੱਛਣਾਂ ਦਾ ਸੁਮੇਲ ਹੈ। ਇਹ ਲੱਛਣ ਘੱਟੋ-ਘੱਟ ਦੋ ਹਫ਼ਤਿਆਂ ਦੇ ਸਮੇਂ ਵਿੱਚ ਜ਼ਿਆਦਾਤਰ ਸਮੇਂ ਲਈ ਸਪੱਸ਼ਟ ਤੌਰ 'ਤੇ ਮੌਜੂਦ ਹੁੰਦੇ ਹਨ।[104]

- ਸਕੀਜ਼ੋ- 'ਮਨੋਰੋਗ ਦੇ ਲੱਛਣਾਂ ਨੂੰ ਦਰਸਾਉਂਦਾ ਹੈ
- '–ਪ੍ਰਭਾਵੀ' ਮਿਜ਼ਾਜ ਦੇ ਲੱਛਣਾਂ ਨੂੰ ਦਰਸਾਉਂਦਾ ਹੈ।[105]

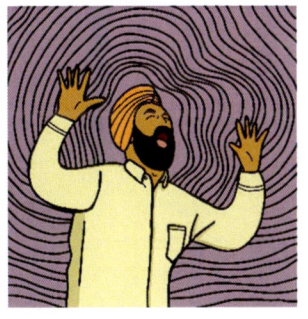

ਸਕੀਜ਼ੋਅਫੈਕਟਿਵ ਦੀਆਂ ਕਿਸਮਾਂ

Types of Schizoaffective

ਸਕੀਜ਼ੋਅਫੈਕਟਿਵ ਡਿਸਆਰਡਰ, ਮੈਨਿਕ (ਪਾਗਲਪਣ ਨਾਲ ਸੰਬੰਧਿਤ) ਕਿਸਮ - ਇੱਕ ਵਿਕਾਰ ਜਿਸ ਵਿੱਚ ਦੋਵੇਂ ਸਕੀਜ਼ੋਫ੍ਰੀਨਿਕ ਅਤੇ ਮੈਨਿਕ ਲੱਛਣ ਪ੍ਰਮੁੱਖ ਹੁੰਦੇ ਹਨ ਜਿਸ ਕਰਕੇ ਬਿਮਾਰੀ ਦੀ ਘਟਨਾ ਸਕੀਜ਼ੋਫ੍ਰੀਨੀਆ ਜਾਂ ਮੈਨਿਕ ਘਟਨਾ ਦੇ ਨਿਦਾਨ ਨੂੰ ਜਾਇਜ਼ ਨਹੀਂ ਠਹਿਰਾਉਂਦੀ। ਇਸ ਸ਼੍ਰੇਣੀ ਦੀ ਵਰਤੋਂ ਇਕੱਲੀ ਘਟਨਾ ਅਤੇ ਇੱਕ ਦੁਬਾਰਾ ਹੋਣ ਵਾਲੇ ਵਿਕਾਰ ਦੋਵਾਂ ਲਈ ਕੀਤੀ ਜਾਣੀ ਚਾਹੀਦੀ ਹੈ ਜਿਸ ਵਿੱਚ ਜ਼ਿਆਦਾਤਰ ਘਟਨਾਵਾਂ ਸਕੀਜ਼ੋਅਫੈਕਟਿਵ, ਮੈਨਿਕ ਕਿਸਮ ਦੀਆਂ ਹੁੰਦੀਆਂ ਹਨ।

- ਸਕੀਜ਼ੋਅਫੈਕਟਿਵ ਮਨੋਰੋਗ, ਉਦਾਸੀਨਤਾ ਕਿਸਮ
- ਸਕੀਜ਼ੋਫ੍ਰੀਨੀਫੋਰਮ ਮਨੋਰੋਗ, ਉਦਾਸੀਨਤਾ ਕਿਸਮ[106]

ਸਕੀਜ਼ੋਅਫੈਕਟਿਵ ਡਿਸਆਰਡਰ, ਉਦਾਸੀਨਤਾ ਕਿਸ - ਇੱਕ ਵਿਕਾਰ ਜਿਸ ਵਿੱਚ ਦੋਵੇਂ ਸਕੀਜ਼ੋਫ੍ਰੀਨਿਕ ਅਤੇ ਉਦਾਸੀਨਤਾ ਵਾਲੇ ਲੱਛਣ ਪ੍ਰਮੁੱਖ ਹੁੰਦੇ ਹਨ ਜਿਸ ਕਰਕੇ ਬਿਮਾਰੀ ਦੀ ਘਟਨਾ ਸਕੀਜ਼ੋਫ੍ਰੀਨੀਆ ਜਾਂ ਉਦਾਸੀਨਤਾ ਦੀ ਘਟਨਾ ਦੇ ਨਿਦਾਨ ਨੂੰ ਜਾਇਜ਼ ਨਹੀਂ ਠਹਿਰਾਉਂਦੀ।

ਇਸ ਸ਼੍ਰੇਣੀ ਦੀ ਵਰਤੋਂ ਇਕੱਲੀ ਘਟਨਾ ਅਤੇ ਇੱਕ ਦੁਬਾਰਾ ਹੋਣ ਵਾਲੇ ਵਿਕਾਰ ਦੋਵਾਂ ਲਈ ਕੀਤੀ ਜਾਣੀ ਚਾਹੀਦੀ ਹੈ ਜਿਸ ਵਿੱਚ ਜ਼ਿਆਦਾਤਰ ਘਟਨਾਵਾਂ ਸਕੀਜ਼ੋਅਫੈਕਟਿਵ, ਉਦਾਸੀਨਤਾ ਕਿਸਮ ਦੀਆਂ ਹੁੰਦੀਆਂ ਹਨ।

- ਸਕੀਜ਼ੋਅਫੈਕਟਿਵ ਮਨੋਰੋਗ, ਉਦਾਸੀਨਤਾ ਕਿਸਮ
- ਸਕੀਜ਼ੋਫ੍ਰੀਨੀਫੋਰਮ ਮਨੋਰੋਗ, ਉਦਾਸੀਨਤਾ ਕਿਸਮ

ਕਾਰਨ

Causes

ਸਕੀਜ਼ੋਅਫੈਕਟਿਵ ਡਿਸਆਰਡਰ ਦਾ ਕੋਈ ਸਪਸ਼ਟ ਕਾਰਨ ਨਹੀਂ ਹੈ, ਹਾਲਾਂਕਿ ਜੇ ਤੁਹਾਨੂੰ ਇਹ ਸਮੱਸਿਆ ਹੈ ਤਾਂ ਤੁਹਾਡੇ ਦਿਮਾਗ ਵਿੱਚ ਇੱਕ ਰਸਾਇਣਕ ਅਸੰਤੁਲਨ ਹੋਵੇਗਾ। ਖੋਜ ਨੇ ਦਿਖਾਇਆ ਹੈ ਕਿ ਅਨੁਵੰਸ਼ਕ ਅਤੇ ਵਾਤਾਵਰਣ ਦੇ ਕਾਰਕ ਤੁਹਾਨੂੰ

ਬਿਮਾਰੀ ਹੋਣ ਦੇ ਜੋਖਮ ਨੂੰ ਵਧਾ ਸਕਦੇ ਹਨ।[107]

- ਅਨੁਵੰਸ਼ਕ - ਸਕੀਜ਼ੋਅਫੈਕਟਿਵ ਡਿਸਆਰਡਰ ਹੋਣ ਦੀ ਉਦੋਂ ਬਹੁਤ ਜ਼ਿਆਦਾ ਸੰਭਾਵਨਾ ਹੁੰਦੀ ਹੈ ਜੇ ਤੁਹਾਡੇ ਪਰਿਵਾਰ ਦੇ ਦੂਜੇ ਮੈਂਬਰਾਂ ਵਿੱਚ ਸਕੀਜ਼ੋਫ੍ਰੀਨੀਆ, ਸਕੀਜ਼ੋਅਫੈਕਟਿਵ ਡਿਸਆਰਡਰ ਜਾਂ ਬਾਈਪੋਲਰ ਡਿਸਆਰਡਰ ਹੈ।
- ਵਾਤਾਵਰਣ - ਤਣਾਉ ਕਿਸੇ ਸਕੀਜ਼ੋਅਫੈਕਟਿਵ ਐਪੀਸੋਡ ਵਿੱਚ ਯੋਗਦਾਨ ਪਾ ਸਕਦਾ ਹੈ। ਬਚਪਨ ਦੇ ਸਦਮੇ ਕਾਰਨ ਇਸ ਸਮੱਸਿਆ ਦੇ ਵਿਕਸਿਤ ਹੋਣ ਦੀ ਵਧੇਰੇ ਸੰਭਾਵਨਾ ਦੇਖੀ ਗਈ ਹੈ।

ਉਪਚਾਰ

Treatments

- ਗੱਲਬਾਤ ਥੈਰੇਪੀ/CBT[108]
- ਦਵਾਈ - ਤੁਹਾਡੀ ਪਹਿਲੀ ਮਨੋਰੋਗ ਘਟਨਾ ਦਾ ਨਿਦਾਨ ਹੋਣ ਤੋਂ ਬਾਅਦ
- ਕਲਾ ਉਪਚਾਰ[109]
- ਪਰਿਵਾਰਕ ਦਖ਼ਲ
- ਉਪਚਾਰਕ ਭਾਈਚਾਰੇ।

ਬੌਧਿਕ ਵਿਹਾਰ ਸਬੰਧੀ ਥੈਰੇਪੀ

CBT

ਲੋਕਾਂ ਦੀ ਉਹਨਾਂ ਦੇ ਵਿਚਾਰਾਂ, ਭਾਵਨਾਵਾਂ ਅਤੇ ਕਾਰਜਾਂ ਦੀ ਨਿਗਰਾਨੀ ਕਰਨ ਵਿੱਚ ਸਹਾਇਤਾ ਕੀਤੀ ਜਾਂਦੀ ਹੈ। ਥੈਰੇਪਿਸਟ ਤੁਹਾਨੂੰ ਗੈਰ-ਮਦਦਗਾਰ ਵਿਚਾਰਾਂ ਅਤੇ ਵਿਵਹਾਰਾਂ ਨੂੰ ਲੱਭਣ ਵਿੱਚ ਸਹਾਇਤਾ ਕਰੇਗਾ ਜੋ ਤੁਹਾਡੀ ਪਰੇਸ਼ਾਨੀ ਵਿੱਚ ਯੋਗਦਾਨ ਪਾ ਰਹੇ ਹੋ ਸਕਦੇ ਹਨ।

ਇਹਨਾਂ ਵਿਚਾਰਾਂ ਨੂੰ ਤੁਹਾਡੇ ਭੁਲੇਖਿਆਂ ਨਾਲ ਅਤੇ ਤੁਹਾਡੇ ਵਿਵਹਾਰ ਨੂੰ ਤੁਹਾਡੇ ਮਨੋ-ਭਰਮ ਤਜਰਬਿਆਂ ਨਾਲ ਜੋੜਿਆ ਕਾ ਸਕਦਾ ਹੈ।

ਥੈਰੇਪਿਸਟ ਸੋਚਣ ਅਤੇ ਪ੍ਰਤਿਕਿਰਿਆ ਕਰਨ ਦੇ ਮਦਦਗਾਰ ਤਰੀਕਿਆਂ ਨੂੰ ਲੱਭਣ ਅਤੇ ਫਿਰ ਇਹਨਾਂ ਸਕਾਰਾਤਮਕ ਵਿਚਾਰਾਂ ਅਤੇ ਵਿਵਹਾਰਾਂ ਨੂੰ ਅਸਲ ਸਥਿਤੀ ਵਿੱਚ ਪਾਉਣ ਵਿੱਚ ਤੁਹਾਡੀ ਸਹਾਇਤਾ ਕਰੇਗਾ।

CBT ਦੀ ਸਿਫਾਰਸ਼ ਕੀਤੀ ਜਾਂਦੀ ਹੈ ਜੇ ਤੁਸੀਂ ਮਨੋਰੋਗ ਲੱਛਣਾਂ ਤੋਂ ਪੀੜਤ ਹੋ ਕਿਉਂਕਿ ਇਹ ਮੁਸ਼ਕਲ ਭੁਲੇਖਿਆਂ ਅਤੇ ਮਨੋ-ਭਰਮਾਂ ਦਾ ਸਾਹਮਣਾ ਕਰਨ ਵਿੱਚ ਤੁਹਾਡੀ ਮਦਦ ਕਰ ਸਕਦੀ ਹੈ। ਇਹ ਤੁਹਾਨੂੰ ਮੁਕਾਬਲਾ ਕਰਨ ਦੀਆਂ ਵੱਖ-ਵੱਖ ਰਣਨੀਤੀਆਂ ਨਾਲ ਲੈਸ ਕਰਦਾ ਹੈ ਤਾਂ ਜੋ ਤੁਸੀਂ ਆਪਣੇ ਮਸਲਿਆਂ ਅਤੇ ਸਮੱਸਿਆਵਾਂ ਨੂੰ ਹੱਲ ਕਰ ਸਕੋ।

ਕਲਾ ਉਪਚਾਰ

Art Therapies

ਕਲਾ, ਸੰਗੀਤ, ਡਾਂਸ ਜਾਂ ਡਰਾਮਾ ਉਪਚਾਰ ਤੁਹਾਡੀ ਇਹ ਜ਼ਾਹਰ ਕਰਨ ਵਿੱਚ ਸਹਾਇਤਾ ਕਰ ਸਕਦੇ ਹਨ ਕਿ ਤੁਸੀਂ ਕਿਵੇਂ ਮਹਿਸੂਸ ਕਰ ਰਹੇ ਹੋ, ਖ਼ਾਸਕਰ ਜੇ ਚੀਜ਼ਾਂ ਬਾਰੇ ਗੱਲ ਕਰਨਾ ਮੁਸ਼ਕਲ ਹੈ।

ਉਹ ਤੁਹਾਡੀਆਂ ਦੁਖਦਾਈ ਘਟਨਾਵਾਂ ਨੂੰ ਸਮਝਣ ਵਿੱਚ ਵੀ ਮਦਦ ਕਰ ਸਕਦੇ ਹਨ ਜੋ ਤੁਸੀਂ ਪਿਛਲੇ ਸਮੇਂ ਵਿੱਚ ਅਨੁਭਵ ਕੀਤੀਆਂ ਹੋਣਗੀਆਂ ਅਤੇ ਜੋ ਤੁਹਾਡੇ ਮਨੋਰੋਗ ਤਜਰਬਿਆਂ ਵਿੱਚ ਯੋਗਦਾਨ ਪਾ ਸਕਦੀਆਂ ਹਨ।

ਜਿਵੇਂ ਕਿ ਸਾਰੇ ਉਪਚਾਰਾਂ ਨਾਲ ਹੁੰਦਾ ਹੈ, ਵੱਖ-ਵੱਖ ਲੋਕਾਂ ਲਈ ਉਹਨਾਂ ਦੀ ਜ਼ਿੰਦਗੀ ਦੇ ਵੱਖ-ਵੱਖ ਸਮਿਆਂ 'ਤੇ ਵੱਖ-ਵੱਖ ਚੀਜ਼ਾਂ ਕੰਮ ਕਰਦੀਆਂ ਹਨ, ਅਤੇ ਇਹ ਅਨੁਮਾਨ ਲਗਾਉਣਾ ਆਸਾਨ ਨਹੀਂ ਹੈ ਕਿ ਕਿਸ ਕਿਸਮ ਦੀ ਥੈਰੇਪੀ ਤੁਹਾਡੇ ਲਈ ਲਾਭਦਾਇਕ ਜਾਂ ਪ੍ਰਭਾਵਸ਼ਾਲੀ ਹੋ ਸਕਦੀ ਹੈ।

ਕੁਝ ਲੋਕ ਸਾਨੂੰ ਦੱਸਦੇ ਹਨ ਕਿ ਉਹ ਗੈਰ-ਦਵਾਈ-ਅਧਾਰਤ ਪਹੁੰਚ ਜਿਵੇਂ ਕਿ ਕਲਾ ਥੈਰੇਪੀ ਰਾਹੀਂ ਸੰਤੁਲਨ ਜਾਂ ਰਿਕਵਰੀ ਦੀ ਜਗ੍ਹਾ 'ਤੇ ਪਹੁੰਚਣ ਦੇ ਯੋਗ ਹੋ ਗਏ ਹਨ, ਜਦ ਕਿ ਦੂਜੇ ਲੋਕਾਂ ਨੂੰ ਪਤਾ ਚਲਦਾ ਹੈ ਕਿ ਉਹਨਾਂ ਦੇ ਲੱਛਣਾਂ ਨੂੰ ਪ੍ਰਬੰਧਿਤ ਕਰਨ ਲਈ ਨਿਰੰਤਰ ਦਵਾਈ ਦੀ ਲੋੜ ਹੈ। ਕੋਈ ਇੱਕ ਪੱਧਤੀ ਨਹੀਂ ਹੈ ਅਤੇ ਵੱਖ-ਵੱਖ ਲੋਕਾਂ ਲਈ ਵੱਖ-ਵੱਖ ਉਪਚਾਰ ਅਤੇ ਸਹਾਇਤਾ ਕੰਮ ਕਰਦੇ ਹਨ।

ਅਗਲੇਰੀ ਜਾਣਕਾਰੀ ਲਈ ਕਲਾਵਾਂ ਅਤੇ ਸਿਰਜਣਾਤਮਕ ਉਪਚਾਰਾਂ 'ਤੇ ਸਾਡੇ ਪੰਨਾ ਦੇਖੋ।

ਪਰਿਵਾਰਕ ਦਖ਼ਲ

Family Intervention

ਇਹ ਉਪਚਾਰ ਦਾ ਇੱਕ ਰੂਪ ਹੈ ਜਿਸਦਾ ਉਦੇਸ਼ ਪੂਰੇ ਪਰਿਵਾਰ ਲਈ ਸਹਾਇਤਾ ਪ੍ਰਦਾਨ ਕਰਨਾ ਹੈ। ਇਹ ਤੁਹਾਡੇ ਪਰਿਵਾਰ, ਜਾਂ ਤੁਹਾਡੇ ਨਾਲ ਰਹਿਣ ਵਾਲੇ ਲੋਕਾਂ ਦੀ ਮਦਦ ਕਰ ਸਕਦਾ ਹੈ, ਤਾਂ ਜੋ ਇਹ ਸਮਝਿਆ ਜਾ ਸਕੇ:

- ਤੁਸੀਂ ਕਿਸ ਵਿੱਚੋਂ ਲੰਘ ਰਹੇ ਹੋ
- ਉਹਨਾਂ ਦੇ ਜਵਾਬ ਕਿਵੇਂ ਇੱਕ ਦੂਜੇ ਲਈ ਅਤੇ ਤੁਹਾਡੇ ਲਈ ਵੀ ਮਸਲਿਆਂ ਵਿੱਚ ਮਦਦ ਕਰ ਸਕਦੇ ਹਨ ਜਾਂ ਇਹਨਾਂ ਨੂੰ ਹੋਰ ਵਿਗਾੜ ਸਕਦੇ ਹਨ
- ਤੁਹਾਡੇ ਲਈ ਕੀ ਮਦਦਗਾਰ ਅਤੇ ਅਸਹਿਜ ਹੈ।

ਉਦਾਹਰਨ ਲਈ, ਜੇ ਤੁਸੀਂ ਬਿਮਾਰ ਨਹੀਂ ਹੋ ਅਤੇ ਤੁਹਾਡੇ ਪਰਿਵਾਰਕ ਮੈਂਬਰ ਤੁਹਾਡੇ ਬਾਰੇ ਬਹੁਤ ਚਿੰਤਤ ਹਨ, ਹੋ ਸਕਦਾ ਹੈ ਕਿ ਉਹ ਅਣਜਾਣੇ ਵਿੱਚ ਤੁਹਾਡੇ ਉੱਤੇ ਬਹੁਤ ਜ਼ਿਆਦਾ ਧਿਆਨ ਕੇਂਦ੍ਰਿਤ ਕਰਨ, ਜਿਸ ਨਾਲ ਤੁਸੀਂ ਵਧੇਰੇ ਦੁਖੀ ਮਹਿਸੂਸ ਕਰੋਗੇ। ਹੇਠਾਂ ਦਿੱਤਿਆਂ ਨਾਲ ਤੁਹਾਡੀ ਮਦਦ ਹੋ ਸਕਦੀ ਹੈ:

- ਸਮਝਣਾ ਕਿ ਤੁਹਾਡੇ ਤਜਰਬੇ ਅਤੇ ਲੱਛਣ ਤੁਹਾਡੇ ਨਾਲ ਰਹਿਣ ਵਾਲਿਆਂ ਨੂੰ ਕਿਵੇਂ ਪ੍ਰਭਾਵਿਤ ਕਰਦੇ ਹਨ
- ਮੌਜੂਦਾ ਸਮੱਸਿਆਵਾਂ ਦਾ ਇਲਾਜ ਕਰਨਾ
- ਸਮੱਸਿਆਵਾਂ ਨੂੰ ਵਾਪਸ ਆਉਣ ਤੋਂ ਰੋਕਣ ਲਈ ਰਣਨੀਤੀਆਂ 'ਤੇ ਕੰਮ ਕਰਨਾ।

ਵਧੇਰੇ ਜਾਣਕਾਰੀ ਲਈ ਸਾਊਥ ਲੰਡਨ ਅਤੇ ਮੌਡਸਲੇ NHS ਫਾਉਂਡੇਸ਼ਨ ਟਰੱਸਟ ਦੇ ਮਨੋਰੋਗ ਵਿੱਚ ਪਰਿਵਾਰਕ ਦਖਲਅੰਦਾਜ਼ੀ ਬਾਰੇ ਜਾਣਕਾਰੀ ਪਰਚਾ ਦੇਖੋ ਅਤੇ ਆਪਣੀ ਕਮਿਊਨਿਟੀ ਮਾਨਸਿਕ ਸਿਹਤ ਟੀਮ ਜਾਂ ਮਨੋਵਿਗਿਆਨਕ ਨੂੰ ਤੁਹਾਡਾ ਹਵਾਲਾ ਦੇਣ ਲਈ ਕਹੋ।

ਜੇ ਤੁਸੀਂ ਕਿਸੇ ਅਜਿਹੇ ਵਿਅਕਤੀ ਦੇ ਦੋਸਤ ਜਾਂ ਪਰਿਵਾਰਕ ਮੈਂਬਰ ਹੋ ਜੋ ਸਕੀਜ਼ੋਅਫੈਕਟਿਵ ਵਿਕਾਰ ਤੋਂ ਪੀੜਤ ਹੈ, ਤਾਂ ਇਸ ਬਾਰੇ ਸਾਡਾ ਪੇਜ ਦੇਖੋ ਕਿ ਦੋਸਤ ਅਤੇ ਪਰਿਵਾਰ ਕਿਵੇਂ ਮਦਦ ਕਰ ਸਕਦੇ ਹਨ।

ਉਪਚਾਰਕ ਭਾਈਚਾਰੇ

Therapeutic Communities

ਉਪਚਾਰਕ ਭਾਈਚਾਰੇ ਮਾਨਸਿਕ ਸਿਹਤ ਦੀਆਂ ਸਮੱਸਿਆਵਾਂ ਵਾਲੇ ਲੋਕਾਂ ਲਈ ਇੱਕ ਸਹਾਇਕ, ਰਹਿਣ-ਸਹਿਣ ਦਾ ਵਾਤਾਵਰਣ ਪ੍ਰਦਾਨ ਕਰਦੇ ਹਨ। ਉਹ ਆਮ ਤੌਰ 'ਤੇ ਸਾਰੇ ਨਿਵਾਸੀਆਂ ਨਾਲ ਨਿਯਮਿਤ ਮੀਟਿੰਗਾਂ ਕਰਦੇ ਹਨ।

ਤੁਹਾਨੂੰ ਉਹਨਾਂ ਸੂਝ-ਬੂਝਾਂ ਤੋਂ ਲਾਭ ਹੋ ਸਕਦਾ ਹੈ ਜੋ ਸਮਾਨ ਸਮੱਸਿਆਵਾਂ ਵਾਲੇ ਦੂਜੇ ਲੋਕ ਪੇਸ਼ ਕਰ ਸਕਦੇ ਹਨ ਅਤੇ ਤੁਸੀਂ ਇੱਕ ਸਮੂਹ ਵਿੱਚ ਸਫਲਤਾਪੂਰਵਕ ਜੀਉਣਾ ਸਿੱਖ ਸਕਦੇ ਹੋ। ਰਹਿਣ ਦੀ ਮਿਆਦ ਆਮ ਤੌਰ 'ਤੇ ਸਮੇਂ ਦੀ ਇੱਕ ਨਿਰਧਾਰਿਤ ਮਿਆਦ ਤੱਕ ਸੀਮਿਤ ਹੁੰਦੀ ਹੈ।

ਜੇ ਤੁਸੀਂ ਕਿਸੇ ਉਪਚਾਰਕ ਭਾਈਚਾਰੇ ਕੋਲ ਭੇਜੇ ਜਾਣ ਵਿੱਚ ਦਿਲਚਸਪੀ ਰੱਖਦੇ ਹੋ, ਤਾਂ ਆਪਣੀ ਕਮਿਊਨਿਟੀ ਮਾਨਸਿਕ ਸਿਹਤ ਟੀਮ ਜਾਂ ਮਨੋਰੋਗ ਡਾਕਟਰ ਨਾਲ ਗੱਲ ਕਰੋ।

ਕਮਿਊਨਿਟੀ ਮਾਨਸਿਕ ਸਿਹਤ ਸੇਵਾਵਾ

Community Mental Health Services

ਇਹ ਸੇਵਾਵਾਂ ਤੁਹਾਨੂੰ ਹਸਪਤਾਲ ਤੋਂ ਬਾਹਰ ਰੱਖਣ ਜਾਂ ਹਸਪਤਾਲ ਤੋਂ ਡਿਸਚਾਰਜ ਹੋਣ ਤੋਂ ਬਾਅਦ ਭਾਈਚਾਰੇ ਵਿੱਚ ਤੁਹਾਡੀ ਹੌਲੀ-ਹੌਲੀ ਵਾਪਸੀ ਦੇ ਪ੍ਰਬੰਧਨ ਲਈ ਮਹੱਤਵਪੂਰਨ ਹਨ।

ਭਾਈਚਾਰਕ ਮਨੋਚਿਕਿਤਸਕ ਨਰਸਿੰਗ, ਸਮਾਜਿਕ ਸੇਵਾਵਾਂ ਅਤੇ ਕਿੱਤਾਮੁਖੀ ਥੈਰੇਪੀ ਦੇ ਨਾਲ-ਨਾਲ ਤੁਹਾਡੇ ਘਰੇਲੂ ਅਤੇ ਵਿੱਤੀ ਮਾਮਲਿਆਂ ਦੇ ਪ੍ਰਬੰਧਨ ਵਿੱਚ ਸਹਾਇਤਾ ਸਮੇਤ ਮਾਹਰ ਸੇਵਾਵਾਂ ਦੀ ਜ਼ਰੂਰਤ ਹੋ ਸਕਦੀ ਹੈ।

ਵੱਖ-ਵੱਖ ਟੀਮਾਂ ਹਨ ਜੋ ਭਾਈਚਾਰੇ ਵਿੱਚ ਤੁਹਾਡਾ ਸਮਰਥਨ ਕਰ ਸਕਦੀਆਂ ਹਨ:

- ਸ਼ੁਰੂਆਤੀ ਦਖ਼ਲ ਟੀਮ: ਉਹਨਾਂ ਨੌਜਵਾਨਾਂ ਨੂੰ ਤੀਬਰ ਸਹਾਇਤਾ ਪ੍ਰਦਾਨ ਕਰਦੀ ਹੈ ਜਿਨ੍ਹਾਂ ਵਿੱਚ ਹਾਲ ਹੀ ਵਿੱਚ ਸਕੀਜ਼ੋਫ੍ਰੀਨੀਆ ਜਾਂ ਸਕੀਜ਼ੋਅਫੈਕਟਿਵ ਵਿਕਾਰ ਦਾ ਪਤਾ ਲੱਗਾ ਹੈ।
- ਅਸਰਟਿਵ ਆਊਟਰੀਚ ਟੀਮ: ਉਹਨਾਂ ਲੋਕਾਂ ਲਈ ਵਿਆਪਕ ਮਦਦ ਅਤੇ ਸਹਾਇਤਾ ਪ੍ਰਦਾਨ ਕਰਦੀ ਹੈ ਜਿਨ੍ਹਾਂ ਵਿੱਚ ਪਿਛਲੇ ਕਾਫ਼ੀ ਸਮੇਂ ਤੋਂ ਸਕੀਜ਼ੋਫ੍ਰੀਨੀਆ ਜਾਂ ਸਕੀਜ਼ੋਅਫੈਕਟਿਵ ਵਿਕਾਰ ਦਾ ਨਿਦਾਨ ਕੀਤਾ ਗਿਆ ਹੈ, ਖ਼ਾਸਕਰ ਉਹਨਾਂ ਲੋਕਾਂ ਲਈ ਜਿਨ੍ਹਾਂ ਨੂੰ ਹੋਰ ਸੇਵਾਵਾਂ ਨਾਲ ਕੰਮ ਕਰਨਾ ਮੁਸ਼ਕਲ ਲੱਗਦਾ ਹੈ ਜਾਂ ਵੱਖ-ਵੱਖ ਕਾਰਨਾਂ ਕਰਕੇ ਨਿਯਮਿਤ ਤੌਰ 'ਤੇ ਆਪਣੀਆਂ ਦਵਾਈਆਂ ਨਹੀਂ ਲੈ ਸਕਦੇ।
- ਸੰਕਟ ਦਾ ਹੱਲ ਘਰ ਵਿੱਚ ਉਪਚਾਰ ਟੀਮ: ਘਰ ਵਿੱਚ ਤੁਹਾਡੀ ਮਦਦ ਕਰ ਸਕਦੀ ਹੈ, ਹਸਪਤਾਲ ਵਿੱਚ ਦਾਖ਼ਲੇ ਨੂੰ ਰੋਕ ਸਕਦੀ ਹੈ ਅਤੇ ਹਸਪਤਾਲ ਵਿੱਚ ਦਾਖ਼ਲੇ ਤੋਂ ਬਾਅਦ ਤੀਬਰ ਸਹਾਇਤਾ ਪ੍ਰਦਾਨ ਕਰ ਸਕਦੀ ਹੈ।
- ਕਿੱਤਾਮੁਖੀ ਮੁੜ ਵਸੇਬਾ: ਡੇ ਸੈਂਟਰ, ਡੇ ਹਸਪਤਾਲ ਜਾਂ ਕਮਿਉਨਿਟੀ ਸਿਹਤ ਕੇਂਦਰ ਸ਼ਾਮਲ ਹੁੰਦੇ ਹਨ। ਇਹ ਸਹੂਲਤਾਂ ਵੱਖ-ਵੱਖ ਰਚਨਾਤਮਕ ਗਤੀਵਿਧੀਆਂ ਦੀ ਪੇਸ਼ਕਸ਼ ਕਰਦੀਆਂ ਹਨ ਜਿਵੇਂ ਕਿ ਵਾਪਸ ਕੰਮ 'ਤੇ ਜਾਣ ਦੇ ਕੋਰਸ, ਸਿੱਖਿਆ, ਕਲਾ ਅਤੇ ਖਾਣਾ ਪਕਾਉਣਾ।[110]

ਕੇਅਰ ਪ੍ਰੋਗਰਾਮ ਪਹੁੰਚ (CPA) (ਸਿਰਫ ਇੰਗਲੈਂਡ ਅਤੇ ਵੇਲਜ਼)

Care Programme Approach (England and Wales Only)

ਇਹ ਨਿਸ਼ਚਿਤ ਕਰਨ ਦਾ ਇੱਕ ਢੰਗ ਹੈ ਕਿ ਤੁਹਾਨੂੰ ਸਹੀ ਦੇਖਭਾਲ ਅਤੇ ਸਹਾਇਤਾ ਮਿਲੇ। ਤੁਹਾਨੂੰ ਇੱਕ ਕੇਅਰ ਕੋਆਰਡੀਨੇਟਰ ਦਿੱਤਾ ਜਾ ਸਕਦਾ ਹੈ ਜੋ ਤੁਹਾਡੇ ਉਪਚਾਰ ਦੇ ਵੱਖ-ਵੱਖ ਹਿੱਸਿਆਂ ਦਾ ਪ੍ਰਬੰਧ ਕਰਨ ਲਈ ਜ਼ਿੰਮੇਵਾਰ ਹੈ।

ਤੁਸੀਂ ਹਰ 6 ਤੋਂ 9 ਮਹੀਨਿਆਂ ਵਿੱਚ ਨਿਯਮਿਤ ਮੀਟਿੰਗਾਂ ਕਰੋਗੇ ਜਿਸ ਵਿੱਚ ਤੁਹਾਡੇ ਪਰਿਵਾਰ ਜਾਂ ਦੇਖਭਾਲ ਕਰਨ ਵਾਲੇ ਸ਼ਾਮਲ ਹੋ ਸਕਦੇ ਹਨ। ਇਸ ਬਾਰੇ ਇੱਕ ਯੋਜਨਾ

ਬਣਾਈ ਜਾਏਗੀ ਕਿ ਐਮਰਜੈਂਸੀ ਵਿੱਚ ਕੀ ਕਰਨਾ ਹੈ, ਜਿਸ ਵਿੱਚ ਇਹ ਵੀ ਸ਼ਾਮਲ ਹੈ ਕਿ ਬੀਤੇ ਸਮੇਂ ਵਿੱਚ ਕਿਸ ਚੀਜ਼ ਨੇ ਮਦਦ ਕੀਤੀ ਹੈ।

ਇਸ ਬਾਰੇ ਵਿਚਾਰ ਕਰਨ ਲਈ ਕਿ ਤੁਸੀਂ ਅਤੇ ਤੁਹਾਡੇ ਪਰਿਵਾਰ/ਦੇਖਭਾਲਕਰਤਾ ਕੀ ਕਰਨਾ ਚਾਹੁੰਦੇ ਹੋ, ਤੁਹਾਡੀ ਯੋਜਨਾ ਦੀ ਹਰ CPA ਮੀਟਿੰਗ ਵਿੱਚ ਸੋਧ ਕੀਤੀ ਜਾਏਗੀ।

ਸਵੈ-ਸਹਾਇਤਾ

Self-Help

ਜੇ ਤੁਹਾਨੂੰ ਲਗਦਾ ਹੈ ਕਿ ਤੁਸੀਂ ਬੀਮਾਰ ਹੋ ਰਹੇ ਹੋ ਜਾਂ ਤੁਹਾਨੂੰ ਮਦਦ ਦੀ ਲੋੜ ਹੈ:

- ਆਪਣੀ ਸਥਾਨਕ ਮਾਨਸਿਕ ਸਿਹਤ ਟੀਮ/ਕੇਅਰ ਕੋਆਰਡੀਨੇਟਰ ਨੂੰ ਕਾਲ ਕਰੋ
- ਸਥਾਨਕ ਸੰਕਟ ਟੀਮ ਜਾਂ ਸੰਕਟਕਾਲ ਵਿੱਚ ਕੰਮਕਾਜੀ ਸਮੇਂ ਤੋਂ ਬਾਹਰ ਦੇ ਫੋਨ ਨੰਬਰਾਂ 'ਤੇ ਕਾਲ ਕਰੋ
- ਜੇ ਸਥਿਤੀ ਅਜਿਹੀ ਹੈ ਕਿ ਘਰ ਵਿੱਚ ਇਸ ਨਾਲ ਨਜਿੱਠਿਆ ਨਹੀਂ ਜਾ ਸਕਦਾ ਤਾਂ ਆਪਣੇ ਸਥਾਨਕ ਐਮਰਜੈਂਸੀ ਵਿਭਾਗ ਵਿੱਚ ਜਾਓ।
- ਇਸ ਬਾਰੇ ਮੁਢਲੇ ਸੰਕੇਤਾਂ ਨੂੰ ਪਛਾਣਨਾ ਸਿੱਖੋ ਕਿ ਤੁਸੀਂ ਬਿਮਾਰ ਹੋ ਰਹੇ ਹੋ ਸਕਦੇ ਹੋ, ਜਿਵੇਂ ਕਿ ਨੀਂਦ ਨਾ ਆਉਣੀ, ਸਤਾਏ ਹੋਏ ਜਾਂ ਵਿਆਕੁਲ ਮਹਿਸੂਸ ਕਰਨਾ। ਕੁਝ ਲੋਕ ਆਵਾਜ਼ਾਂ ਜਾਂ ਘੁਸਰ-ਮੁਸਰ ਸੁਣਨਾ ਸ਼ੁਰੂ ਕਰ ਸਕਦੇ ਹਨ ਜਦੋਂ ਕੋਈ ਵੀ ਆਸ-ਪਾਸ ਨਾ ਹੋਵੇ। ਜਿੰਨੀ ਜਲਦੀ ਹੋ ਸਕੇ ਸਹਾਇਤਾ ਪ੍ਰਾਪਤ ਕਰਨਾ ਮਹੱਤਵਪੂਰਨ ਹੈ, ਉਦਾਹਰਨ ਵਜੋਂ ਆਪਣੇ ਕੇਅਰ ਕੋਆਰਡੀਨੇਟਰ ਨੂੰ ਬੁਲਾਕੇ।
- ਨਿਯਮਿਤ ਤੌਰ 'ਤੇ ਕਸਰਤ ਕਰੋ ਅਤੇ ਸਿਹਤਮੰਦ ਸੰਤੁਲਿਤ ਖੁਰਾਕ ਖਾਓ
- ਆਪਣੇ ਪਰਿਵਾਰ ਵਿੱਚ ਕਿਸੇ ਨਾਲ ਜਾਂ ਕਿਸੇ ਦੋਸਤ ਨਾਲ ਗੱਲ ਕਰਨਾ ਸਿੱਖੋ ਜਿਸ 'ਤੇ ਤੁਸੀਂ ਭਰੋਸਾ ਕਰਦੇ ਹੋ
- ਆਰਾਮ ਕਰਨ ਦੀ ਤਕਨੀਕ ਸਿੱਖੋ

ਇਹਨਾਂ ਵਿੱਚੋਂ ਕੁਝ ਸੇਵਾਵਾਂ ਕੋਲ ਉਹਨਾਂ ਦੀਆਂ ਆਪਣੀਆਂ ਟੈਲੀਫੋਨ ਸਹਾਇਤਾ ਲਾਈਨਾਂ ਹਨ ਅਤੇ ਵਾਧੂ ਸੰਗਠਨਾਂ ਕੋਲ ਭੇਜਣ ਦੀਆਂ ਸਹੂਲਤਾਂ ਵੀ ਹਨ।

References

104. Royal College of Psychiatrists, 2015, *Schizoaffective disorder*, Royal College of Psychiatrists 16 September 2020 www.rcpsych.ac.uk/mental-health/problems-disorders/schizoaffective-disorder

105. Mind, 2019, *Schizoaffective disorder*, Mind, 16 September 2020 www.mind.org.uk/information-support/types-of-mental-health-problems/schizoaffective-disorder

106. World Health Organization, 2016, *International Classification of Diseases 10*, World Health Organization, 16 September 2020 www.icd.who.int/browse10/2016/en#/F25

107. Mental Health UK, 2020, *Causes of schizoaffective disorder*, Mental Health UK, 16 September 2020 www.mentalhealth-uk.org/help-and-information/conditions/schizoaffective-disorder/causes

108. Ibid., 100

109. Ibid., 101

110. Ibid., 100

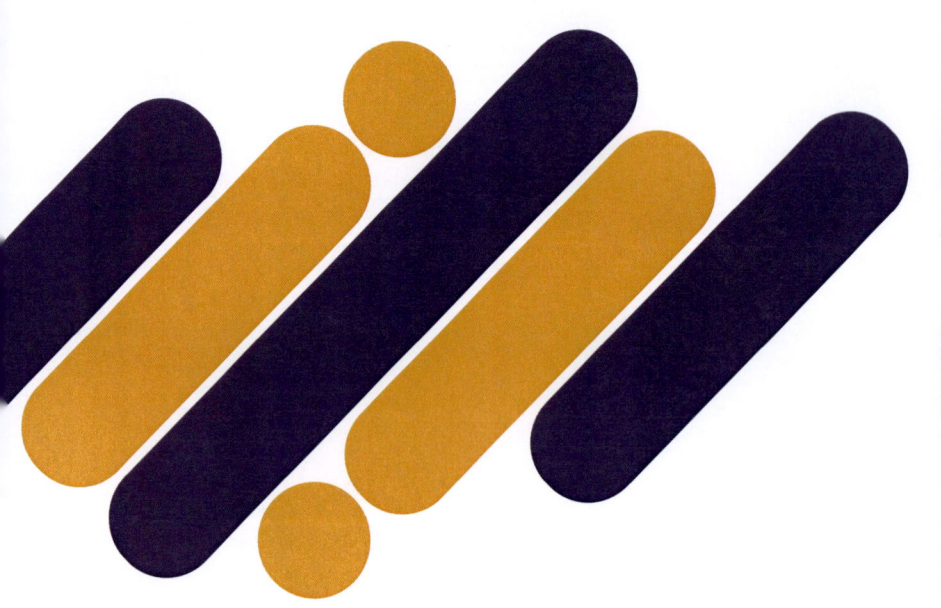

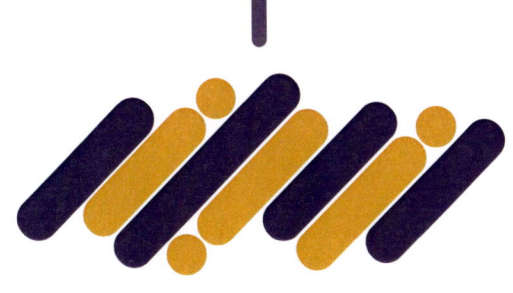

WHAT IS DISSOCIATION?

ਵਖਰਿਆਉਣਾ ਕੀ ਹੁੰਦਾ ਹੈ?

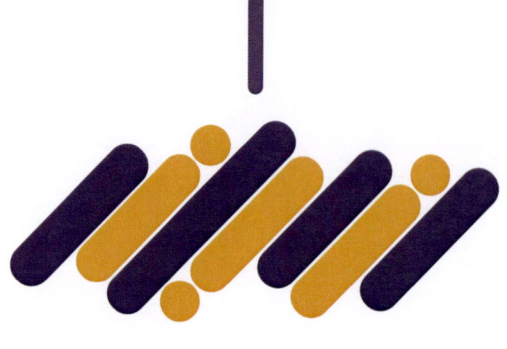

What is Dissociation?

Many people may experience dissociation during their life.[111]

If you dissociate, you may feel disconnected from yourself and the world around you. For example, you may feel detached from your body (out of body experience) or feel as though the world around you is unreal. Remember, everyone's experience of dissociation is different.

Dissociation is one way the mind copes with too much stress, such as during a traumatic event.

Experiences of dissociation can last for a relatively short time (hours or days) or for much longer (weeks or months).

If you dissociate for a long time, especially when you are young, you may develop a dissociative disorder. Instead of dissociation being something you experience for a short time, it becomes a far more common experience and is often the main way you deal with stressful experiences.

Symptoms

Some dissociative symptoms can include:

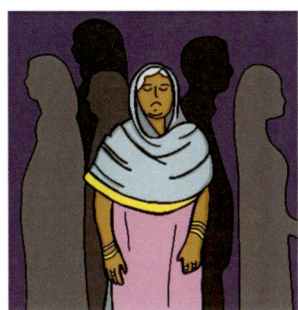

- The experience of detachment or feeling as if one is outside one's body
- Loss of memory or amnesia
- Dissociative disorders are frequently associated with previous experience of trauma.

Types of dissociative experiences – there are many different types of dissociative disorder; these include:

- Dissociative amnesia – difficulty remembering certain parts of your life or information about yourself.

- Dissociative fugue – travelling to a different place with a loss of your own identity, unaware of who you are.

- Derealisation – feeling as though the world around you is unreal, objects may change shape or size and the world may appear lifeless or hazy.

- Depersonalisation – feeling disconnected from your body and emotions, feeling unsure of boundaries between yourself and others.

- Identity alteration – speaking in different voices, using different names, switching between personalities, feeling as though you are losing control to someone else.[112]

Causes

People may experience dissociation in response to traumatic, overwhelming or stressful situations. Dissociation is also a common experience alongside many other mental health conditions. Some experiences may also trigger flashbacks that can lead to a dissociative episode.

Treatments which help Dissociations Disorder include:

- Talking Therapy
- EMDR
- Medication.

Additional Support

MIND
www.mind.org.uk

NHS
www.nhs.uk

General Practitioner (GP)

Some of these services have their telephone support lines and additional signposting.

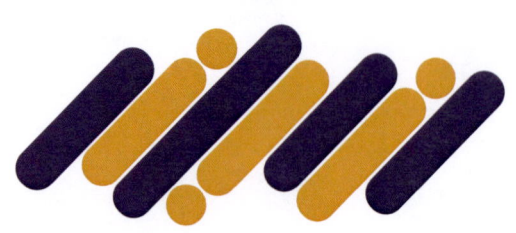

ਵਖਰਿਆਉਣਾ ਕੀ ਹੁੰਦਾ ਹੈ?

What is Dissociation?

ਬਹੁਤ ਸਾਰੇ ਲੋਕ ਆਪਣੀ ਜ਼ਿੰਦਗੀ ਦੇ ਦੌਰਾਨ ਵਖਰਿਆਉਣਾ ਦਾ ਅਨੁਭਵ ਕਰ ਸਕਦੇ ਹਨ।[111]

ਜੇ ਤੁਸੀਂ ਵਖਰਿਆਉਂਦੇ ਹੋ, ਤਾਂ ਤੁਸੀਂ ਆਪਣੇ-ਆਪ ਤੋਂ ਅਤੇ ਆਪਣੇ ਆਲੇ ਦੁਆਲੇ ਦੀ ਦੁਨੀਆ ਤੋਂ ਆਪਣੇ-ਆਪ ਨੂੰ ਟੁੱਟਿਆ ਹੋਇਆ ਮਹਿਸੂਸ ਕਰ ਸਕਦੇ ਹੋ। ਉਦਾਹਰਨ ਲਈ, ਤੁਸੀਂ ਆਪਣੇ ਸਰੀਰ ਤੋਂ ਅਲੱਗ ਮਹਿਸੂਸ ਕਰ ਸਕਦੇ ਹੋ (ਸਰੀਰ ਤੋਂ ਬਾਹਰ ਹੋਣ ਦਾ ਤਜਰਬਾ) ਜਾਂ ਮਹਿਸੂਸ ਕਰ ਸਕਦੇ ਹੋ ਜਿਵੇਂ ਕਿ ਤੁਹਾਡੇ ਆਲੇ ਦੁਆਲੇ ਦੀ ਦੁਨੀਆ ਅਸਲੀ ਨਹੀਂ ਹੈ। ਯਾਦ ਰੱਖੋ, ਹਰ ਇੱਕ ਦਾ ਵਖਰਿਆਉਣ ਦਾ ਤਜਰਬਾ ਵੱਖਰਾ ਹੁੰਦਾ ਹੈ।

ਵਖਰਿਆਉਣਾ ਇੱਕ ਅਜਿਹਾ ਤਰੀਕਾ ਹੈ ਜਿਸ ਨਾਲ ਮਨ ਬਹੁਤ ਜ਼ਿਆਦਾ ਤਣਾਉ ਦਾ ਮੁਕਾਬਲਾ ਕਰਦਾ ਹੈ, ਜਿਵੇਂ ਕਿ ਕਿਸੇ ਦੁਖਦਾਈ ਘਟਨਾ ਦੌਰਾਨ।

ਵਖਰਿਆਉਣ ਦੇ ਤਜਰਬੇ ਥੋੜੇ ਸਮੇਂ (ਘੰਟਿਆਂ ਜਾਂ ਦਿਨਾਂ) ਜਾਂ ਬਹੁਤ ਜ਼ਿਆਦਾ ਸਮੇਂ (ਹਫ਼ਤਿਆਂ ਜਾਂ ਮਹੀਨਿਆਂ) ਲਈ ਰਹਿ ਸਕਦੇ ਹਨ।

ਜੇ ਤੁਸੀਂ ਲੰਬੇ ਸਮੇਂ ਲਈ ਵਖਰਿਆਏ ਜਾਂਦੇ ਹੋ, ਖ਼ਾਸਕਰ ਜਦੋਂ ਤੁਸੀਂ ਜਵਾਨ ਹੁੰਦੇ ਹੋ, ਤਾਂ ਤੁਹਾਨੂੰ ਵਖਰਿਆਉਣ ਦਾ ਵਿਕਾਰ ਹੋ ਸਕਦਾ ਹੈ। ਅਜਿਹੇ ਵਖਰਿਆਉਣ ਦੀ ਬਜਾਏ ਜੋ ਤੁਸੀਂ ਥੋੜ੍ਹੇ ਸਮੇਂ ਲਈ ਅਨੁਭਵ ਕਰਦੇ ਹੋ ਇਹ ਇੱਕ ਬਹੁਤ ਜ਼ਿਆਦਾ ਆਮ

ਤਜਰਬਾ ਬਣ ਜਾਂਦਾ ਹੈ ਅਤੇ ਇਹ ਅਕਸਰ ਤਣਾਉ ਵਾਲੇ ਤਜਰਬਿਆਂ ਨਾਲ ਸਿੱਝਣ ਦਾ ਮੁੱਖ ਢੰਗ ਹੁੰਦਾ ਹੈ।

ਲੱਛਣ

Symptoms

ਵਖਰਿਆਉਣ ਦੇ ਕੁਝ ਲੱਛਣਾਂ ਵਿੱਚ ਸ਼ਾਮਲ ਹੋ ਸਕਦੇ ਹਨ:

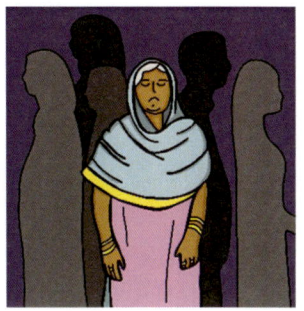

- ਨਿਰਲੇਪਤਾ ਦਾ ਅਨੁਭਵ ਜਾਂ ਅਜਿਹਾ ਮਹਿਸੂਸ ਕਰਨਾ ਜਿਵੇਂ ਕਿ ਕੋਈ ਵਿਅਕਤੀ ਆਪਣੇ ਸਰੀਰ ਤੋਂ ਬਾਹਰ ਹੈ,
- ਯਾਦਦਾਸ਼ਤ ਜਾਂ ਖ਼ੂਨ ਦੀ ਘਾਟ।
- ਵਖਰਿਆਉਣ ਦੇ ਵਿਕਾਰ ਅਕਸਰ ਸਦਮੇ ਦੇ ਪਿਛਲੇ ਤਜਰਬੇ ਨਾਲ ਜੁੜੇ ਹੁੰਦੇ ਹਨ।

ਵਖਰਿਆਉਣ ਦੇ ਤਜਰਬਿਆਂ ਦੀਆਂ ਕਿਸਮਾਂ

ਵੱਖ-ਵੱਖ ਕਿਸਮਾਂ ਦੇ ਵਖਰਿਆਉਣ ਦੇ ਵਿਕਾਰ ਹੁੰਦੇ ਹਨ, ਇਹਨਾਂ ਵਿੱਚ ਸ਼ਾਮਲ ਹਨ:

- ਡਿਸਸੋਸੀਏਟਿਵ ਭੁਲੱਕੜਪਣ - ਤੁਹਾਡੇ ਜੀਵਨ ਦੇ ਕੁਝ ਹਿੱਸਿਆਂ ਜਾਂ ਆਪਣੇ ਬਾਰੇ ਜਾਣਕਾਰੀ ਨੂੰ ਯਾਦ ਰੱਖਣ ਵਿੱਚ ਮੁਸ਼ਕਲ
- ਡਿਸਸੋਸੀਏਟਿਵ ਫਿਊਗ - ਆਪਣੀ ਖੁਦ ਦੀ ਪਛਾਣ ਗੁਆ ਦੇਣ ਕਰਕੇ ਕਿਸੇ ਵੱਖਰੀ ਜਗ੍ਹਾ ਦੀ ਯਾਤਰਾ ਕਰਨਾ, ਇਸ ਤੋਂ ਅਣਜਾਣ ਹੋ ਕੇ ਕਿ ਤੁਸੀਂ ਕੌਣ ਹੋ
- ਅਵਾਸਤਵਿਕਤਾ - ਮਹਿਸੂਸ ਕਰਨਾ ਕਿ ਤੁਹਾਡੇ ਆਲੇ ਦੁਆਲੇ ਦੀ ਦੁਨੀਆਂ ਵਾਸਤਵਿਕ ਨਹੀਂ ਹੈ, ਵਸਤੂਆਂ ਦਾ ਰੂਪ ਜਾਂ ਆਕਾਰ ਬਦਲ ਸਕਦਾ ਹੈ ਅਤੇ ਦੁਨੀਆ ਬੇਜਾਨ ਜਾਂ ਦੁਖੀ ਦਿਖਾਈ ਦੇ ਸਕਦੀ ਹੈ

- ਵਿਅਕਤਿਤਵ ਤੋਂ ਵੰਚਿਤ ਹੋਣਾ - ਆਪਣੇ ਸਰੀਰ ਅਤੇ ਭਾਵਨਾਵਾਂ ਤੋਂ ਵੱਖਰਾ ਮਹਿਸੂਸ ਕਰਨਾ, ਆਪਣੇ ਆਪ ਅਤੇ ਦੂਜਿਆਂ ਵਿਚਕਾਰ ਸੀਮਾਵਾਂ ਪ੍ਰਤੀ ਅਨਿਸ਼ਚਿਤਤਾ ਮਹਿਸੂਸ ਕਰਨਾ

- ਪਛਾਣ ਵਿੱਚ ਤਬਦੀਲੀ - ਵੱਖਰੀਆਂ ਆਵਾਜ਼ਾਂ ਵਿੱਚ ਬੋਲਣਾ, ਵੱਖ-ਵੱਖ ਨਾਮਾਂ ਦੀ ਵਰਤੋਂ ਕਰਨਾ, ਸ਼ਖਸੀਅਤਾਂ ਵਿੱਚ ਤਬਦੀਲੀ ਕਰਨਾ, ਇਹ ਮਹਿਸੂਸ ਕਰਨਾ ਜਿਵੇਂ ਤੁਸੀਂ ਕਿਸੇ ਹੋਰ 'ਤੇ ਆਪਣਾ ਕੰਟਰੋਲ ਗੁਆ ਰਹੇ ਹੋ।[112]

ਕਾਰਨ

Causes

ਲੋਕ ਦੁਖਦਾਈ, ਹਾਵੀ ਹੋਣ ਵਾਲੀਆਂ ਜਾਂ ਤਣਾਉ ਵਾਲੀਆਂ ਸਥਿਤੀਆਂ 'ਤੇ ਪ੍ਰਤਿਕਿਰਿਆ ਵਿੱਚ ਵਖਰਿਆਉਣ ਦਾ ਅਨੁਭਵ ਕਰ ਸਕਦੇ ਹਨ। ਕਈ ਹੋਰ ਮਾਨਸਿਕ ਸਿਹਤ ਸਥਿਤੀਆਂ ਦੇ ਨਾਲ ਵਖਰਿਆਉਣਾ ਵੀ ਇੱਕ ਆਮ ਤਜਰਬਾ ਹੈ।

ਕੁਝ ਤਜਰਬੇ ਫਲੈਸ਼ਬੈਕ ਵੀ ਸ਼ੁਰੂ ਕਰ ਸਕਦੇ ਹਨ ਜੋ ਕਿ ਵਖਰਿਆਉਣ ਦੀ ਘਟਨਾ ਦਾ ਕਾਰਨ ਬਣ ਸਕਦੇ ਹਨ।

ਉਪਚਾਰ ਜੋ ਵਖਰਿਆਉਣ ਦੇ ਵਿਕਾਰ ਵਿੱਚ ਸਹਾਇਤਾ ਕਰਦੇ ਹਨ;

- ਗੱਲਬਾਤ ਥੈਰੇਪੀ

- EMDR

- ਦਵਾਈ

ਵਾਧੂ ਸਹਾਇਤਾ

Additional Support

MIND
ਵੈੱਬਸਾਈਟ: www.mind.org.uk

NHS
ਵੈੱਬਸਾਈਟ: https://www.nhs.uk

ਜਨਰਲ ਪ੍ਰੈਕਟੀਸ਼ਨਰ (GP)

ਇਹਨਾਂ ਵਿੱਚੋਂ ਕੁਝ ਸੇਵਾਵਾਂ ਕੋਲ ਉਹਨਾਂ ਦੀਆਂ ਆਪਣੀਆਂ ਟੈਲੀਫੋਨ ਸਹਾਇਤਾ ਲਾਈਨਾਂ ਹਨ ਅਤੇ ਵਾਧੂ ਸੰਗਠਨਾਂ ਕੋਲ ਭੇਜਣ ਦੀਆਂ ਸਹੂਲਤਾਂ ਵੀ ਹਨ।

References

111. Mind, 2019, *Dissociation and dissociative disorders*, Mind 16 September 2020 www.mind.org.uk/information-support/types-of-mental-health-problems/dissociation-and-dissociative-disorders/about-dissociation/?o=10336#. XX9qiyhKiUk

112. Ibid., 107

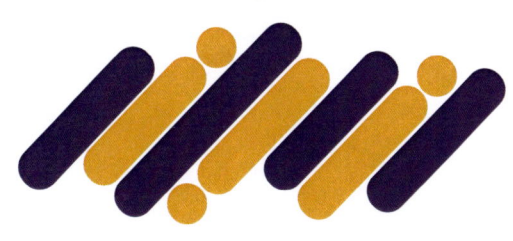

HOLISTIC THERAPY
ਸਮੁੱਚੀ ਥੈਰੇਪੀ

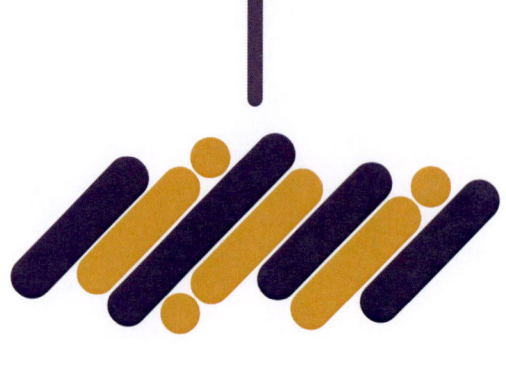

Holistic Therapy

Reiki

Reiki is an ancient Japanese technique which involves the 'laying of hands' on different areas of the body including the head, shoulders, stomach and feet.

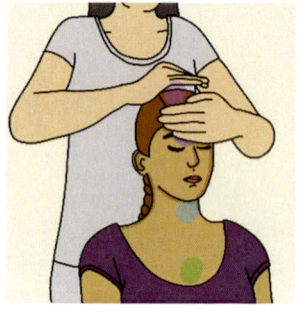

It is based on the idea that we have a 'life force energy' that flows within our bodies. When this energy is low, it makes us more likely to become unwell as energy can become stagnant.

A Reiki treatment aims to restore life force energy to help you to heal and stay well. Some people find it makes them feel more relaxed and less stressed.

Reiki is a non-invasive treatment and can even be done long-distance should you find the right practitioner.

For more info visit; The UK Reiki Federation.

Bowen Therapy

The Bowen technique (named after Thomas Bowen who developed the therapy) is a kind of contact therapy, meaning the practitioner does touch you, but it is a very light touch which can be done through light clothing. They use very gentle rolling motions with pauses in between.

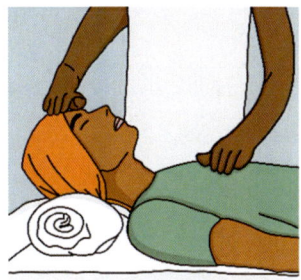

It's mainly used for physical problems, but some people find it reduces feelings of depression, anxiety and stress.

For more info visit; The Bowen Therapy Professional Association.

Mindfulness

Mindfulness involves focusing your attention to what's happening in the present moment. It aims to help you become more aware of your thoughts and feelings, so you can choose how to react to them calmly.

Many people find mindfulness helpful for managing negative thoughts and feelings of stress.

For more info visit; mindfulness, NHS Choices.

Aromatherapy

Aromatherapy uses essential oils (oils extracted from plants) for healing. Some people find that the smell (aroma) of particular oils helps them to relax, sleep better, relieve pain and improve low mood.

For example, when used appropriately, lavender and camomile essential oils are thought to be relaxing and help you sleep.

The oils can be used in many ways, such as in creams, oil burners, massaged into the skin or by adding drops to a warm bath.

It is possible to experience allergies or reactions to the oils, so you should speak to an Aromatherapist beforehand, if you have any concerns.

For more info visit; The Aromatherapy Council.

Meditation

There are various schools of meditation, but all aim to quieten your mind and put you into a state of calm, stillness and rest. Some types of meditation may also involve mindfulness.

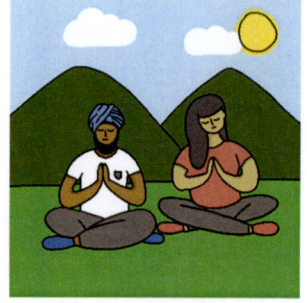

While the evidence is mixed as to whether meditation is effective at treating mental health problems, many people do find it a helpful way of relaxing and managing feelings of stress and anxiety.

There are many DVDs, apps, and free online videos that can teach you meditation exercises.

For more info visit; The School of Meditation, NHS Choices' bedtime meditation video.

Reflexology

Reflexology is based on the idea that different points on your feet, hands, face and ears are linked to other parts of your body through your nervous system.

During a typical session, a reflexologist will use their hands to apply gentle pressure to these points.

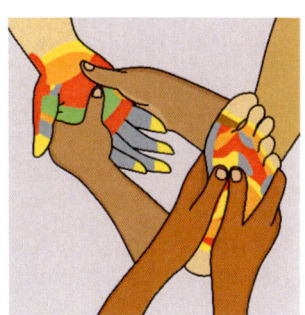

Reflexologists recommend this treatment as a way to relieve tension, improve mood and help you to sleep

For more info visit; The Association of Reflexologists, The British Reflexology Association.

Yoga

Yoga involves spiritual and physical practices designed to increase self-awareness, such as posture work, breathing exercises, meditation, sounds and visualisation.

There are many different types of yoga, such as Hatha (moving through postures to create balance), Bikram (practised in a hot room) and Lyengar (using blocks and straps to support yoga moves).

Many studies suggest that yoga can help reduce symptoms of depression and anxiety.

It's a good idea to do at least a few classes with a professional instructor (in a group or individually) before trying it by yourself because trying to engage in the poses incorrectly can cause injuries.

Once you feel safe and confident, there are many books, DVDs and free online resources available to guide you on more cheaply.

For more info visit; The British Wheel of Yoga, NHS Choices has a free yoga video.[113]

269

Art Therapy

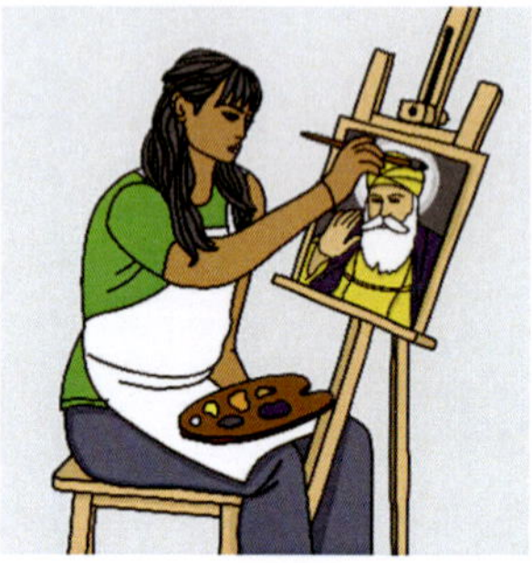

Art therapy involves using visual art material. For example, you might use pens, pencils, crayons, paint, chalk, clay or collaging. You don't need to have any art skills or experience. It's a form of self and emotional expression.

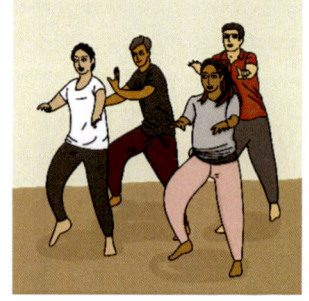

With support from your therapist, you might use art materials to express your feelings or experiences.

Your therapist might sometimes provide ideas or prompts; for example, some art therapy groups might focus on a theme or activity each session.

For more info visit; British Association of Art Therapists.

Dance Therapy

Dance therapy involves using body movement and dance. For example, you might explore different types of movements and rhythms.

Some people say dance therapy has helped them to feel more in touch with their body and their physical surroundings, address difficult feelings about their body or appearance, or explore difficult feelings or experiences through movement rather than words.

Dance therapy also allows you to connect with others.

For more info visit; Association for Dance Movement Psychotherapy UK.

Drama Therapy

Drama Therapy is a specific form of therapy delivered by Drama therapists.

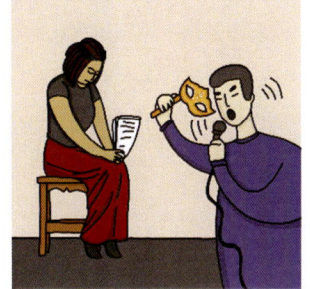

Therapists are trained to help you explore different types of drama and performance activities that might be helpful for you. For example, you might create characters, tell stories, improvise scenes, do physical mimes or use puppets or masks.

You don't need to have any acting or theatre skills or experience to take on Drama therapy.

For some people, this can provide a way to express or resolve difficult feelings or experiences safely. It's a way to explore being playful and using their imagination through self-expression and drama.

For more info visit; British Association of Drama therapists.

Music therapy

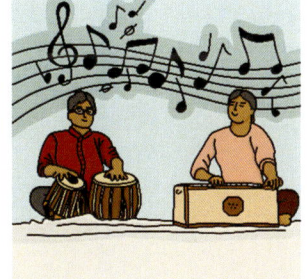

Music therapy involves exploring music and sound. You don't need to know how to read music or be able to play any musical instruments.

All human beings can respond to music,

271

and music therapy uses this connection to help you have a therapeutic experience.

Music therapists often provide instruments that are easy to use, such as cymbals, wood blocks or bells.

Together with your therapist, you might listen to music or use different types of instruments to explore ways of communicating and expressing your feelings. For example, you and your therapist might make sounds together in a way that feels therapeutic for you.

For more info visit; British Association for Music Therapy.[114]

Group Therapy and One-to-One Therapy

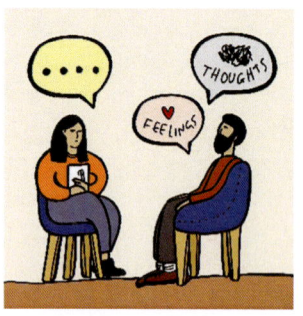

For any group or 1-2-1 therapy, it is important to ask before starting therapy or the person referring you for therapy about:

- Their skills and qualifications.
- Their confidentiality and safeguarding policy.
- The type of therapy they practice. This can be a specialism therapy (for example, some therapists specialise in working with children or a particular gender or groups).
- The length of experience the therapist has with the problem or difficulty you're experiencing.
- Whether there is a waiting list and how long it will take you to get an appointment.

- How long the therapy will last and what you can expect from it.

- The benefits and risks involved, with any kind of therapy.

- What happens if you cancel or miss an appointment.

- Cost of the therapy.

- Ensure that If you have a disability and need reasonable adjustments to make the sessions easier for you to attend or take part in.

- If you are confused or unsure of anything, ask for clarification or speak to a trusted friend or family member for advice.

It's also important to mention any special requirements or preferences you have. For example, if you would feel most comfortable seeing a therapist of a specific gender, or who speaks your first language, or has a particular specialism.

If a Doctor has not referred you to a medical professional, it's important to talk through the cost of the therapy and the processes of therapy.

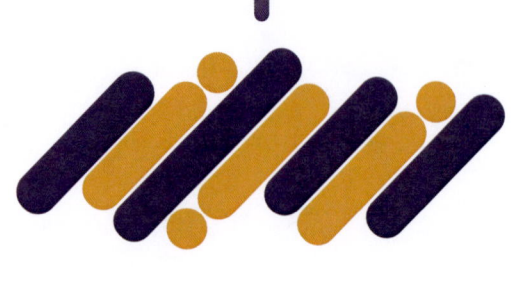

ਸਮੁੱਚੀ ਥੈਰੇਪੀ

Holistic Therapy

ਰੇਕੀ

Reiki

ਰੇਕੀ ਇੱਕ ਪ੍ਰਾਚੀਨ ਜਾਪਾਨੀ ਤਕਨੀਕ ਹੈ ਜਿਸ ਵਿੱਚ ਸਿਰ, ਮੋਢਿਆਂ, ਪੇਟ ਅਤੇ ਪੈਰਾਂ ਸਮੇਤ ਸਰੀਰ ਦੇ ਵੱਖ-ਵੱਖ ਖੇਤਰਾਂ ਵਿੱਚ 'ਹੱਥ ਰੱਖਣਾ' ਸ਼ਾਮਲ ਹੁੰਦਾ ਹੈ।

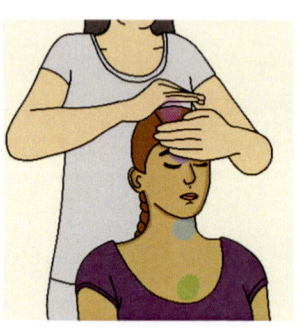

ਇਹ ਇਸ ਵਿਚਾਰ 'ਤੇ ਅਧਾਰਤ ਹੈ ਕਿ ਸਾਡੇ ਕੋਲ ਇੱਕ 'ਜੀਵਨ ਸ਼ਕਤੀ ਊਰਜਾ' ਹੈ ਜੋ ਸਾਡੇ ਸਰੀਰ ਵਿੱਚ ਵਹਿੰਦੀ ਹੈ। ਜਦੋਂ ਇਹ ਊਰਜਾ ਘੱਟ ਹੁੰਦੀ ਹੈ, ਤਾਂ ਸਾਡੀ ਬਿਮਾਰ ਹੋਣ ਦੀ ਵਧੇਰੇ ਸੰਭਾਵਨਾ ਹੁੰਦੀ ਹੈ ਕਿਉਂਕਿ ਊਰਜਾ ਸਥਿਰ ਹੋ ਸਕਦੀ ਹੈ।

ਰੇਕੀ ਦੇ ਇਲਾਜ ਦਾ ਉਦੇਸ਼ ਜ਼ਿੰਦਗੀ ਨੂੰ ਚਲਾਉਣ ਵਾਲੀ ਊਰਜਾ ਨੂੰ ਬਹਾਲ ਕਰਨਾ ਹੈ ਤਾਂ ਜੋ ਤੁਸੀਂ ਸਿਹਤਯਾਬ ਹੋ ਸਕੋ ਅਤੇ ਤੰਦਰੁਸਤ ਰਹੋ। ਕੁਝ ਲੋਕਾਂ ਨੂੰ ਲੱਗਦਾ ਹੈ ਕਿ ਇਹ ਉਹਨਾਂ ਨੂੰ ਵਧੇਰੇ ਅਰਾਮ ਮਹਿਸੂਸ ਕਰਾਉਂਦਾ ਹੈ ਅਤੇ ਤਣਾਉ ਨੂੰ ਘਟਾਉਂਦਾ ਹੈ।

ਰੇਕੀ ਇੱਕ ਸਰੀਰ ਦੇ ਅੰਦਰ ਦਖਲ ਨਾ ਦੇਣ ਵਾਲਾ ਇਲਾਜ ਹੈ ਅਤੇ ਜੇ ਤੁਹਾਨੂੰ ਸਹੀ ਪ੍ਰੈਕਟੀਸ਼ਨਰ ਮਿਲੇ ਤਾਂ ਲੰਬੀ ਦੂਰੀ ਤੋਂ ਵੀ ਕੀਤਾ ਜਾ ਸਕਦਾ ਹੈ।

ਵਧੇਰੇ ਜਾਣਕਾਰੀ ਲਈ ਵੇਖੋ; ਯੂਕੇ ਰੇਕੀ ਫੈਡਰੇਸ਼ਨ

ਬੋਵਨ ਥੈਰੇਪੀ

Bowen Therapy

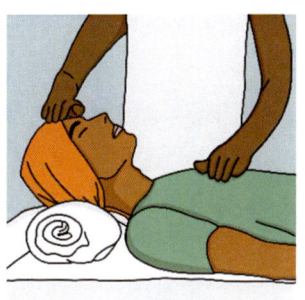

ਬੋਵਨ ਤਕਨੀਕ (ਥੌਮਸ ਬੋਵਨ ਦੇ ਨਾਮ 'ਤੇ ਜਿਸ ਨੇ ਥੈਰੇਪੀ ਨੂੰ ਵਿਕਸਿਤ ਕੀਤਾ) ਇੱਕ ਕਿਸਮ ਦੀ ਸੰਪਰਕ ਥੈਰੇਪੀ ਹੈ, ਮਤਲਬ ਕਿ ਪ੍ਰੈਕਟੀਸ਼ਨਰ ਤੁਹਾਨੂੰ ਛੂਹੰਦਾ ਹੈ, ਪਰ ਇਹ ਬਹੁਤ ਹਲਕਾ ਸਪਰਸ਼ ਹੁੰਦਾ ਹੈ ਜੋ ਹਲਕੇ ਕੱਪੜੇ ਵਿੱਚੋਂ ਕੀਤਾ ਜਾ ਸਕਦਾ ਹੈ। ਉਹ ਬਹੁਤ ਹੀ ਕੋਮਲ ਰੋਲਿੰਗ ਹਰਕਤਾਂ ਦੀ ਵਰਤੋਂ ਕਰਦੇ ਹਨ ਅਤੇ ਵਿੱਚ-ਵਿੱਚ ਵਿਰਾਮ ਦਿੰਦੇ ਹਨ।

ਇਹ ਮੁੱਖ ਤੌਰ 'ਤੇ ਸਰੀਰਕ ਸਮੱਸਿਆਵਾਂ ਲਈ ਵਰਤੀ ਜਾਂਦੀ ਹੈ, ਪਰ ਕੁਝ ਲੋਕਾਂ ਨੂੰ ਲੱਗਦਾ ਹੈ ਕਿ ਇਸ ਨਾਲ ਉਦਾਸੀਨਤਾ, ਚਿੰਤਾ ਅਤੇ ਤਣਾਉ ਦੀਆਂ ਭਾਵਨਾਵਾਂ ਘੱਟ ਜਾਂਦੀਆਂ ਹਨ।

ਵਧੇਰੇ ਜਾਣਕਾਰੀ ਲਈ ਵੇਖੋ; ਬੋਵਨ ਥੈਰੇਪੀ ਪ੍ਰੋਫੈਸ਼ਨਲ ਐਸੋਸਿਏਸ਼ਨ

ਮਾਇਡਫੁੱਲਨੈੱਸ

Mindfulness

ਮਾਇਡਫੁੱਲਨੈੱਸ ਵਿੱਚ ਤੁਹਾਡਾ ਧਿਆਨ ਉਸ 'ਤੇ ਕੇਂਦ੍ਰਿਤ ਕਰਨਾ ਸ਼ਾਮਲ ਹੈ ਜੋ ਇਸ ਸਮੇਂ ਹੋ ਰਿਹਾ ਹੈ। ਇਸਦਾ ਉਦੇਸ਼ ਤੁਹਾਨੂੰ ਆਪਣੇ ਵਿਚਾਰਾਂ ਅਤੇ ਭਾਵਨਾਵਾਂ ਪ੍ਰਤੀ ਵਧੇਰੇ ਜਾਗਰੂਕ ਕਰਨ ਵਿੱਚ ਸਹਾਇਤਾ ਕਰਨਾ ਹੈ, ਤਾਂ ਜੋ ਤੁਸੀਂ ਫੈਸਲਾ ਕਰ ਸਕੋ ਕਿ ਉਹਨਾਂ 'ਤੇ ਸ਼ਾਂਤੀ ਨਾਲ ਪ੍ਰਤਿਕਿਰਿਆ ਕਿਵੇਂ ਕਰਨੀ ਹੈ।

ਬਹੁਤ ਸਾਰੇ ਲੋਕਾਂ ਨੂੰ ਮਾਇਡਫੁੱਲਨੈੱਸ ਨਕਾਰਾਤਮਕ ਵਿਚਾਰਾਂ ਅਤੇ ਤਣਾਉ ਦੀਆਂ ਭਾਵਨਾਵਾਂ ਦੇ ਪ੍ਰਬੰਧਨ ਵਿੱਚ ਮਦਦਗਾਰ ਲੱਗਦੀ ਹੈ।

ਵਧੇਰੇ ਜਾਣਕਾਰੀ ਲਈ ਵੇਖੋ; ਮਾਇਡਫੁੱਲਨੈੱਸ, NHS ਚੋਆਇਸਿਜ਼

ਅਰੋਮਾਥੈਰੇਪੀ

Aromatherapy

ਅਰੋਮਾਥੈਰੇਪੀ ਇਲਾਜ ਲਈ ਜ਼ਰੂਰੀ ਤੇਲਾਂ (ਪੌਦਿਆਂ ਤੋਂ ਕੱਢੇ ਗਏ ਤੇਲ) ਦੀ ਵਰਤੋਂ ਕਰਦੀ ਹੈ। ਕੁਝ ਲੋਕਾਂ ਨੇ ਪਾਇਆ ਹੈ ਕਿ ਖਾਸ ਤੇਲਾਂ ਦੀ ਗੰਧ (ਖੁਸ਼ਬੂ) ਆਰਾਮ ਕਰਨ, ਬਿਹਤਰ ਨੀਂਦ ਲੈਣ, ਦਰਦ ਤੋਂ ਰਾਹਤ ਪਾਉਣ ਅਤੇ ਉਦਾਸ ਮਿਜ਼ਾਜ ਨੂੰ ਬਿਹਤਰ ਬਣਾਉਣ ਵਿੱਚ ਉਹਨਾਂ ਦੀ ਸਹਾਇਤਾ ਕਰਦੀ ਹੈ।

ਉਦਾਹਰਨ ਲਈ, ਮੰਨਿਆ ਜਾਂਦਾ ਹੈ ਕਿ ਜਦੋਂ ਲਵੈਂਡਰ ਅਤੇ ਕੈਮੋਮਾਈਲ ਜ਼ਰੂਰੀ ਤੇਲਾਂ ਦੀ ਵਰਤੋਂ ਸਹੀ ਤਰ੍ਹਾਂ ਕੀਤੀ ਜਾਂਦੀ ਹੈ ਤਾਂ ਤੁਹਾਨੂੰ ਅਰਾਮ ਮਿਲਦਾ ਹੈ ਅਤੇ ਨੀਂਦ ਆਉਣ ਵਿੱਚ ਮਦਦ ਮਿਲਦੀ ਹੈ।

ਤੇਲਾਂ ਨੂੰ ਕਈ ਤਰੀਕਿਆਂ ਨਾਲ ਇਸਤੇਮਾਲ ਕੀਤਾ ਜਾ ਸਕਦਾ ਹੈ, ਜਿਵੇਂ ਕ੍ਰੀਮ, ਤੇਲ ਬਰਨਰ, ਚਮੜੀ 'ਤੇ ਮਾਲਸ਼ ਕਰਨੀ ਜਾਂ ਗਰਮ ਨਹਾਉਣ ਦੇ ਪਾਣੀ ਵਿੱਚ ਤੁਪਕੇ ਪਾਉਣੇ।

ਤੇਲ ਪ੍ਰਤੀ ਐਲਰਜੀ ਜਾਂ ਪ੍ਰਤਿਕਿਰਿਆ ਦਾ ਅਨੁਭਵ ਕਰਨਾ ਸੰਭਵ ਹੈ, ਇਸ ਲਈ ਜੇ ਤੁਹਾਨੂੰ ਕੋਈ ਚਿੰਤਾ ਹੈ ਤਾਂ ਤੁਹਾਨੂੰ ਪਹਿਲਾਂ ਤੋਂ ਹੀ ਕਿਸੇ

ਅਰੋਮਾਥੈਰੇਪਿਸਟ ਨਾਲ ਗੱਲ ਕਰਨੀ ਚਾਹੀਦੀ ਹੈ। ਵਧੇਰੇ ਜਾਣਕਾਰੀ ਲਈ ਵੇਖੋ; ਅਰੋਮਾਥੈਰੇਪੀ ਕਾਉਂਸਿਲ

ਚਿੰਤਨ

Meditation

ਚਿੰਤਨ ਦੇ ਕਈ ਤਰ੍ਹਾਂ ਦੇ ਸਕੂਲ ਹਨ, ਪਰ ਸਾਰਿਆਂ ਦਾ ਉਦੇਸ਼ ਤੁਹਾਡੇ ਮਨ ਨੂੰ ਸ਼ਾਂਤ ਕਰਨਾ ਅਤੇ ਤੁਹਾਨੂੰ ਸ਼ਾਂਤ, ਸਥਿਰ ਅਤੇ ਆਰਾਮ ਦੀ ਅਵਸਥਾ ਵਿੱਚ ਲਿਆਉਣਾ ਹੈ।

ਕੁਝ ਕਿਸਮਾਂ ਦੇ ਚਿੰਤਨ ਵਿਚ ਮਾਇਡਫੁੱਲਨੈੱਸ ਵੀ ਸ਼ਾਮਲ ਹੋ ਸਕਦੀ ਹੈ।

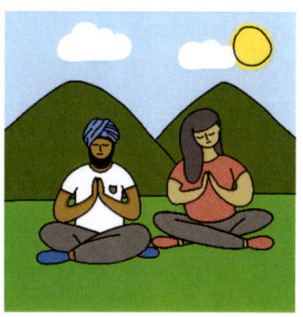

ਜਦ ਕਿ ਇਸ ਗੱਲ ਦਾ ਸਬੂਤ ਮਿਲਿਆ-ਜੁਲਿਆ ਹੈ ਕਿ ਕੀ ਚਿੰਤਨ ਮਾਨਸਿਕ ਸਿਹਤ ਸਮੱਸਿਆਵਾਂ ਦੇ ਇਲਾਜ ਲਈ ਪ੍ਰਭਾਵਸ਼ਾਲੀ ਹੈ, ਬਹੁਤ ਸਾਰੇ ਲੋਕਾਂ ਨੂੰ ਅਰਾਮ ਕਰਨ ਅਤੇ ਇਹ ਤਣਾਉ ਅਤੇ ਚਿੰਤਾ ਦੀਆਂ ਭਾਵਨਾਵਾਂ ਦਾ ਪ੍ਰਬੰਧਨ ਕਰਨ ਦਾ ਇੱਕ ਸਹਾਇਕ ਢੰਗ ਲੱਗਦਾ ਹੈ।

ਬਹੁਤ ਸਾਰੀਆਂ DVDs, ਐਪਾਂ ਅਤੇ ਮੁਫ਼ਤ ਆਨਲਾਈਨ ਵੀਡੀਓ ਹਨ ਜੋ ਤੁਹਾਨੂੰ ਚਿੰਤਨ ਦੇ ਅਭਿਆਸ ਸਿਖਾ ਸਕਦੀਆਂ ਹਨ।

ਵਧੇਰੇ ਜਾਣਕਾਰੀ ਲਈ ਵੇਖੋ; ਸਕੂਲ ਆਫ ਮੈਡਿਟੇਸ਼ਨ , NHS ਚੋਆਇਸਿਜ਼ ਦਾ ਸੌਣ ਦੇ ਸਮੇਂ ਲਈ ਚਿੰਤਨ ਵੀਡੀਓ

ਰਿਫਲੈਕਸੋਲੋਜੀ

Reflexology

ਰਿਫਲੈਕਸੋਲੋਜੀ ਇਸ ਵਿਚਾਰ 'ਤੇ ਅਧਾਰਤ ਹੈ ਕਿ ਤੁਹਾਡੇ ਪੈਰਾਂ, ਹੱਥਾਂ, ਚਿਹਰੇ ਅਤੇ ਕੰਨਾਂ ਦੇ ਵੱਖ-ਵੱਖ ਬਿੰਦੂ ਤੁਹਾਡੀ ਨਸ ਪ੍ਰਣਾਲੀ ਦੇ ਰਾਹੀਂ ਤੁਹਾਡੇ ਸਰੀਰ ਦੇ ਦੂਜੇ ਹਿੱਸਿਆਂ ਨਾਲ ਜੁੜੇ ਹੋਏ ਹਨ।

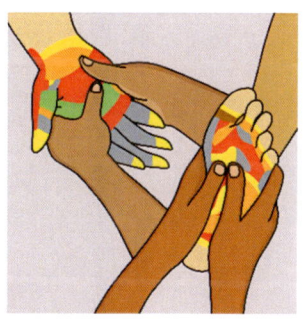

ਇੱਕ ਆਮ ਸੈਸ਼ਨ ਦੇ ਦੌਰਾਨ, ਇੱਕ ਰਿਫਲੈਕਸੋਲੋਜਿਸਟ ਇਹਨਾਂ ਬਿੰਦੂਆਂ 'ਤੇ ਕੋਮਲ ਦਬਾਅ ਪਾਉਣ ਲਈ ਆਪਣੇ ਹੱਥਾਂ ਦੀ ਵਰਤੋਂ ਕਰੇਗਾ।

ਰਿਫਲੈਕਸੋਲੋਜਿਸਟ ਇਸ ਇਲਾਜ ਨੂੰ ਤਣਾਉ ਤੋਂ ਛੁਟਕਾਰਾ ਪਾਉਣ, ਮਿਜ਼ਾਜ ਵਿੱਚ ਸੁਧਾਰ ਕਰਨ ਅਤੇ ਸੌਣ ਵਿੱਚ ਤੁਹਾਡੀ ਸਹਾਇਤਾ ਕਰਨ ਦੇ ਢੰਗ ਵਜੋਂ ਸਿਫਾਰਸ਼ ਕਰਦੇ ਹਨ

ਵਧੇਰੇ ਜਾਣਕਾਰੀ ਲਈ ਵੇਖੋ; ਐਸੋਸਿਏਸ਼ਨ ਆਫ ਰਿਫਲੈਕਸੋਲੋਜਿਸਟ , ਬ੍ਰਿਟਿਸ਼ ਰਿਫਲੈਕਸੋਲੋਜੀ ਐਸੋਸਿਏਸ਼ਨ

ਯੋਗ

Yoga

ਯੋਗ ਵਿੱਚ ਆਤਮ-ਜਾਗਰੂਕਤਾ ਵਧਾਉਣ ਲਈ ਬਣਾਏ ਗਏ ਰੂਹਾਨੀ ਅਤੇ ਸਰੀਰਕ ਅਭਿਆਸ ਸ਼ਾਮਲ ਹੁੰਦੇ ਹਨ, ਜਿਵੇਂ ਕਿ ਸਰੀਰਕ ਮੁਦਰਾ ਦਾ ਕੰਮ, ਸਾਹ ਲੈਣ ਦੀਆਂ ਕਸਰਤਾਂ, ਚਿੰਤਨ, ਆਵਾਜ਼ਾਂ ਸੁਣਨੀਆਂ ਅਤੇ ਦ੍ਰਿਸ਼ ਦੇਖਣੇ।

ਯੋਗ ਦੀਆਂ ਕਈ ਵੱਖ-ਵੱਖ ਕਿਸਮਾਂ ਹਨ, ਜਿਵੇਂ ਹਥਾ (ਸੰਤੁਲਨ ਬਣਾਉਣ ਲਈ ਆਸਣਾਂ ਵਿੱਚੋਂ ਲੰਘਣਾ), ਬਿਕਰਮ (ਗਰਮ ਕਮਰੇ ਵਿੱਚ ਅਭਿਆਸ ਕਰਨਾ) ਅਤੇ ਲਯੈਂਗਰ (ਯੋਗ ਹਰਕਤਾਂ ਨੂੰ ਸਹਾਰਾ ਦੇਣ ਲਈ ਬਲਾਕਾਂ ਅਤੇ ਤਣੀਆਂ ਦੀ ਵਰਤੋਂ)।

ਬਹੁਤ ਸਾਰੇ ਅਧਿਐਨ ਸੁਝਾਅ ਦਿੰਦੇ ਹਨ ਕਿ ਯੋਗ ਉਦਾਸੀਨਤਾ ਅਤੇ ਚਿੰਤਾ ਦੇ ਲੱਛਣਾਂ ਨੂੰ ਘਟਾਉਣ ਵਿੱਚ ਮਦਦਗਾਰ ਹੋ ਸਕਦਾ ਹੈ।

ਆਪਣੇ-ਆਪ ਕੋਸ਼ਿਸ਼ ਕਰਨ ਤੋਂ ਪਹਿਲਾਂ ਕਿਸੇ ਪੇਸ਼ੇਵਰ ਇੰਸਟ੍ਰਕਟਰ (ਸਮੂਹ ਵਿੱਚ ਜਾਂ ਵਿਅਕਤੀਗਤ ਤੌਰ ਤੇ) ਦੇ ਨਾਲ ਘੱਟੋ-ਘੱਟ ਕੁਝ ਕਲਾਸਾਂ ਕਰਨਾ ਚੰਗਾ ਵਿਚਾਰ ਹੈ, ਕਿਉਂਕਿ ਆਸਣ ਨੂੰ ਗਲਤ ਤਰੀਕੇ ਨਾਲ ਸ਼ਾਮਲ ਕਰਨ ਦੀ ਕੋਸ਼ਿਸ਼ ਕਰਨ ਨਾਲ ਸੱਟਾਂ ਲੱਗ ਸਕਦੀਆਂ ਹਨ।

ਜਦੋਂ ਤੁਸੀਂ ਸੁਰੱਖਿਅਤ ਅਤੇ ਵਿਸ਼ਵਾਸ ਮਹਿਸੂਸ ਕਰਦੇ ਹੋ, ਤਾਂ ਬਹੁਤ ਸਾਰੀਆਂ ਕਿਤਾਬਾਂ, DVDs ਅਤੇ ਮੁਫ਼ਤ ਆਨਲਾਈਨ ਸਰੋਤ ਉਪਲਬਧ ਹਨ ਜੋ ਤੁਹਾਨੂੰ ਵਧੇਰੇ ਸਸਤੇ ਤਰੀਕੇ ਨਾਲ ਮਾਰਗ ਦਰਸ਼ਨ ਕਰਨ ਲਈ ਉਪਲਬਧ ਹਨ।

ਵਧੇਰੇ ਜਾਣਕਾਰੀ ਲਈ ਵੇਖੋ; ਬ੍ਰਿਟਿਸ਼ ਵੀਲ ਆਫ ਯੋਗ , NHS ਚੋਆਇਸਿਜ਼ ਕੋਲ ਮੁਫ਼ਤ ਯੋਗ ਵੀਡੀਓ ਹੈ[113]

ਆਰਟ ਥੈਰੇਪੀ

Art Therapy

ਆਰਟ ਥੈਰੇਪੀ (ਕਲਾ ਉਪਚਾਰ) ਵਿੱਚ ਵਿਜ਼ੂਅਲ ਆਰਟ ਸਮੱਗਰੀ ਦੀ ਵਰਤੋਂ ਸ਼ਾਮਲ ਹੈ। ਉਦਾਹਰਨ ਲਈ, ਤੁਸੀਂ ਪੈਨ, ਪੈਨਸਿਲ, ਕ੍ਰੇਓਨ, ਪੇਂਟ, ਚਾਕ, ਮਿੱਟੀ ਜਾਂ ਕੋਲਾਜਿੰਗ ਦੀ ਵਰਤੋਂ ਕਰ ਸਕਦੇ ਹੋ। ਤੁਹਾਨੂੰ ਕਿਸੇ ਵੀ ਕਲਾ ਦੇ ਹੁਨਰ ਜਾਂ ਤਜਰਬੇ ਦੀ ਜ਼ਰੂਰਤ ਨਹੀਂ ਹੈ। ਇਹ ਸਵੈ ਅਤੇ ਭਾਵਨਾਤਮਕ ਪ੍ਰਗਟਾਵੇ ਦਾ ਇੱਕ ਰੂਪ ਹੈ।

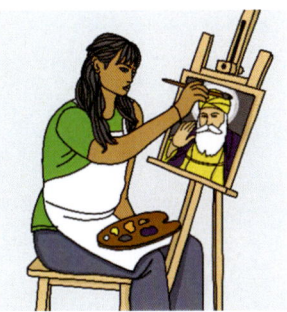

ਤੁਹਾਡੇ ਥੈਰੇਪਿਸਟ ਦੇ ਸਮਰਥਨ ਨਾਲ, ਤੁਸੀਂ ਆਪਣੀਆਂ ਭਾਵਨਾਵਾਂ ਜਾਂ ਤਜਰਬਿਆਂ ਨੂੰ ਜ਼ਾਹਰ ਕਰਨ ਲਈ ਕਲਾ ਸਮੱਗਰੀ ਦੀ ਵਰਤੋਂ ਕਰ ਸਕਦੇ ਹੋ।

ਤੁਹਾਡਾ ਥੈਰੇਪਿਸਟ ਕਈ ਵਾਰ ਵਿਚਾਰ ਜਾਂ ਸੰਕੇਤ ਪ੍ਰਦਾਨ ਕਰ ਸਕਦਾ ਹੈ, ਉਦਾਹਰਨ ਲਈ, ਕੁਝ ਆਰਟ ਥੈਰੇਪੀ ਸਮੂਹ ਹਰੇਕ ਸੈਸ਼ਨ ਵਿੱਚ ਇੱਕ ਥੀਮ ਜਾਂ ਗਤੀਵਿਧੀ 'ਤੇ ਧਿਆਨ ਕੇਂਦ੍ਰਿਤ ਕਰ ਸਕਦੇ ਹਨ।

ਵਧੇਰੇ ਜਾਣਕਾਰੀ ਲਈ ਵੇਖੋ; ਬ੍ਰਿਟਿਸ਼ ਐਸੋਸਿਏਸ਼ਨ ਆਫ ਆਰਟ ਥੈਰੇਪਿਸਟ

ਡਾਂਸ ਥੈਰੇਪੀ

Dance Therapy

ਡਾਂਸ ਥੈਰੇਪੀ ਵਿੱਚ ਸਰੀਰ ਦੀ ਹਰਕਤ ਅਤੇ ਡਾਂਸ ਦੀ ਵਰਤੋਂ ਸ਼ਾਮਲ ਹੁੰਦੀ ਹੈ।

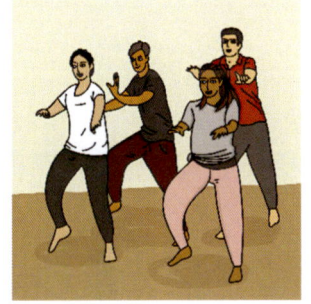

ਉਦਾਹਰਨ ਲਈ, ਤੁਸੀਂ ਵੱਖ-ਵੱਖ ਕਿਸਮਾਂ ਦੀਆਂ ਹਰਕਤਾਂ ਅਤੇ ਤਾਲਾਂ ਦੀ ਪੜਚੋਲ ਕਰ ਸਕਦੇ ਹੋ।

ਕੁਝ ਲੋਕ ਕਹਿੰਦੇ ਹਨ ਕਿ ਡਾਂਸ ਥੈਰੇਪੀ ਨੇ ਉਹਨਾਂ ਦੀ ਆਪਣੇ ਸਰੀਰ ਅਤੇ ਭੌਤਿਕ ਮਾਹੌਲ ਦੇ ਨਾਲ

ਵਧੇਰੇ ਸੰਪਰਕ ਵਿੱਚ ਮਹਿਸੂਸ ਕਰਨ, ਉਹਨਾਂ ਦੇ ਸਰੀਰ ਜਾਂ ਦਿੱਖ ਬਾਰੇ ਮੁਸ਼ਕਿਲ ਭਾਵਨਾਵਾਂ 'ਤੇ ਧਿਆਨ ਦੇਣ ਵਿੱਚ, ਜਾਂ ਸ਼ਬਦਾਂ ਦੀ ਬਜਾਏ ਹਰਕਤਾਂ ਦੁਆਰਾ ਮੁਸ਼ਕਲ ਭਾਵਨਾਵਾਂ ਜਾਂ ਤਜਰਬਿਆਂ ਦੀ ਪੜਚੋਲ ਕਰਨ ਵਿੱਚ ਸਹਾਇਤਾ ਕੀਤੀ ਹੈ।

ਡਾਂਸ ਥੈਰੇਪੀ ਤੁਹਾਡੀ ਦੂਜਿਆਂ ਨਾਲ ਜੁੜਨ ਵਿੱਚ ਵੀ ਸਹਾਇਤਾ ਕਰ ਸਕਦੀ ਹੈ।

ਵਧੇਰੇ ਜਾਣਕਾਰੀ ਲਈ ਵੇਖੋ; ਐਸੋਸਿਏਸ਼ਨ ਫਾਰ ਡਾਂਸ ਮੂਵਮੈਂਟ ਸਾਈਕੋਥੈਰੇਪੀ ਯੂਕੇ

ਡਰਾਮਾ ਥੈਰੇਪੀ

Drama Therapy

ਡਰਾਮਾ ਥੈਰੇਪੀ ਡਰਾਮਾ ਥੈਰੇਪਿਸਟਾਂ ਦੁਆਰਾ ਦਿੱਤੀ ਜਾਂਦੀ ਥੈਰੇਪੀ ਦਾ ਇੱਕ ਵਿਸ਼ੇਸ਼ ਰੂਪ ਹੈ।

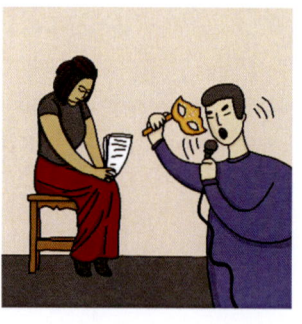

ਥੈਰੇਪਿਸਟਾਂ ਨੂੰ ਸਿਖਲਾਈ ਦਿੱਤੀ ਜਾਂਦੀ ਹੈ ਕਿ ਉਹ ਉਹਨਾਂ ਵੱਖ-ਵੱਖ ਕਿਸਮਾਂ ਦੇ ਡਰਾਮਾ ਅਤੇ ਪ੍ਰਦਰਸ਼ਨ ਦੀਆਂ ਗਤੀਵਿਧੀਆਂ ਦੀ ਪੜਚੋਲ ਕਰਨ ਵਿੱਚ ਤੁਹਾਡੀ ਸਹਾਇਤਾ ਕਰਨ ਜੋ ਤੁਹਾਡੇ ਲਈ ਮਦਦਗਾਰ ਹੋ ਸਕਦੀਆਂ ਹਨ। ਉਦਾਹਰਨ ਲਈ, ਤੁਸੀਂ ਪਾਤਰ ਬਣਾ ਸਕਦੇ ਹੋ, ਕਹਾਣੀਆਂ ਸੁਣਾ ਸਕਦੇ ਹੋ, ਦ੍ਰਿਸ਼ਾਂ ਨੂੰ ਸੁਧਾਰ ਸਕਦੇ ਹੋ, ਭੌਤਿਕ ਸਾਂਗ ਲਗਾ ਸਕਦੇ ਹੋ ਜਾਂ ਕਠਪੁਤਲੀਆਂ ਜਾਂ ਮਾਸਕ ਵਰਤ ਸਕਦੇ ਹੋ।

ਡਰਾਮਾ ਥੈਰੇਪੀ ਕਰਨ ਲਈ ਤੁਹਾਨੂੰ ਕਿਸੇ ਅਦਾਕਾਰੀ ਜਾਂ ਰੰਗਮੰਚ ਦੇ ਹੁਨਰ ਜਾਂ ਤਜਰਬੇ ਦੀ ਜ਼ਰੂਰਤ ਨਹੀਂ ਹੁੰਦੀ।

ਕੁਝ ਲੋਕਾਂ ਲਈ ਇਹ ਮੁਸ਼ਕਲ ਭਾਵਨਾਵਾਂ ਜਾਂ ਤਜਰਬਿਆਂ ਨੂੰ ਸੁਰੱਖਿਅਤ ਢੰਗ ਨਾਲ ਜ਼ਾਹਰ ਕਰਨ ਜਾਂ ਹੱਲ ਕਰਨ ਦਾ ਢੰਗ ਪ੍ਰਦਾਨ ਕਰ ਸਕਦਾ ਹੈ। ਇਹ ਚੰਚਲ ਬਣਨ ਅਤੇ ਉਹਨਾਂ ਦੀ ਕਲਪਨਾ ਨੂੰ ਸਵੈ-ਪ੍ਰਗਟਾਵੇ ਅਤੇ ਡਰਾਮੇ ਰਾਹੀਂ ਇਸਤੇਮਾਲ ਕਰਨ ਦਾ ਇੱਕ ਢੰਗ ਹੈ।

ਵਧੇਰੇ ਜਾਣਕਾਰੀ ਲਈ ਵੇਖੋ; ਬ੍ਰਿਟਿਸ਼ ਐਸੋਸਿਏਸ਼ਨ ਆਫ ਡਰਾਮਾ ਥੈਰੇਪਿਸਟ

ਸੰਗੀਤ ਥੈਰੇਪੀ

Music Therapy

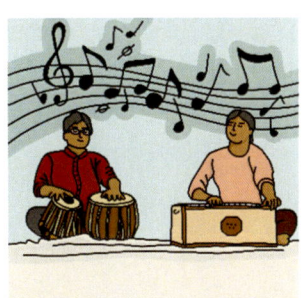

ਸੰਗੀਤ ਥੈਰੇਪੀ ਵਿੱਚ ਸੰਗੀਤ ਅਤੇ ਆਵਾਜ਼ ਦੀ ਪੜਚੋਲ ਸ਼ਾਮਲ ਹੁੰਦੀ ਹੈ। ਤੁਹਾਨੂੰ ਇਹ ਜਾਣਨ ਦੀ ਲੋੜ ਨਹੀਂ ਹੈ ਕਿ ਸੰਗੀਤ ਨੂੰ ਕਿਵੇਂ ਪੜ੍ਹਨਾ ਹੈ ਜਾਂ ਕਿਸੇ ਸੰਗੀਤ ਦੇ ਉਪਕਰਣਾਂ ਨੂੰ ਚਲਾਉਣ ਦੇ ਯੋਗ ਹੋਣ ਦੀ ਲੋੜ ਨਹੀਂ ਹੁੰਦੀ।

ਸਾਰੇ ਮਨੁੱਖ ਸੰਗੀਤ 'ਤੇ ਪ੍ਰਤਿਕਿਰਿਆ ਕਰ ਸਕਦੇ ਹਨ, ਅਤੇ ਸੰਗੀਤ ਦੀ ਥੈਰੇਪੀ ਇਸ ਕਨੈਕਸ਼ਨ ਦੀ ਵਰਤੋਂ ਇਲਾਜ ਵਾਲਾ ਤਜ਼ਰਬਾ ਮਹਿਸੂਸ ਕਰਨ ਵਿੱਚ ਤੁਹਾਡੀ ਸਹਾਇਤਾ ਲਈ ਕਰਦੀ ਹੈ।

ਸੰਗੀਤ ਥੈਰੇਪਿਸਟ ਅਕਸਰ ਸਾਧਨ ਪ੍ਰਦਾਨ ਕਰਦੇ ਹਨ ਜੋ ਵਰਤੋਂ ਵਿੱਚ ਆਸਾਨ ਹਨ ਜਿਵੇਂ ਕਿ ਸਿੰਬਲ, ਲੱਕੜ ਦੇ ਬਲਾਕ ਜਾਂ ਘੰਟੀਆਂ।

ਆਪਣੇ ਥੈਰੇਪਿਸਟ ਦੇ ਨਾਲ ਮਿਲ ਕੇ, ਤੁਸੀਂ ਸੰਵਾਦ ਕਰਨ ਅਤੇ ਆਪਣੀਆਂ ਭਾਵਨਾਵਾਂ ਜ਼ਾਹਰ ਕਰਨ ਦੇ ਢੰਗਾਂ ਦੀ ਪੜਚੋਲ ਕਰਨ ਲਈ ਸੰਗੀਤ ਸੁਣ ਸਕਦੇ ਹੋ ਜਾਂ ਵੱਖ-ਵੱਖ ਕਿਸਮਾਂ ਦੇ ਉਪਕਰਣਾਂ ਦੀ ਵਰਤੋਂ ਕਰ ਸਕਦੇ ਹੋ। ਉਦਾਹਰਨ ਲਈ, ਤੁਸੀਂ ਅਤੇ ਤੁਹਾਡਾ ਥੈਰੇਪਿਸਟ ਮਿਲ ਕੇ ਆਵਾਜ਼ਾਂ ਕੱਢ ਸਕਦੇ ਹੋ ਜੋ ਤੁਹਾਡੇ ਲਈ ਉਪਚਾਰਕ ਮਹਿਸੂਸ ਹੁੰਦੀਆਂ ਹਨ।

ਵਧੇਰੇ ਜਾਣਕਾਰੀ ਲਈ ਵੇਖੋ; ਬ੍ਰਿਟਿਸ਼ ਐਸੋਸਿਏਸ਼ਨ ਫਾਰ ਮਿਊਜ਼ਿਕ ਥੈਰੇਪੀ[114]

ਸਮੂਹ ਥੈਰੇਪੀ ਅਤੇ ਇੱਕ ਨਾਲ ਇੱਕ ਦਾ ਇਲਾਜ

Group Therapy and One-to-One Therapy

ਕਿਸੇ ਵੀ ਸਮੂਹ ਜਾਂ 1-2-1 ਥੈਰੇਪੀ ਲਈ, ਥੈਰੇਪੀ ਸ਼ੁਰੂ ਕਰਨ ਤੋਂ ਪਹਿਲਾਂ ਜਾਂ ਉਸ ਵਿਅਕਤੀ ਨੂੰ ਜੋ ਤੁਹਾਨੂੰ ਥੈਰੇਪੀ ਲਈ ਭੇਜ ਰਿਹਾ ਹੈ, ਹੇਠਾਂ ਦਿੱਤੇ ਬਾਰੇ ਪੁੱਛਣਾ ਮਹੱਤਵਪੂਰਨ ਹੈ:

- ਉਹਨਾਂ ਦੇ ਹੁਨਰ ਅਤੇ ਯੋਗਤਾਵਾਂ।

- ਉਹਨਾਂ ਦੀ ਗੁਪਤਤਾ ਅਤੇ ਸੁਰੱਖਿਆ ਨੀਤੀ।

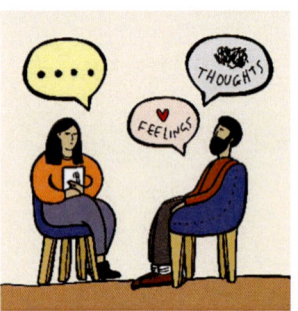

- ਉਹ ਕਿਸ ਕਿਸਮ ਦੀ ਥੈਰੇਪੀ ਦਾ ਅਭਿਆਸ ਕਰਦੇ ਹਨ। ਇਹ ਇੱਕ ਮਾਹਰ ਥੈਰੇਪੀ ਹੋ ਸਕਦੀ ਹੈ (ਉਦਾਹਰਨ ਲਈ, ਕੁਝ ਥੈਰੇਪਿਸਟ ਬੱਚਿਆਂ ਜਾਂ ਇੱਕ ਖਾਸ ਲਿੰਗ ਜਾਂ ਸਮੂਹਾਂ ਦੇ ਨਾਲ ਕੰਮ ਕਰਨ ਵਿੱਚ ਮਾਹਰ ਹਨ)।

- ਤੁਹਾਡੇ ਦੁਆਰਾ ਸਾਹਮਣਾ ਕੀਤੀਆਂ ਜਾ ਰਹੀਆਂ ਸਮੱਸਿਆ ਜਾਂ ਮੁਸ਼ਕਲ ਨਾਲ ਥੈਰੇਪਿਸਟ ਦੇ ਅਨੁਭਵ ਦੀ ਮਿਆਦ।

- ਕੀ ਕੋਈ ਉਡੀਕ ਸੂਚੀ ਹੈ ਅਤੇ ਤੁਹਾਨੂੰ ਅਪਾਇੰਟਮੈਂਟ ਲੈਣ ਵਿੱਚ ਕਿੰਨਾ ਸਮਾਂ ਲੱਗੇਗਾ।

- ਥੈਰੇਪੀ ਕਿੰਨਾ ਚਿਰ ਤੱਕ ਰਹੇਗੀ ਅਤੇ ਤੁਸੀਂ ਇਸ ਤੋਂ ਕੀ ਉਮੀਦ ਕਰ ਸਕਦੇ ਹੋ।

- ਕਿਸੇ ਵੀ ਕਿਸਮ ਦੀ ਥੈਰੇਪੀ ਦੇ ਨਾਲ ਸ਼ਾਮਲ ਲਾਭ ਅਤੇ ਜੋਖਮ।

- ਜੇ ਤੁਸੀਂ ਕਿਸੇ ਅਪਾਇੰਟਮੈਂਟ ਨੂੰ ਰੱਦ ਕਰਦੇ ਹੋ ਜਾਂ ਖੁੰਝਾ ਦਿੰਦੇ ਹੋ ਤਾਂ ਕੀ ਹੁੰਦਾ ਹੈ।

- ਥੈਰੇਪੀ ਦੀ ਲਾਗਤ।

- ਇਹ ਪੱਕਾ ਕਰੋ ਕਿ ਜੇ ਤੁਹਾਡੀ ਕੋਈ ਅਸਮਰਥਤਾ ਹੈ ਅਤੇ ਸੈਸ਼ਨਾਂ ਵਿੱਚ ਸ਼ਾਮਲ ਹੋਣਾ ਜਾਂ ਹਿੱਸਾ ਲੈਣਾ ਸੌਖਾ ਬਣਾਉਣ ਲਈ ਤੁਹਾਨੂੰ ਢੁਕਵੀਂ ਵਿਵਸਥਾ ਦੀ ਜ਼ਰੂਰਤ ਹੈ।

- ਜੇ ਤੁਸੀਂ ਉਲਝਣ ਵਿੱਚ ਹੋ ਜਾਂ ਕਿਸੇ ਵੀ ਚੀਜ਼ ਬਾਰੇ ਯਕੀਨੀ ਨਹੀਂ ਹੋ ਤਾਂ ਸਪਸ਼ਟੀਕਰਨ ਦੀ ਮੰਗ ਕਰੋ ਜਾਂ ਕਿਸੇ ਭਰੋਸੇਮੰਦ ਦੋਸਤ ਜਾਂ ਪਰਿਵਾਰ ਦੇ ਮੈਂਬਰ ਦੀ ਸਲਾਹ ਲੈਣ ਲਈ ਉਸ ਨਾਲ ਗੱਲ ਕਰੋ।

ਤੁਹਾਡੀਆਂ ਵਿਸ਼ੇਸ਼ ਜ਼ਰੂਰਤਾਂ ਜਾਂ ਤਰਜੀਹਾਂ ਦਾ ਜ਼ਿਕਰ ਕਰਨਾ ਵੀ ਮਹੱਤਵਪੂਰਨ ਹੈ। ਉਦਾਹਰਨ ਲਈ, ਜੇ ਤੁਸੀਂ ਕਿਸੇ ਵਿਸ਼ੇਸ਼ ਲਿੰਗ ਦੇ ਚਿਕਿਤਸਕ, ਜਾਂ ਤੁਹਾਡੀ ਪਹਿਲੀ ਭਾਸ਼ਾ ਬੋਲਣ ਵਾਲੇ, ਜਾਂ ਕਿਸੇ ਵਿਸ਼ੇਸ਼ ਮਹਾਰਤ ਵਾਲੇ ਚਿਕਿਤਸਕ ਨੂੰ ਮਿਲਣ ਵਿੱਚ ਬਹੁਤ ਜ਼ਿਆਦਾ ਅਰਾਮਦੇਹ ਮਹਿਸੂਸ ਕਰੋਗੇ।

ਜੇ ਤੁਹਾਨੂੰ ਕਿਸੇ ਡਾਕਟਰ ਦੁਆਰਾ ਡਾਕਟਰੀ ਪੇਸ਼ੇਵਰ ਕੋਲ ਨਹੀਂ ਭੇਜਿਆ ਗਿਆ ਹੈ, ਤਾਂ ਥੈਰੇਪੀ ਦੀ ਲਾਗਤ ਅਤੇ ਥੈਰੇਪੀ ਦੀਆਂ ਪ੍ਰਕਿਰਿਆਵਾਂ ਬਾਰੇ ਗੱਲ ਕਰਨਾ ਮਹੱਤਵਪੂਰਨ ਹੁੰਦਾ ਹੈ।

References

113. Mind, 2019, *Mind* 16 September 2020 https://www.mind.org.uk/information-support/drugs-and-treatments/complementary-and-alternative-therapies/list-of-complementary-alternative-therapies/

114. Mind, 2019, *Mind Supports* 16 September 2020 https://www.mind.org.uk/information-support/drugs-and-treatments/arts-and-creative-therapies/types-of-arts-and-creative-therapies/

Glossary

ਸ਼ਬਦਾਵਲੀ

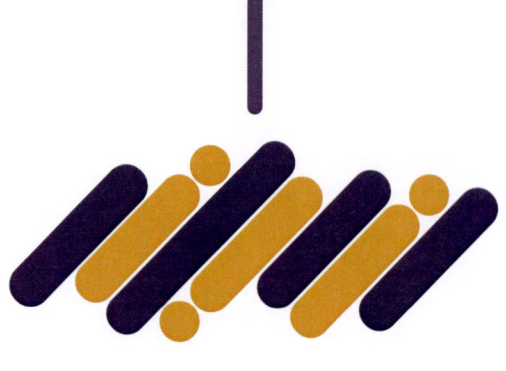

Glossary

Therapies

Cognitive behavioural therapy (CBT)

Cognitive behavioural therapy (CBT) is a talking therapy that can help you manage your problems by changing the way you think and behave. It's most commonly used to treat anxiety and depression but can be useful for other mental and physical health problems.

CBT is based on the concept that your thoughts, feelings, physical sensations and actions are interconnected, and that negative thoughts and feelings can trap you in a vicious cycle.

CBT aims to help you deal with overwhelming problems in a more positive way by breaking them down into smaller parts. You're shown how to change these negative patterns to improve the way you feel.

Unlike some other talking treatments, CBT deals with your current problems, rather than focusing on issues from your past. It looks for practical ways to improve your state of mind on a daily basis.

Talking Therapy

Talk therapy is an alternate name for the various forms of psychotherapy that emphasize the importance of the client or patient speaking to the therapist as the main means of expressing and resolving issues. Talking treatments can help you understand your experiences and develop coping strategies to deal with them.

Family Therapy

You may be offered family therapy (sometimes called family intervention or systemic therapy). Family therapy can help you understand any difficulties you are going through as a family.

Trauma-Focused Cognitive Behavioural Therapy (TF-CBT)

This is a form of cognitive behavioural therapy (CBT) specifically adapted for PTSD. NICE recommends that you are offered 8–12 regular sessions of around 60–90 minutes, seeing the same therapist at least once a week.

Eye Movement Desensitisation and Reprocessing (EMDR)

This is a fairly new treatment that can reduce PTSD symptoms, such as being easily startled. It involves making rhythmic eye movements while recalling the traumatic event. The rapid eye movements are intended to create a similar effect to the way your brain processes memories and experiences while you're sleeping. EMDR UK & Ireland – a professional association of EMDR clinicians and researchers.[115]

Focal Psychodynamic Therapy (FPT)

This is a treatment for Anorexia. It is a form of therapy based on the idea that mental health conditions may relate to past unresolved conflicts. The therapy encourages people to think about early events that may have impacted their mental health and help them find healthy ways to cope with negative feelings.[116]

Interpersonal Therapy

This is a form of therapy that looks at the effect your relationship with others and with the outside world has on your mental health. It helps you to understand the feelings involved and develop healthy coping strategies. This can be part of the treatment for all kinds of eating disorders.

Counselling

A type of talking therapy where you can talk about your thoughts and feelings, which aims to help you overcome emotional issues that you're struggling with. Either on a one to one basis or in a support group.[117]

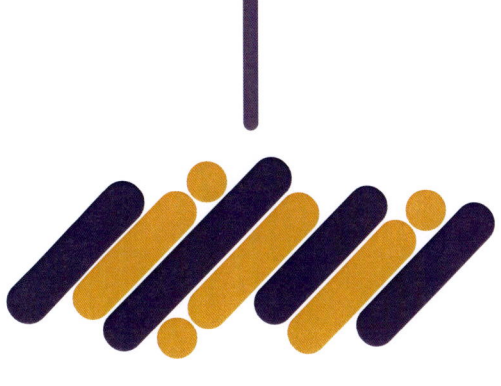

Medical Professionals

Approved Mental Health Practitioner

This role relates to the Mental Health Act 1983. If someone needs compulsory treatment, they will be involved in that decision. They act in the best interests of the patient and ensure that they understand their rights and are treated with dignity.

CPN Community Psychiatric Nurse or CMHN Community Mental Health Nurse

A mental health nurse who may visit patients at home to support them as they go through treatment.

Psychiatrist

The doctor who specialises in psychiatry, in this field of medicine that involves the assessment, diagnosis and treatment of mental health conditions.

Psychotherapist

Someone who is trained to deliver one or more types of therapy. You can see whether your psychotherapist is registered at the British Association of Counselling and Psychotherapy, to see which type of therapy services they provide.

Psychologist

Is trained in psychology, they study how people think and behave. You might work with a clinical psychologist if you go through some form of therapy as part of your treatment. It's advisable to check your psychologist is registered with the British Psychological Society.

Dietitian

A qualified health professional who can assess, diagnose, and treat dietary problems. They are registered professionals with the professional body, the Health and Care Professions Council.

Care Worker/Care Support Worker

Provides support to a person in need of care, improving their lives by attending to their specific needs, and assisting them with their daily tasks. Care Workers may find themselves working with children, the elderly, and people with disabilities or learning difficulties.[118]

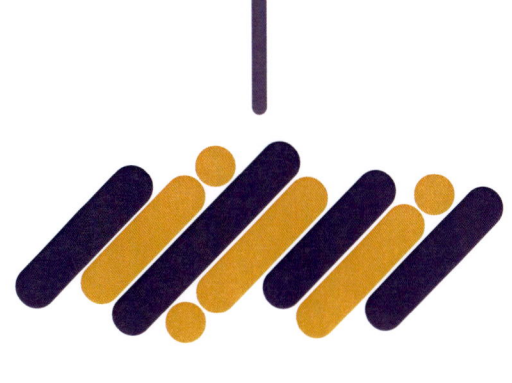

ਸ਼ਬਦਾਵਲੀ

Glossary

ਥੈਰੇਪੀਆਂ

Therapies

ਬੋਧਿਕ ਵਿਹਾਰ ਸਬੰਧੀ ਥੈਰੇਪੀ (CBT)

Cognitive behavioural therapy (CBT)

ਬੋਧਿਕ ਵਿਹਾਰ ਸਬੰਧੀ ਥੈਰੇਪੀ (CBT) ਇੱਕ ਗੱਲਬਾਤ ਥੈਰੇਪੀ ਹੁੰਦੀ ਹੈ ਜੋ ਤੁਹਾਡੇ ਸੋਚਣ ਅਤੇ ਵਿਹਾਰ ਨੂੰ ਬਦਲਣ ਦੁਆਰਾ ਤੁਹਾਡੀਆਂ ਮੁਸ਼ਕਲਾਂ ਦਾ ਪ੍ਰਬੰਧਨ ਕਰਨ ਵਿੱਚ ਸਹਾਇਤਾ ਕਰ ਸਕਦੀ ਹੈ। ਇਸ ਨੂੰ ਆਮ ਤੌਰ 'ਤੇ ਵਿਆਕੁਲਤਾ ਅਤੇ ਉਦਾਸੀ ਦਾ ਉਪਚਾਰ ਕਰਨ ਲਈ ਵਰਤਿਆ ਜਾਂਦਾ ਹੈ ਪਰ ਇਹ ਮਾਨਸਿਕ ਅਤੇ ਸਰੀਰਕ ਸਿਹਤ ਦੀਆਂ ਹੋਰ ਸਮੱਸਿਆਵਾਂ ਲਈ ਲਾਭਦਾਇਕ ਹੋ ਸਕਦੀ ਹੈ।

CBT ਇਸ ਧਾਰਨਾ 'ਤੇ ਅਧਾਰਤ ਹੈ ਕਿ ਤੁਹਾਡੇ ਵਿਚਾਰ, ਭਾਵਨਾਵਾਂ, ਸਰੀਰਕ ਸੰਵੇਦਨਾਵਾਂ ਅਤੇ ਕਿਰਿਆਵਾਂ ਆਪਸ ਵਿੱਚ ਜੁੜੇ ਹੋਏ ਹਨ, ਅਤੇ ਨਕਾਰਾਤਮਕ ਵਿਚਾਰ ਅਤੇ ਭਾਵਨਾਵਾਂ ਤੁਹਾਨੂੰ ਇੱਕ ਦੁਸ਼ਟ ਚੱਕਰ ਵਿੱਚ ਫਸਾ ਸਕਦੀਆਂ ਹਨ।

CBT ਦਾ ਟੀਚਾ ਹੈ ਮੁਸ਼ਕਲਾਂ ਨੂੰ ਛੋਟੇ ਹਿੱਸਿਆਂ ਵਿੱਚ ਤੋੜ ਕੇ ਵਧੇਰੇ ਸਕਾਰਾਤਮਕ ਢੰਗ ਨਾਲ ਨਜਿੱਠਣ ਵਿੱਚ ਤੁਹਾਡੀ ਮਦਦ ਕਰਨੀ। ਤੁਹਾਨੂੰ ਦਿਖਾਇਆ ਜਾਂਦਾ ਹੈ ਕਿ ਆਪਣੇ ਮਹਿਸੂਸ ਕਰਨ ਦੇ ਢੰਗ ਵਿੱਚ ਸੁਧਾਰ ਲਿਆ ਕੇ ਇਹਨਾਂ ਨਕਾਰਾਤਮਕ ਪੈਟਰਨਾਂ ਨੂੰ ਕਿਵੇਂ ਬਦਲਿਆ ਜਾਵੇ।

ਕੁਝ ਹੋਰ ਗੱਲਬਾਤ ਵਾਲੇ ਉਪਚਾਰਾਂ ਦੇ ਉਲਟ, ਤੁਹਾਡੇ ਅਤੀਤ ਦੇ ਮੁੱਦਿਆਂ 'ਤੇ ਕੇਂਦ੍ਰਿਤ ਕਰਨ ਦੀ ਬਜਾਏ CBT ਤੁਹਾਡੀਆਂ ਮੌਜੂਦਾ ਸਮੱਸਿਆਵਾਂ ਨਾਲ ਨਜਿੱਠਦੀ ਹੈ। ਇਹ ਤੁਹਾਡੇ ਮਨ ਦੀ ਸਥਿਤੀ ਨੂੰ ਰੋਜ਼ਾਨਾ ਦੇ ਅਧਾਰ 'ਤੇ ਬਿਹਤਰ ਬਣਾਉਣ ਦੇ ਵਿਹਾਰਕ ਤਰੀਕਿਆਂ ਦੀ ਭਾਲ ਕਰਦੀ ਹੈ।

ਗੱਲਬਾਤ ਥੈਰੇਪੀ

Talking Therapy

ਗੱਲਬਾਤ ਥੈਰੇਪੀ ਮਨੋਵਿਗਿਆਨਕ ਥੈਰੇਪੀ ਦੇ ਵੱਖ-ਵੱਖ ਰੂਪਾਂ ਦਾ ਇੱਕ ਵਿਕਲਪਿਕ ਨਾਮ ਹੈ ਜੋ ਗੱਲਬਾਤ ਨੂੰ ਗਾਹਕ ਜਾਂ ਮਰੀਜ਼ ਦੀ ਥੈਰੇਪਿਸਟ ਨਾਲ ਮਸਲਿਆਂ ਨੂੰ ਜ਼ਾਹਰ ਕਰਨ ਅਤੇ ਹੱਲ ਕਰਨ ਦੇ ਮੁੱਖ ਸਾਧਨ ਵਜੋਂ ਮਹੱਤਵ 'ਤੇ ਜ਼ੋਰ ਦਿੰਦੀ ਹੈ। ਗੱਲਬਾਤ ਕਰਨ ਵਾਲੇ ਉਪਚਾਰ ਤੁਹਾਡੇ ਤਜਰਬਿਆਂ ਨੂੰ ਸਮਝਣ ਅਤੇ ਉਹਨਾਂ ਨਾਲ ਨਜਿੱਠਣ ਲਈ ਮੁਕਾਬਲਾ ਕਰਨ ਦੀਆਂ ਰਣਨੀਤੀਆਂ ਵਿਕਸਿਤ ਕਰਨ ਵਿੱਚ ਸਹਾਇਤਾ ਕਰ ਸਕਦੇ ਹਨ।

ਪਰਿਵਾਰਕ ਥੈਰੇਪੀ

Family Therapy

ਤੁਹਾਨੂੰ ਪਰਿਵਾਰਕ ਥੈਰੇਪੀ (ਕਈ ਵਾਰ ਪਰਿਵਾਰਕ ਦਖ਼ਲ ਜਾਂ ਸਿਸਟਮਿਕ ਥੈਰੇਪੀ ਵੀ ਕਿਹਾ ਜਾਂਦਾ ਹੈ) ਦੀ ਪੇਸ਼ਕਸ਼ ਕੀਤੀ ਜਾ ਸਕਦੀ ਹੈ। ਪਰਿਵਾਰਕ ਥੈਰੇਪੀ ਕਿਸੇ ਵੀ ਮੁਸ਼ਕਲਾਂ ਨੂੰ ਸਮਝਣ ਵਿੱਚ ਤੁਹਾਡੀ ਸਹਾਇਤਾ ਕਰ ਸਕਦੀ ਹੈ ਜਿਨ੍ਹਾਂ ਦਾ ਤੁਸੀਂ ਇੱਕ ਪਰਿਵਾਰ ਵਜੋਂ ਸਾਹਮਣਾ ਕਰ ਰਹੇ ਹੋ।

ਸਦਮਾ-ਕੇਂਦ੍ਰਿਤ ਬੋਧਿਕ ਵਿਹਾਰ ਸਬੰਧੀ ਥੈਰੇਪੀ

Trauma-Focused Cognitive Behavioural Therapy (TF-CBT)

ਇਹ ਬੋਧਿਕ ਵਿਹਾਰ ਸਬੰਧੀ ਥੈਰੇਪੀ (CBT) ਦਾ ਇੱਕ ਰੂਪ ਹੈ ਜਿਸ ਨੂੰ ਵਿਸ਼ੇਸ਼ ਤੌਰ 'ਤੇ PTSD ਲਈ ਅਨੁਕੂਲ ਬਣਾਇਆ ਗਿਆ ਹੈ। NICE ਸਿਫਾਰਸ਼ ਕਰਦਾ ਹੈ ਕਿ ਤੁਹਾਨੂੰ ਹਫ਼ਤੇ ਵਿੱਚ ਘੱਟੋ-ਘੱਟ ਇੱਕ ਵਾਰ ਇਕੋ ਥੈਰੇਪਿਸਟ ਨੂੰ ਮਿਲਕੇ, ਲਗਭਗ 60-90 ਮਿੰਟ ਦੇ 8-12 ਨਿਯਮਿਤ ਸੈਸ਼ਨਾਂ ਦੀ ਪੇਸ਼ਕਸ਼ ਕੀਤੀ ਜਾਂਦੀ ਹੈ।

ਆਈ ਮੂਵਮੈਂਟ ਡਿਸੈਨਸੀਟਾਈਜੇਸ਼ਨ ਐਂਡ ਰਿਪ੍ਰੋਸੈਸਿੰਗ

Eye Movement Desensitisation and Reprocessing (EMDR)

ਇਹ ਇੱਕ ਕਾਫ਼ੀ ਨਵਾਂ ਉਪਚਾਰ ਹੈ ਜੋ PTSD ਦੇ ਲੱਛਣਾਂ ਨੂੰ ਘਟਾ ਸਕਦਾ ਹੈ ਜਿਵੇਂ ਕਿ ਆਸਾਨੀ ਨਾਲ ਹੈਰਾਨ ਹੋ ਜਾਣਾ। ਇਸ ਵਿੱਚ ਦੁਖਦਾਈ ਘਟਨਾ ਨੂੰ ਯਾਦ ਕਰਦਿਆਂ ਅੱਖਾਂ ਦੀਆਂ ਤਾਲਬੱਧ ਹਰਕਤਾਂ ਕਰਨਾ ਸ਼ਾਮਲ ਹੁੰਦਾ ਹੈ। ਤੇਜ਼ ਅੱਖਾਂ ਦੀਆਂ ਹਰਕਤਾਂ ਦਾ ਉਦੇਸ਼ ਉਸੇ ਤਰ੍ਹਾਂ ਦਾ ਪ੍ਰਭਾਵ ਪੈਦਾ ਕਰਨਾ ਹੈ ਜਿਸ ਤਰ੍ਹਾਂ ਤੁਹਾਡਾ ਦਿਮਾਗ ਯਾਦਾਂ ਅਤੇ ਤਜਰਬਿਆਂ 'ਤੇ ਉਸ ਵੇਲੇ ਕਾਰਵਾਈ ਕਰਦਾ ਹੈ ਜਦੋਂ ਤੁਸੀਂ ਸੌਂ ਰਹੇ ਹੁੰਦੇ ਹੋ। EMDR UK ਅਤੇ ਆਇਰਲੈਂਡ - EMDR ਕਲੀਨਿਕ ਕਰਮਚਾਰੀਆਂ ਅਤੇ ਖੋਜਕਰਤਾਵਾਂ ਦੀ ਇੱਕ ਪੇਸ਼ੇਵਰ ਐਸੋਸਿਏਸ਼ਨ ਹੈ[115]

ਫੋਕਲ ਸਾਈਕੋਡਾਇਨਾਮਿਕ ਥੈਰੇਪੀ

Focal Psychodynamic Therapy (FPT)

ਇਹ ਐਨੋਰੈਕਸੀਆ ਦਾ ਉਪਚਾਰ ਹੈ। ਇਹ ਇਸ ਵਿਚਾਰ ਦੇ ਅਧਾਰ 'ਤੇ ਥੈਰੇਪੀ ਦਾ ਇੱਕ ਰੂਪ ਹੈ ਕਿ ਮਾਨਸਿਕ ਸਿਹਤ ਦੀਆਂ ਸਥਿਤੀਆਂ ਪਿਛਲੇ ਅਣਸੁਲਝੇ ਟਕਰਾਵਾਂ ਨਾਲ ਸੰਬੰਧਿਤ ਹੋ ਸਕਦੀਆਂ ਹਨ। ਥੈਰੇਪੀ ਲੋਕਾਂ ਨੂੰ ਸ਼ੁਰੂਆਤੀ ਘਟਨਾਵਾਂ ਬਾਰੇ ਸੋਚਣ ਲਈ ਉਤਸ਼ਾਹਿਤ ਕਰਦੀ ਹੈ ਜਿਨ੍ਹਾਂ ਨੇ ਉਹਨਾਂ ਦੀ ਮਾਨਸਿਕ ਸਿਹਤ ਨੂੰ

ਪ੍ਰਭਾਵਿਤ ਕੀਤਾ ਹੈ ਅਤੇ ਨਕਾਰਾਤਮਕ ਭਾਵਨਾਵਾਂ ਨਾਲ ਸਿੱਝਣ ਲਈ ਸਿਹਤਮੰਦ ਢੰਗ ਲੱਭਣ ਵਿੱਚ ਉਹਨਾਂ ਦੀ ਸਹਾਇਤਾ ਕਰਦੀ ਹੈ।[116]

ਇੰਟਰਪਰਸਨਲ ਥੈਰੇਪੀ

Interpersonal Therapy

ਇਹ ਥੈਰੇਪੀ ਦਾ ਅਜਿਹਾ ਰੂਪ ਹੈ ਜੋ ਦੂਜਿਆਂ ਅਤੇ ਬਾਹਰੀ ਦੁਨੀਆਂ ਨਾਲ ਤੁਹਾਡੇ ਸੰਬੰਧ ਦਾ ਤੁਹਾਡੀ ਮਾਨਸਿਕ ਸਿਹਤ 'ਤੇ ਪ੍ਰਭਾਵ ਨੂੰ ਦੇਖਦੀ ਹੈ। ਇਹ ਸ਼ਾਮਲ ਭਾਵਨਾਵਾਂ ਨੂੰ ਸਮਝਣ ਅਤੇ ਸਿਹਤਮੰਦ ਢੰਗ ਨਾਲ ਮੁਕਾਬਲਾ ਕਰਨ ਦੀਆਂ ਰਣਨੀਤੀਆਂ ਵਿਕਸਿਤ ਕਰਨ ਵਿੱਚ ਤੁਹਾਡੀ ਸਹਾਇਤਾ ਕਰਦੀ ਹੈ। ਇਹ ਖਾਣ ਦੇ ਹਰ ਤਰਾਂ ਦੇ ਵਿਕਾਰਾਂ ਦੇ ਉਪਚਾਰ ਦਾ ਹਿੱਸਾ ਹੋ ਸਕਦੀ ਹੈ।

ਕਾਉਂਸਲਿੰਗ

Counselling

ਇੱਕ ਕਿਸਮ ਦੀ ਗੱਲਬਾਤ ਥੈਰੇਪੀ ਜਿੱਥੇ ਤੁਸੀਂ ਆਪਣੇ ਵਿਚਾਰਾਂ ਅਤੇ ਭਾਵਨਾਵਾਂ ਬਾਰੇ ਗੱਲ ਕਰ ਸਕਦੇ ਹੋ, ਜਿਸਦਾ ਉਦੇਸ਼ ਉਹਨਾਂ ਭਾਵਨਾਤਮਕ ਮੁੱਦਿਆਂ ਨੂੰ ਦੂਰ ਕਰਨ ਵਿੱਚ ਤੁਹਾਡੀ ਮਦਦ ਕਰਨਾ ਹੈ ਜਿਨ੍ਹਾਂ ਨਾਲ ਤੁਸੀਂ ਸੰਘਰਸ਼ ਕਰ ਰਹੇ ਹੋ। ਜਾਂ ਤਾਂ ਆਮੋ-ਸਾਹਮਣੇ ਦੇ ਅਧਾਰ 'ਤੇ ਜਾਂ ਸਹਾਇਤਾ ਸਮੂਹ ਦੇ ਵਿੱਚ[117]

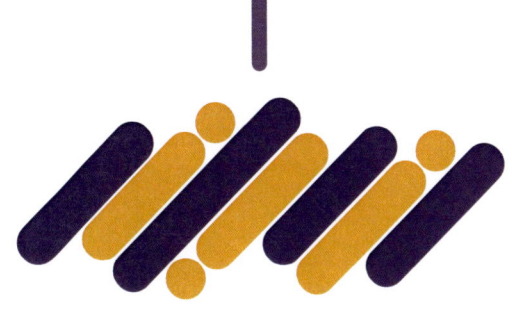

ਡਾਕਟਰੀ ਪੇਸ਼ੇਵਰ

Medical Professionals

ਪ੍ਰਵਾਨਿਤ ਮਾਨਸਿਕ ਸਿਹਤ ਪ੍ਰੈਕਟੀਸ਼ਨਰ

Approved Mental Health Practitioner

ਇਹ ਭੂਮਿਕਾ ਮਾਨਸਿਕ ਸਿਹਤ ਐਕਟ 1983 ਨਾਲ ਸੰਬੰਧਿਤ ਹੈ। ਜੇ ਕਿਸੇ ਨੂੰ ਲਾਜ਼ਮੀ ਉਪਚਾਰ ਦੀ ਜ਼ਰੂਰਤ ਹੈ, ਤਾਂ ਉਹ ਇਸ ਫੈਸਲੇ ਵਿੱਚ ਸ਼ਾਮਲ ਹੋਣਗੇ। ਉਹ ਮਰੀਜ਼ ਦੇ ਸਭ ਤੋਂ ਚੰਗੇ ਹਿੱਤਾਂ ਲਈ ਕੰਮ ਕਰਦੇ ਹਨ ਅਤੇ ਇਹ ਪੱਕਾ ਕਰਦੇ ਹਨ ਕਿ ਉਹ ਆਪਣੇ ਅਧਿਕਾਰਾਂ ਨੂੰ ਸਮਝਦੇ ਹਨ ਅਤੇ ਉਹਨਾਂ ਨਾਲ ਸਤਿਕਾਰ ਨਾਲ ਵਿਵਹਾਰ ਕੀਤਾ ਜਾਂਦਾ ਹੈ।

ਕਮਿਉਨਿਟੀ ਸਾਇਕਿਏਟ੍ਰਿਕ ਨਰਸ ਜਾਂ CMHN ਕਮਿਉਨਿਟੀ ਮੈਂਟਲ ਹੈਲਥ ਨਰਸ

CPN Community Psychiatric Nurse or CMHN

Community Mental Health Nurse

ਮਾਨਸਿਕ ਸਿਹਤ ਨਰਸ ਜੋ ਮਰੀਜ਼ਾਂ ਨੂੰ ਘਰ ਜਾ ਕੇ ਉਹਨਾਂ ਦਾ ਸਮਰਥਨ ਕਰ ਸਕਦੀ ਹੈ ਜਦੋਂ ਉਹ ਉਪਚਾਰ ਕਰ ਰਹੇ ਹੁੰਦੇ ਹਨ।

ਸਾਇਕਿਏਟ੍ਰਿਸਟ (ਮਨੋਚਿਕਿਤਸਕ)

Psychiatrist

ਡਾਕਟਰ ਜੋ ਡਾਕਟਰੀ ਦੇ ਇਸ ਖੇਤਰ ਵਿੱਚ ਜਿਸ ਵਿੱਚ ਮਾਨਸਿਕ ਸਿਹਤ ਦੀਆਂ ਸਥਿਤੀਆਂ ਦਾ ਮੁਲਾਂਕਣ, ਤਸ਼ਖ਼ੀਸ਼ ਅਤੇ ਉਪਚਾਰ ਸ਼ਾਮਲ ਹੈ, ਮਾਨਸਿਕ ਰੋਗ ਵਿੱਚ ਮਾਹਰ ਹੈ।

ਸਾਈਕੋਥੇਰੇਪਿਸਟ

Psychotherapist

ਕੋਈ ਵਿਅਕਤੀ ਜਿਸ ਨੂੰ ਇੱਕ ਜਾਂ ਵਧੇਰੇ ਕਿਸਮਾਂ ਦੀ ਥੈਰੇਪੀ ਪ੍ਰਦਾਨ ਕਰਨ ਲਈ ਸਿਖਲਾਈ ਦਿੱਤੀ ਜਾਂਦੀ ਹੈ। ਇਹ ਦੇਖਣ ਲਈ ਕਿ ਤੁਹਾਡਾ ਸਾਈਕੋਥੇਰੇਪਿਸਟ ਕਿਸ ਕਿਸਮ ਦੀਆਂ ਥੈਰੇਪੀ ਸੇਵਾਵਾਂ ਪ੍ਰਦਾਨ ਕਰਦਾ ਹੈ, ਤੁਸੀਂ ਦੇਖ ਸਕਦੇ ਹੋ ਕਿ ਕੀ ਉਹ ਬ੍ਰਿਟਿਸ਼ ਐਸੋਸਿਏਸ਼ਨ ਆਫ ਕਾਉਂਸਲਿੰਗ ਐਂਡ ਸਾਈਕੋਥੈਰੇਪੀ ਕੋਲ ਰਜਿਸਟਰਡ ਹੈ।

ਸਾਈਕੋਲੋਜਿਸਟ (ਮਨੋਵਿਗਿਆਨੀ)

Psychologist

ਮਨੋਵਿਗਿਆਨ ਦੀ ਸਿਖਲਾਈ ਪ੍ਰਾਪਤ, ਉਹ ਅਧਿਐਨ ਕਰਦੇ ਹਨ ਕਿ ਲੋਕ ਕਿਵੇਂ ਸੋਚਦੇ ਹਨ ਅਤੇ ਵਿਵਹਾਰ ਕਰਦੇ ਹਨ। ਜੇ ਤੁਸੀਂ ਆਪਣੇ ਉਪਚਾਰ ਦੇ ਹਿੱਸੇ ਵਜੋਂ ਕਿਸੇ ਤਰ੍ਹਾਂ ਦੀ ਥੈਰੇਪੀ ਵਿਚੋਂ ਲੰਘਦੇ ਹੋ ਤਾਂ ਤੁਸੀਂ ਸ਼ਾਇਦ ਕਲੀਨਿਕਲ ਮਨੋਵਿਗਿਆਨੀ ਨਾਲ ਕੰਮ ਕਰ ਸਕਦੇ ਹੋ। ਇਹ ਜਾਂਚ ਕਰਨ ਦੀ ਸਲਾਹ ਦਿੱਤੀ ਜਾਂਦੀ ਹੈ ਕਿ ਤੁਹਾਡਾ ਸਾਈਕੋਲੋਜਿਸਟ ਬ੍ਰਿਟਿਸ਼ ਸਾਈਕੋਲੋਜਿਕਲ ਸੋਸਾਇਟੀ ਕੋਲ ਰਜਿਸਟਰਡ ਹੈ।

ਡਾਈਟੀਸ਼ੀਅਨ (ਆਹਾਰ ਵਿਗਿਆਨੀ)

Dietitian

ਇੱਕ ਯੋਗ ਸਿਹਤ ਪੇਸ਼ੇਵਰ ਜੋ ਖੁਰਾਕ ਸੰਬੰਧੀ ਸਮੱਸਿਆਵਾਂ ਦਾ ਮੁਲਾਂਕਣ, ਨਿਦਾਨ ਅਤੇ ਇਲਾਜ ਕਰ ਸਕਦਾ ਹੈ। ਉਹ ਹੈਲਥ ਐਂਡ ਕੇਅਰ ਪ੍ਰੋਫੈਸ਼ਨਲ ਕਾਉਂਸਿਲ ਨਾਮਕ ਪੇਸ਼ੇਵਰ ਸੰਸਥਾ ਦੇ ਕੋਲ ਰਜਿਸਟਰਡ ਪੇਸ਼ੇਵਰ ਹੁੰਦੇ ਹਨ।

ਕੇਅਰ ਵਰਕਰ/ਕੇਅਰ ਸਪੋਰਟ ਵਰਕਰ

Care Worker/Care Support Worker

ਉਸ ਵਿਅਕਤੀ ਨੂੰ ਸਹਾਇਤਾ ਪ੍ਰਦਾਨ ਕਰਦਾ ਹੈ ਜਿਸਨੂੰ ਦੇਖਭਾਲ ਦੀ ਜ਼ਰੂਰਤ ਹੈ, ਉਹਨਾਂ ਦੀਆਂ ਖਾਸ ਜ਼ਰੂਰਤਾਂ ਵੱਲ ਧਿਆਨ ਦੇ ਕੇ ਉਹਨਾਂ ਦੀ ਜ਼ਿੰਦਗੀ ਵਿੱਚ ਸੁਧਾਰ ਲਿਆਉਂਦਾ ਹੈ, ਅਤੇ ਉਹਨਾਂ ਨੂੰ ਆਪਣੇ ਰੋਜ਼ਾਨਾ ਦੇ ਕੰਮਾਂ ਵਿੱਚ ਸਹਾਇਤਾ ਕਰਦਾ ਹੈ। *ਕੇਅਰ ਵਰਕਰਾਂ ਨੂੰ ਬੱਚਿਆਂ, ਬਜ਼ੁਰਗਾਂ ਅਤੇ ਅਪਾਹਜ ਲੋਕਾਂ ਜਾਂ ਸਿੱਖਣ ਦੀਆਂ ਮੁਸ਼ਕਲਾਂ ਦੇ ਨਾਲ ਕੰਮ ਕਰਦੇ ਦੇਖਿਆ ਜਾ ਸਕਦਾ ਹੈ।*[118]

References

115. Mind, 2019, *Mind Supports* 16 September 2020 https://www.
     mind.org.uk/information–support/types–of–mental–health–
     problems/post–traumatic–stress–disorder–ptsd/treatments–
     for–ptsd/

116. BEAT, 2019, *Glossary*, BEAT 16 September 2020 https://
     www.beateatingdisorders.org.uk/types/glossary

117. Ibid, 116

118. Ibid, 116

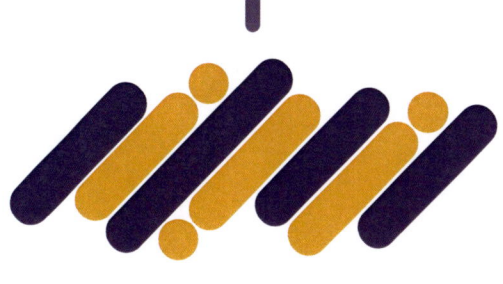

INTERNATIONAL SUPPORT

ਅੰਤਰਰਾਸ਼ਟਰੀ ਸਹਿਯੋਗ

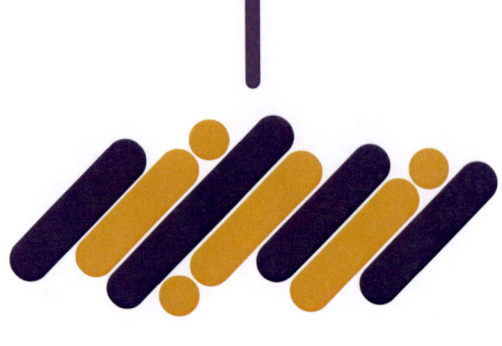

International Support

America

Mental Health America (MHA)

A leading community-based nonprofit organisation, dedicated in addressing the needs of those living with mental illness and promoting overall mental health of all.

https://www.mhanational.org/

National Alliance on Mental Illness (NAMI)

Ahe nation's largest grassroots mental health organization dedicated to building better lives for the millions of Americans affected by mental illness.

https://www.nami.org/Home

American Foundation for Suicide Prevention (AFSP)

Not for profit organisation dedicated to saving lives and supporting those affected by suicide.

https://afsp.org

Child Mind Institute (CMI)

CMI is an independent non-profit organisation that supports children and families struggling with mental health issues and learning disorders.

https://childmind.org/

Anxiety and Depression Association of America (ADAA)

An international nonprofit organization dedicated to the prevention, treatment, and cure of anxiety, depression, OCD, PTSD, and co-occurring disorders through education, practice, and research.

https://adaa.org/

The Trevor Project

Crisis intervention and suicide prevention services to lesbian, gay, bisexual, transgender, queer and questioning (LGBTQ) youth under 25.

https://www.thetrevorproject.org/

Depression and Bipolar Support Alliance (DBSA)

a peer-directed national organization that focuses on depression and bipolar disorder. DBSA offers wellness-oriented, peer-based, and empowering services and resources to those in need.

https://www.dbsalliance.org/

Canada

Foundry

A province-wide network of integrated health and social service centres for young people ages 12-24. Foundry centres provide a one-stop-shop for young people to access mental health care, substance use services, primary care, social services and youth and family peer supports.

https://foundrybc.ca/

Canadian Mental Health Association

The most established community mental health organization in Canada. Through a presence in more than 330 communities across every province and one territory, CMHA provides advocacy, programs and resources that help to prevent mental health problems and illnesses, and support recovery and resilience.

https://cmha.ca/

Youth Mental Health Canada

Focuses on education and advocacy for youth mental health. They advocate for greater funding of needs-based innovative support and services, both in healthcare and education.

https://ymhc.ngo/

Centre for Addiction and Mental Health (CAMH)

Canada's largest mental health teaching hospital and one of the world's leading research centres in its field. CAMH is fully affiliated with the University of Toronto and is a Pan American Health Organization/ World Health Organization Collaborating Centre.

http://www.camh.ca/

BC Mental Health and Substance Use Services

Provide health care services to people with complex needs including severe and persistent mental health and substance use issues from across the province. We also lead knowledge exchange, health promotion and literacy.

http://www.bcmhsus.ca/about

Australia

Beyond Blue

Provides information and support to help everyone in Australia achieve their best possible mental health, whatever their age and wherever they live.

https://www.beyondblue.org.au/

SANE Australia

SANE Australia is a national mental health charity making a real difference in the lives of people affected by complex mental health issues through support, research and advocacy.

https://www.sane.org/

Mental Health Australia

An organisation that educates the public about mental illness and works in changing the public's perception about people who are mentally ill to reduce negative stereotypes about mental illness.
http://mhaustralia.org/

Mind Austrailia

Aims to help people become productive and live purposeful lives. One of the leading providers of mental health services in Victoria and the Southern part of Australia. They are driven to provide support to their clients for them to live independently despite their mental illness and aid these clients to full recovery.
http://www.mindaustralia.org.au/

Mind Health Connect

Mental health resources from other organisations that are directly involved with mental health around the Australian region.
http://www.mindhealthconnect.org.au/

India

AASRA

A service dedicated to the aim of providing voluntary, professional and essentially confidential care and support to the depressed & the suicidal.
http://www.aasra.info/

MPOWER

Aims to help create a society where people with mental health concerns and their caregivers receive professional support, care and acceptance to facilitate their recovery, without facing discrimination or shame.

https://www.mpowerminds.com/

The Live Love Laugh Foundation (TLLLF)

Aims to give hope to every person experiencing stress, anxiety and depression (SAD). TLLLF's programmes and initiatives encompass mental health awareness and de-stigmatization of mental illness.

https://www.thelivelovelaughfoundation.org/

Manas Foundation

A national, non-profit working with diverse communities of women, men, adolescents, and children. We innovate plug-in models to embed mental health seamlessly within health, education and residential homes for care and protection.

https://manas.org.in/

Sangath

A non-governmental, not-for-profit organisation committed to improving health across the lifespan by empowering existing community resources to provide appropriate physical, psychological and social therapies. Its primary focus areas include child development, adolescent and youth health, and mental health and chronic disease.

http://www.sangath.in/

Mental Health Foundation (India)

A registered not for profit organization committed to work for better mental health of people to make a healthier nation.
https://www.mhfindia.org/

Pakistan

Umang

Pakistan's very own free 24/7 mental health helpline. Umang want to improve the lives of those with mental illnesses. Their mission is to fight the taboo associated with mental health and raise awareness nationwide.
http://www.umang.com.pk/

WORLDWIDE

Befrienders
https://www.befrienders.org/

Crisis Text Line
https://www.crisistextline.org/